AF397015

MANUEL

D'HYGIÈNE MILITAIRE

ET DES PREMIERS SECOURS

BOURLOTON. — Imprimeries réunies, B.

MANUEL
D'HYGIÈNE MILITAIRE

SUIVI D'UN

PRÉCIS DES PREMIERS SECOURS

A DONNER EN ATTENDANT L'ARRIVÉE DU MÉDECIN

PAR

LE DR CHARLES VIRY

Médecin major de 1re classe,
Chef du service de santé de l'Ecole spéciale militaire
Chevalier de la Légion d'honneur
Officier d'Académie

AVEC 42 FIGURES INTERCALÉES DANS LE TEXTE

PARIS

A. DELAHAYE ET **É. LECROSNIER**, ÉDITEURS

PLACE DE L'ÉCOLE-DE-MÉDECINE

1886

PRÉFACE

Faire pénétrer dans l'esprit des militaires de tous grades des notions précises d'hygiène nous paraît une tâche essentiellement utile, car l'application rigoureuse, parmi nos troupes, des préceptes hygiéniques ne sera assurée que le jour où tous ceux qui ont mission de *commander* auront bien compris .'importance de l'hygiène. Des leçons que nous avons professées de 1872 à 1874 devant les officiers, puis les sous-officiers et les engagés volontaires du 90ᵉ régiment d'infanterie de ligne, le *cours d'hygiène* dont nous sommes chargé à l'École spéciale militaire nous ont permis de réunir les matériaux du livre que nous publions aujourd'hui dans le but d'aider à la *vulgarisation* de l'hygiène dans l'armée. Aussi notre *Manuel* est-il loin d'embrasser toutes les questions qui sont du domaine de l'hygiène militaire ; il n'énumère pas plus de faits nouveaux qu'il n'enregistre de prescriptions inédites; il n'a d'autre prétention que celle de condenser les observations sur lesquelles s'appuient les règles dont l'application tend à la conservation et à l'amélioration physique du soldat.

« Placer l'homme dans des conditions telles que son organisme s'y affaiblisse et que sa mortalité augmente, alors qu'il est possible de faire autrement : c'est une œuvre mauvaise. Ne pas songer que l'homme est un capital qui doit produire un revenu déterminé, empêcher la production en exposant le capital à des stagnations fréquentes qui deviennent sources de dépenses inutiles comme les maladies, ou à la perte complète qu'amène la mort : c'est une faute économique[1]. » L'hygiène seule peut empêcher de pareilles erreurs dont l'importance sociale n'est que trop évidente lorsque, d'une part, la vie humaine acquiert, en France, une valeur d'autant plus grande que la natalité y devient plus faible et que, d'autre part, l'obligation pour tous du service militaire personnel rend sujets de l'hygiène militaire les jeunes gens qui constituent l'élite physique tout entière de la population mâle du pays.

Ce livre s'adresse à nos camarades de la médecine

1. Ch. Viry. *Quelques considérations sur l'hygiène des camps permanents*, in *Tribune médicale*, 1874, p. 376.

militaire que leur service appelle à enseigner l'hygiène : ils y trouveront, sous une forme concise, les éléments de leurs leçons[1]. Ceux de nos confrères civils destinés, en cas de mobilisation, à renforcer nos rangs y liront le résumé des conditions hygiéniques dans lesquelles vit le soldat et les règlements sanitaires en vigueur dans l'armée. Enfin les officiers de l'armée active ou de l'armée territoriale y rencontreront la raison d'être, la *théorie* en quelque sorte, de ces règlements, car nous avons eu soin d'indiquer les textes qui ont substitué des dispositions hygiéniques réglementaires aux pratiques individuelles.

Un ouvrage de la nature de celui-ci ne comporte pas de nombreuses indications bibliographiques : cependant nous avons noté aussi exactement que possible les emprunts que nous avons faits aux traités classiques d'hygiène, notamment aux *Nouveaux Éléments d'hygiène* d'Arnould, au *Traité d'hygiène militaire* de Morache, au *Traité des maladies et épidémies des armées* de A. Laveran, etc. De plus nous avons indiqué les sources auxquelles le lecteur remontera pour rencontrer l'exposition d'un certain

---

1. « Le médecin major de 1re classe fait des conférences sur l'hygiène aux officiers ; il charge le médecin aide-major de faire aux sous-officiers quelques leçons d'hygiène. » (Art. 77 du décret du 28 décembre 1883 portant règlement sur le service intérieur des troupes d'infanterie.)

nombre de questions, plus particulièrement à l'étude en ce moment ou présentant une importance spéciale au point de vue militaire.

On trouve d'habitude à la suite des traités élémentaires d'hygiène des notions plus ou moins étendues sur les premiers secours à donner dans les cas d'accidents, asphyxies, blessures, etc. : nous nous sommes conformé à l'usage espérant qu'une partie des lecteurs qui parcoureront ce volume, prendront intérêt à l'exposé de quelques avis dont la mise en pratique permettra d'agir utilement en attendant l'arrivée du médecin.

Notre but sera atteint si cet opuscule produit un peu du bien que nous avons pensé qu'il pourrait faire !

Saint-Cyr-l'École, le 1er septembre 1885.

CH. VIRY.

MANUEL

D'HYGIÈNE MILITAIRE

ET DES PREMIERS SECOURS

INTRODUCTION

I. — DÉFINITIONS.

IMPORTANCE DE L'HYGIÈNE MILITAIRE

« L'*hygiène* est l'étude des rapports sanitaires de l'homme avec le monde extérieur et des moyens de faire contribuer ces rapports à la viabilité de l'individu et de l'espèce[1]. »

L'*hygiène militaire* est, relativement à un groupe particulier d'hommes, le *groupe militaire*, ce que l'hygiène générale est relativement à l'homme envisagé d'une façon générale.

Pour entreprendre avec fruit l'étude complète de l'hygiène militaire, il est nécessaire d'avoir une connaissance

---

1. J. Arnould, *Nouveaux éléments d'hygiène*, Paris, 1881, p. 1.
VIRY, Hygiène militaire.   1

approfondie de l'hygiène générale qui elle-même suppose l'étude préalable du *sujet* de l'hygiène, l'*homme*, et des *influences auxquelles l'homme peut être soumis* : héréditaires, morales, des milieux, des habitudes, etc. Aussi aurons-nous souvent besoin de rappeler, à propos d'hygiène militaire, quelques principes d'hygiène générale et même d'anatomie et de physiologie humaines.

La profession militaire, comme toute autre carrière, entraîne, pour le fonctionnement de l'organisme, des conditions favorables et défavorables : tirer des premières le plus d'avantages que l'on pourra, diminuer les secondes dans la mesure que comportent les nécessités dépendant de l'organisation et du fonctionnement de l'armée, tel est assurément le but pratique de l'application de l'hygiène parmi nos troupes. Le médecin militaire que sa mission spéciale fait tour à tour directeur du service de santé, commandant militaire des formations sanitaires, praticien à l'hôpital et à l'ambulance, expert ou conseiller légal du commandement pour les choses de la santé, trouve, dans l'application comme dans la vulgarisation de l'hygiène, un terrain de prédilection pour son activité professionnelle. Mais son rôle d'hygiéniste, il ne saurait le remplir efficacement sans l'appui du commandement : le devoir de transformer en ordres précis les conseils exprimés par le médecin au nom de la science appartient aux chefs de l'armée, à tous les degrés de la hiérarchie. Il importe donc que l'officier muni de connaissances suffisantes puisse apprécier la haute valeur des avis de l'hygiéniste placé à ses côtés pour les lui faire entendre[1].

---

1. « Le colonel apporte toute sa sollicitude à la conservation et à la santé des hommes. Tenant compte des indications du médecin-major de 1re classe et s'il y a lieu des renseignements fournis par le régiment qui l'a précédé dans la localité, il arrête les prescriptions

L'*importance* de l'hygiène militaire a été comprise de tout temps.

« Le grand nombre des expéditions lointaines des Romains, l'étendue de leurs conquêtes, la stabilité de leurs colonies prouvent que leurs généraux s'entendaient à faire mouvoir des masses armées à travers les climats les plus différents, sans payer un tribut considérable aux maladies qui se déclarent dans les grandes réunions d'hommes. Des déserts de l'Afrique aux forêts de la Germanie, leurs soldats portaient, outre leurs armes défensives, leur nourriture pour plus de quinze jours, tout ce qui était à leur usage, ce qu'il faut pour se retrancher et se fortifier ; quant à leurs armes proprement dites, *arma atque tela*, dit Cicéron, il n'en étaient pas plus embarrassés que de leurs mains. Comment auraient-ils joui d'une pareille immunité, si une police de salubrité, si une discipline hygiénique assurée par la discipline militaire ne les eussent garantis contre les causes morbides de destruction et contre leurs propres excès[1] ? »

Montesquieu remarque que les armées romaines qui faisaient la guerre en tant de climats ne paraissaient pas périr beaucoup par les maladies, au lieu qu'il arrive continuellement aujourd'hui que des armées, sans avoir combattu, se fondent, pour ainsi dire, dans une campagne.

Telle a été, à diverses époques, l'influence des maladies sur les armées en campagne que les fièvres palustres ont sauvé Rome de l'invasion des Gaulois et qu'il est acquis à

hygiéniques particulières qui lui paraissent nécessaires. Le même devoir incombe à tout chef de détachement » (Art. 7 du décret du 28 décembre 1883, portant règlement sur le service intérieur des troupes d'infanterie).

1. Ces lignes et plusieurs de celles qui suivent sont empruntées au texte manuscrit d'une conférence faite à l'Académie militaire d'Alger, en 1882, par M. le médecin principal de 1re classe Dujardin-Beaumetz.

notre histoire que, en 1415, après Azincourt en 1792 en Champagne, la dysenterie, ravageant les armées ennemies, a sauvé la France qu'elles allaient inévitablement accabler ; que, en 1854, le désastre de la Dobrutscha a été causé par le choléra ; qu'en 1859, l'expédition du Maroc a été entravée par le même fléau. Les derniers hommes levés pour la campagne de 1812 étaient d'un âge trop peu avancé : dès les premières marches, les jeunes soldats meurent de faim et de fatigue et bientôt, de 125 000 hommes d'infanterie exclusivement française, il n'en reste pas 64 000. En 1813 Napoléon conduit à la mort des générations de jeunes gens, d'adolescents, d'enfants, comme il les appelait, qui, ainsi que la jeunesse de 1812, fondaient comme la neige, non pas au feu de l'ennemi, mais au souffle empoisonné des maladies épidémiques.

L'empereur lui-même, le soir de la bataille de la Moskowa, n'avait-il pas éprouvé l'importance de la santé pour l'homme de guerre, lorsque, retenu par une fièvre ardente, une dysurie cruelle que renouvelait chaque mouvement trop violent et toute longue et forte émotion, il se sentit physiquement incapable de monter à cheval pour reconnaître les positions et compléter une victoire si chèrement achetée ? Il avait écrit quinze ans plus tôt, en Italie : « La santé est indispensable à la guerre et ne peut être remplacée par rien, » et sur le champ de bataille d'Austerlitz, il s'était écrié : « Ordonner est usé : on n'a qu'un temps pour la guerre ; j'y serai bon encore six ans, après quoi, moi-même, je devrai m'arrêter. » Il ne s'arrêta pas, et la vigueur de notre race fut profondément atteinte dans sa racine.

Les erreurs hygiéniques ont produit dans les armées de véritables désastres.

La guerre de Crimée nous a coûté 95 615 hommes. Trois batailles, deux assauts, un combat gigantesque d'artillerie pendant onze mois, un grand nombre de petits engagements, une lutte de tous les jours, de toutes les nuits dans les tranchées, en un mot, le fer de l'ennemi a causé une perte de 10 240 hommes tués, auxquels s'ajoutent 10 000 hommes morts de leurs blessures ; 75 000 sont morts de maladie, et il est prouvé que sur les 10 000 blessés qui ont péri dans les ambulances, la moitié au moins a succombé, non pas aux suites naturelles des blessures, mais à des conditions morbides d'infection : *infection purulente, pourriture d'hôpital, typhus,* maladies évitables par la dissémination des malades ou des sujets sains, *choléra,* maladie contagieuse dont on eût dû et pu entraver la marche, *dysenterie,* maladie provenant de causes multiples dont plusieurs étaient susceptibles d'être diminuées ou écartées. Et la preuve de ces affirmations résulte de la comparaison de nos pertes avec celles de l'armée anglaise, dont le service médical rationnellement dirigé a su éviter, après plusieurs mois d'une cruelle expérience, les fautes hygiéniques de l'administration française.

Nous pourrions multiplier ces exemples, car l'histoire de toutes les expéditions est là pour enseigner la valeur de l'hygiène dans les armées en campagne. Ce que nous dirons plus bas de la morbidité et de la mortalité en temps de guerre achèvera de démontrer l'importance des mesures hygiéniques bien conçues et bien exécutées ; l'étude de la mortalité et de la morbidité de notre armée à l'intérieur prouvera que l'hygiène n'est pas moins puissante dans les garnisons qu'en temps de guerre.

L'*histoire* de l'hygiène militaire ne rentre pas dans le cadre de notre travail ; qu'il nous soit permis cependant de faire remarquer que de nombreuses publications signées par les médecins les plus éminents de l'armée française ont eu sur l'évolution de la science hygiénique l'influence la plus considérable : « Ce sont, dit M. Dujardin-Beaumetz, les travaux des médecins et des chirurgiens militaires qui ont fait connaître l'étiologie, la marche et le mode de développement et de propagation des maladies épidémiques les plus graves, la translation des germes infectieux par les troupes en marche, leur aptitude à se constituer en foyers, leur atténuation immédiate et leur extinction rapide par la dissémination des malades sur de larges surfaces de terrain bien exposé, et par le campement bien espacé des soldats sous les tentes : tous ces résultats ont été observés, prévus, annoncés, conseillés avec une autorité scientifique dont l'armée a souvent éprouvé l'heureux effet ; aussi tous les grands médecins de l'armée, Percy, Desgenettes, Larrey, Gama, Bégin, Scrive, Baudens, Maillot, Michel Lévy, L. Laveran, qui savaient bien que la discipline fait la force principale des armées, ont-ils conclu de leur vaste expérience, qu'après la discipline, il n'y a de puissant, en garnison comme en campagne, que l'hygiène : Sans elle, ainsi que l'a dit Michel Lévy, la médecine n'est qu'une lugubre agitation ; sans elle la chirurgie voit échouer les plus légitimes espérances d'un art dont les blessés ont supporté inutilement les douloureuses pratiques ; sans elle, l'administration s'ingénie vainement, et les ressources qu'elle accumule n'empêchent pas le développement des épidémies meurtrières. »

II. — MORTALITÉ ET MORBIDITÉ DE L'ARMÉE

On appelle *morbidité militaire* le rapport du nombre des malades militaires au nombre de ceux qui les ont fournis dans l'unité de temps, soit l'année moyenne.

La *mortalité militaire* est le rapport qui résulte de la comparaison du chiffre des décès militaires au chiffre des hommes qui les ont produits dans l'unité de temps, soit l'année moyenne.

A. *Morbidité en temps de paix.* — La stastistique médicale de l'armée française, établie conformément à l'article 5 de la loi du 22 janvier 1851, a paru régulièrement depuis 1862; les volumes publiés aujourd'hui comprennent la période 1862-1881 à l'exception des deux années 1870-1871.

Le tableau suivant résume les données numériques relatives au nombre des malades de l'armée à l'*intérieur*, à l'exclusion des corps expéditionnaires et des troupes occupant d'autres pays que la France.

MORBIDITÉ DE L'ARMÉE A L'INTÉRIEUR PENDANT LA PÉRIODE 1861-1881

(à l'exclusion des années 1870 et 1871 [1]).

	EFFECTIF moyen des présents.	NOMBRE DES MALADES à l'hôpital et à l'infirmerie.	PROPORTION DES MALADES à l'hôpital et à l'infirmerie p. 1000 hommes présents.	NOMBRE DES INDISPONIBLES (malades à la chambre).	PROPORTION des indisponibles p. 1000 hommes présents.	NOMBRE TOTAL des malades de toute catégorie.	PROPORTION p. 1000 hommes présents, des exemptés de service par maladie (chambre, infirmerie et hôpital).
Totaux....		2.849.396		9.413.628		1.933.977	
Moyennes annuelles.	311.181	178.083	5.602	588.351	1.828	718.554	2.280

On voit par ce tableau :

1° Que le chiffre total des malades (entrées pour ma-

1. La statistique n'a pu être établie d'une façon rigoureuse pendant ces deux années.

ladies) est supérieur au chiffre de l'effectif moyen des présents : pour 1000 hommes présents il y a eu annuellement 2280 exemptés de toute catégorie. Cette proportion, un peu supérieure à celle notée jusqu'en 1873[1], montre que chaque soldat a tous les ans deux fois et demi environ plus de chances d'être malade que de ne pas l'être ;

2° Que si l'on considère seulement l'ensemble des malades à l'hôpital et à l'infirmerie, on trouve le chiffre 5602 malades pour 1000 présents et à proprement parler c'est ce chiffre qui mesure la morbidité militaire, les indisponibles à la chambre n'étant pas à proprement parler des malades.

L. Colin a comparé le nombre des journées de traitement aux journées de présence et est arrivé à ces deux conclusions : « 1° Pour chaque soldat, en répartissant sur tous la morbidité totale, il y a, année moyenne, chance de maladie pendant vingt jours ; 2° le nombre annuel des journées d'indisponibilité[2] est à peu près vingt fois plus considérable que celui de l'effectif : de quatre millions pour une armée de 200 000 hommes, de six millions pour une de 300 000, etc. »

Ces résultats basés sur la statistique de 1862 à 1872 ne se modifient pas très sensiblement par l'adjonction des chiffres réunis de 1872 à 1881. Cependant le traitement des soldats par les médecins militaires dans les salles des hospices civils (hospices mixtes) a en réalité considérablement abaissé, depuis 1881, le nombre des journées d'hôpital.

Néanmoins les chiffres indiquant la totalité des malades graves et légers et la durée de leur traitement demeurent

---

1. L. Colin, art. MORBIDITÉ du *Dictionnaire encyclopédique des sciences médicales.*

2. Indisponibilité de toute nature par exemption de service à la chambre, à l'infirmerie ou à l'hôpital.

plus élevés pour l'armée à l'intérieur que les chiffres correspondants fournis par des groupes humains similaires, ouvriers de chemin de fer et sociétés de secours mutuels, par exemple.

B. *Mortalité en temps de paix.* — Le tableau ci-dessous indique la mortalité de l'armée française à l'intérieur et aussi les sorties définitives produites dans l'armée à l'intérieur par les retraites ou les réformes pour cause de maladies. Les rédacteurs de la statistique officielle ont calculé la mortalité en comparant le chiffre des décès à l'effectif moyen réglementaire; nous avons comparé le chiffre des décès à l'effectif moyen des présents car il nous paraît qu'au point de vue de l'hygiène, ceux-là seuls qui sont présents offrent un réel intérêt, étant les seuls soumis aux conditions particulières de la vie militaire.

MORTALITÉ ET SORTIES DÉFINITIVES DE L'ARMEE A L'INTÉRIEUR
POUR CAUSE DE MALADIES DE 1861 A 1881
(à l'exclusion des années 1870 et 1871).

	EFFECTIF MOYEN des présents.	NOMBRE DES DÉCÈS.	PROPORTION des décès p. 1000 hommes présents.	NOMBRE DES SORTIES définitives de l'armée pour cause de maladies.	PROPORTION des sorties définitives p. 1000 hommes présents.	TOTAL DES DÉCÈS et des sorties définitives pour cause de maladies.	PROPORTION p. 1000 hommes présents du total du déchet pour cause de maladies.
Totaux....		59.927		82.712		142.639	433
Moyennes annuelles.	311.184	3.329	10,44	4 595	13	7.924	24

Le chiffre 10,44 qui montre la proportion des décès pour 1000 hommes présents à l'intérieur est plus élevé que celui qui détermine la mortalité comparée à l'effectif officiel pour la période 1862-1869 et qui est de 10,10; il est moins élevé que celui de la mortalité générale (relativement à l'effectif présent et pour toute l'armée) de 1873 à 1881 qui est de 9,33; mais en réalité il indique une mortalité supérieure à celle de la population civile mâle de même âge, cette mortalité étant d'environ 11 pour 1000 habitants.

Si l'on considère en effet que la population militaire est une population choisie, qui a subi la sélection des conseils de revision et des examens médicaux de l'incorporation, une population dont on élimine, par les congés de réforme et les retraites, tous les malingres qui vont grossir la mortalité civile, on ne tarde pas à reconnaître que ce chiffre 10,44 ne présente pas la véritable mortalité due au séjour dans d'armée.

D'après les supputations de Vallin[1], la mortalité militaire devrait être calculée en tenant compte, non seulement des décès réels, mais encore : a) des décès prévenus par les réformes et la libération, qu'il évalue à 3,59; — b) des chances de mortalité écartées par la revision et qui équivalent à 3,60; — c) du bénéfice des visites du rengagement équivalant, avant 1872, à 2. En faisant entrer ces différents facteurs en ligne de compte, nous arriverions à 19,63 décès pour 1000 hommes présents. Quelques-unes de ces évaluations ne sont plus exactes avec le recrutement actuel, mais on est certainement autorisé à ajouter au chiffre 10,44, qui est celui des décès survenus sous les

1. E. Vallin, *Réorganisation et recrutement de l'armée en France* (*Gaz. hebd. de méd. et de chir.*, 1871, p. 511) et *De la salubrité de la profession militaire* (*Annales d'hygiène publique et de médecine légale*, 1868, 2e série, t. XXXI. Voy. aussi Ely, *L'armée et la population* (*Rec. des mémoires de méd. chir. et pharm. milit.*, 1871, p. 17).

drapeaux, le chiffre des décès qui auraient eu lieu dans les corps de troupes si les hommes n'avaient pas rejoint leurs foyers, atteints de maladies incurables, soit 3,60; en même temps nous soustrairons ce dernier chiffre de celui de la mortalité civile, dans laquelle il figure à tort: de telle sorte que nous pouvons dire que la mortalité de notre armée a été, de 1862 à 1881, de 14 pour 1000, alors que la mortalité de la population civile comparable, de même âge, n'a été que de 8 pour 1000.

Il y a loin de ce chiffre 14 à ceux qui ont été enregistrés antérieurement, puisqu'on trouvait :

En 1822	une mortalité de 27,9	par 1000 soldats.
De 1820 à 1826	— 21,4	—
En 1816	— 19,0	—

et l'on l'on peut se féliciter de l'amélioration obtenue par les progrès de l'hygiène, en espérant mieux encore, car « quand bien même le chiffre de nos morts serait égal à celui de la population civile de même âge, il n'y aurait pas lieu de se contenter de ce résultat; à plus forte raison faut-il s'étonner et s'affliger de voir que, malgré les progrès incontestables accomplis depuis 1820, la mortalité dans l'armée s'élève encore au-dessus de celle de la population civile[1] ».

Le simple énoncé de ce fait indique la valeur qu'ont pour l'armée les études d'hygiène et la démonstration de leur importance sera plus parfaite encore lorsque le lecteur aura acquis la certitude que les maladies qui tout particulièrement font grossir les chiffres de la mortalité militaire sont justiciables des préceptes de l'hygiène (Voy. chap. VII, p. 233).

1. A. Laveran, *Traité des maladies et épidémies des armées*, Paris, 1875, p. 10.

Il est assez difficile de comparer à la mortalité de notre armée celle des armées étrangères; leur recrutement diffère de celui de la nôtre, ou bien les éliminations des non-valeurs physiques sont autrement réglées. Nous transcrivons cependant quelques chiffres relatifs à cette question.

D'après Boisseau [1], la mortalité de l'armée anglaise a été jusqu'en 1853 de 1,75 pour 1000 hommes, tandis qu'après la réforme du casernement provoquée par la commission sanitaire réunie à cet effet, la mortalité moyenne des trois années se terminant au 31 décembre 1859 n'a été que de 4,7 par 1000 hommes; de 1861 à 1870, elle s'est élevée à 9,45 pour 1000 hommes d'effectif; en 1882 (colonies comprises) elle a été de 12,66 pour 1000 hommes d'effectif, les réformes étant pour cette dernière période de 19,45 pour 1000 hommes d'effectif.

L'armée autrichienne comptait, en 1869, 11,58 décès pour 1000 hommes d'effectif; 7,6 en 1877; 7,9 en 1876 et 12,4 en 1878 avec 19 congés pour invalidité permanente pendant cette année, alors que pendant les deux années précédentes il n'avait été accordé que 15 de ces congés pour 1000 hommes d'effectif.

L'armée belge a perdu, de 1875 à 1879, 8,34 hommes pour 1000 hommes présents.

La mortalité de l'armée allemande, du 1er avril 1877 au 31 mars 1878 se chiffre seulement par 5,5 pour 1000 hommes d'effectif et pour l'exercice suivant (1878-79) de 4,8 pour 1000 hommes d'effectif. Mais en Allemagne le nombre des réformes et retraites pour cause de maladies est beaucoup plus considérable qu'en France, puisque dans la seule année 1878-79 il atteint la proportion de 27,6 pour 1000 hommes d'effectif.

---

1. Boisseau, Art. CASERNE du *Dictionnaire encyclopédique des sciences médicales.*

L'armée russe qui, en 1875, comptait 8,78 décès pour 1000 hommes d'effectif, inscrit 10,15 décès pour 1000 hommes d'effectif en 1881, et le total des déchets pour cette année 1881 (sorties définitives de l'armée pour cause de maladies) monte à 40 pour 1000 hommes d'effectif.

Les causes de la mortalité des armées européennes à l'extérieur sont analogues à celles que nous indiquerons pour l'armée française (Voy. chap. VII).

C. *Morbidité et mortalité en campagne.* — La morbidité et la mortalité en campagne, indépendamment des circonstances spéciales qui accompagnent le combat, sont justiciables, comme la morbidité et la mortalité en temps de paix, de l'influence favorable d'une bonne hygiène.

On est porté à croire qu'en temps de guerre les principales pertes des armées sont occasionnées par le feu de l'ennemi : il n'en est rien, et on peut évaluer à un cinquième tout au plus les pertes par le feu, dans les guerres les plus sanglantes. « Les conséquences des maladies ont été souvent bien plus terribles; Hodje évalue à plus des deux tiers les pertes par maladies de la flotte anglaise pendant les guerres de 1792 à 1815. Pendant l'expédition de Walcheren (1809), la mortalité dans l'armée anglaise fut de 34,69 p. 100 par maladies, de 1,67 p. 100 par le feu[1]. »

On ne peut citer que quelques campagnes dans lesquelles la mortalité par le feu a été supérieure à la mortalité causée par les maladies.

Telle est la campagne d'Égypte (1798-1799) où, malgré la peste et grâce à l'exécution des ordres de Desgenettes, nous avons perdu 600 hommes de moins par la maladie que par l'action des projectiles.

Pendant la campagne de 1870-71, la proportion des

---

1. A. Laveran, *loc. cit.*, p. 29. C'est au même ouvrage que nous vons emprunté plusieurs des chiffres qui suivent.

morts pour 1000 hommes d'effectif a été, dans l'armée allemande, de 45,89, dont 32,20 par le feu et 13,69 par maladies ; ce résultat est dû à l'application rigoureuse des mesures hygiéniques aussi bien conçues que scrupuleusement exécutées.

Dans la guerre du Zoulouland (1879), l'armée anglaise compta 838 morts par blessures et 329 morts par maladies ; la surprise du camp anglais par les Zoulous à Isandhlwana grossit de 530 tués la liste des décédés de cette guerre d'escarmouches et d'embuscades.

Nous avons dit déjà les chiffres de la mortalité de notre armée en Crimée, où nous avons perdu 95 000 hommes (en chiffres ronds) sur lesquels 75 000 sont morts de maladies et 20 000 par le feu sur un effectif de 300 900 hommes ; 82 médecins, soit un quart de leur effectif, sont décédés pendant la campagne par le fait des épidémies.

Pendant la guerre d'Italie, en 1859, sur un effectif de 200 000 hommes, nous avons compté 3664 tués, tandis que 5000 hommes sont morts de maladies, bien que la campagne n'ait duré que deux mois et ait cessé au moment où le typhus commençait dans l'armée autrichienne, où la dysenterie et la fièvre typhoïde s'établissaient dans la nôtre.

Pendant la guerre de Sécession, les armées américaines ont perdu : l'armée du Sud : pour 20 893 hommes tués dans le combat, 120 000 morts par maladies ; l'armée du Nord : pour 96 701 hommes tués dans les combats, 182 560 hommes morts par maladies.

Pendant la campagne si courte de 1866, sur un effectif de 437 260 hommes, l'armée prussienne a vu périr 5235 hommes par le feu et 6427 par maladies.

Durant la guerre de Bosnie, on a noté 993 tués et 2080 morts de maladies.

Pendant la guerre russo-turque (armée du Danube et du Caucase, 1877-1878), on a enregistré 36 452 morts par le feu et 83 444 morts de maladies, dont 25 307 en 1877, sur un effectif de 652 038 hommes et 58 137 en 1878, sur un effectif de 736 726 hommes.

La campagne des Anglais en Égypte en 1882 semble avoir donné des résultats sanitaires satisfaisants, puisqu'on ne compterait que 93 tués à l'ennemi sur 79 autres décès. Mais il importe d'attendre la publication de détails circonstanciés avant de la juger définitivement.

Les deux tableaux qui suivent indiquent la morbidité et la mortalité de l'armée française résidant hors de France, de 1862 à 1881. Nos calculs ont été établis comme pour la morbidité et la mortalité de l'armée à l'intérieur. Pendant les années 1865-1866, le choléra sévit en Algérie; en 1868 la mortalité et la morbidité augmentèrent considérablement par le fait du typhus; elles furent constamment, en Italie (dont l'occupation cessa en 1870) comme en Algérie, aggravées par les fièvres palustres; en 1881 on enregistra 1341 décès dans le corps expéditionnaire de Tunisie et 728 dans les corps de troupe de la division d'Oran faisant campagne active : sur ces 2069 décès, 146 ont été causés par le feu, 22 par le massacre de la mission Flatters, 800 sont attribuables à des suicides, accidents, blessures, et 1841 sont dus aux affections internes, notamment à la fièvre typhoïde.

Nous indiquerons au chapitre VII les causes de la morbidité et de la mortalité des armées en campagne et les moyens de les faire diminuer. Qu'il nous suffise d'avoir établi maintenant, par les chiffres mêmes, qu'il existe dans notre armée, en campagne comme en France, des causes de maladies souvent mortelles, inhérentes à la vie militaire et que, par suite, l'hygiène qu'on a appelée, dans une définition incomplète mais visant un de ses buts pratiques, *l'art de conserver la santé*, doit être appliquée avec soin et méthode parmi nos soldats.

MORBIDITÉ DE L'ARMÉE HORS DE FRANCE (ITALIE, AFRIQUE) DE 1862 A 1881
(à l'exclusion des années 1870 et 1871).

	EFFECTIF MOYEN des présents.	NOMBRE DES MALADES à l'hôpital et à l'infirmerie.	PROPORTION des malades à l'hôpital p. 1000 hommes présents.	NOMBRE des indisponibles (malades à la chambre).	PROPORTION des indisponibles p. 1000 hommes présents.	NOMBRE DES MALADES de toute catégorie.	PROPORTION des exemptés de service de toute catégorie p. 1000 hommes présents.
Totaux...		662.899		2.270.640		3.107.724	
Moyennes annuelles.	62.398	41.431	673	841.945	2.334	172.651	2.837

MORTALITÉ ET SORTIES DÉFINITIVES DE L'ARMÉE HORS DE FRANCE (ITALIE, AFRIQUE) DE 1864 A 1881
(à l'exclusion des années 1870 et 1871).

	EFFECTIF moyen des présents.	NOMBRE DES DÉCÈS.	PROPORTION des décès p. 1000 hommes présents.	NOMBRE DES SORTIES définitives pour maladies.	PROPORTION DES SORTIES définitives pour 1000 hommes présents.	TOTAL DES DÉCÈS et des sorties définitives.	PROPORTION TOTALE des sorties définitives et des décès p. 1000 hommes présents.
Totaux....		17.932		6.208	83	24.119	
Moyennes annuelles.	62.398	996	15	344	5[1]	1.311	21,1

1. Le plus grand nombre des hommes à éliminer de l'armée sont dirigés sur l'intérieur avant d'être réformés ou retraités.

III. — PLAN DE L'OUVRAGE

Ce livre se divise en deux parties.

Dans la *première partie* nous ferons d'abord l'étude des conditions hygiéniques auxquelles est soumis le soldat c'est-à-dire du *recrutement*, de l'*habitation*, de l'*alimentation*, du *vêtement*, de la *propreté corporelle*, des *exercices*, des *loisirs* et des *habitudes* du soldat. Puis de l'examen de ces différents éléments qui déterminent la *spécialisation de la vie militaire*, nous déduirons des applications générales visant la *prophylaxie* ou *préservation des principales maladies de l'homme de guerre*. Enfin nous dirons quelques mots de l'*hygiène du champ de bataille*.

La *seconde partie* contient sous forme d'*appendice* quelques indications sur *les premiers secours à donner aux malades ou blessés en attendant l'arrivée du médecin*.

PREMIÈRE PARTIE

HYGIÈNE MILITAIRE

CHAPITRE PREMIER

DU RECRUTEMENT

Le recrutement de l'armée française est actuellement régi par la loi du 27 juillet 1872. Elle impose le *service personnel* à tout jeune homme ayant vingt ans accomplis. Ceux-là seuls en sont exempts qui sont déclarés impropres à *tout* service soit *actif* ou *armé*, soit *auxiliaire*. La durée du service pour tout homme déclaré propre au service est de cinq années dans l'armée active, quatre dans la réserve de l'armée active, cinq dans l'armée territoriale et six dans la réserve de l'armée territoriale.

La loi admet les engagements volontaires à partir de dix-huit ans pour une durée de cinq années, autorise les rengagements pour deux ans au moins et cinq ans au plus, dispose que les caporaux et soldats ne pourront rester au service au delà de vingt-neuf ans et les sous-officiers au delà de trente-cinq ans.

Des engagements conditionnels d'un an peuvent être contractés à partir de l'âge de dix-huit ans, moyennant la preuve d'une certaine instruction justifiée soit par la production de diplômes universitaires, soit par des notes suffisantes obtenues aux épreuves d'un examen dont le programme est déterminé par le ministre.

Toutes les incorporations et tous les rengagements exigent au préalable un examen physique, et la loi stipule que le conseil de revision ne peut prononcer l'exemption qu'après avoir entendu le médecin qui assiste le conseil.

Les opérations du conseil de revision aboutissent à la classification des jeunes gens en :

a) *Propres à tout service ;*

b) *Inaptes au service actif ou armé*, mais *aptes au service auxiliaire.*

« La loi du 27 juillet 1872 n'a pas défini le service auxiliaire ; mais il semble rationnel d'appliquer surtout cette expression à tout service sédentaire et de garnison qui pourrait être fait dans les corps ou établissements militaires (ateliers, arsenaux, magasins, etc.) par des hommes ayant certaines infirmités ou certains défauts de conformation qui ne seraient pas compatibles avec le service actif en campagne, et qui seraient déclarés propres à être appelés éventuellement pour tel ou tel emploi du service de recrutement[1]. » Les hommes classés dans le service auxiliaire ne doivent avoir aucune maladie ou infirmité qui puisse diminuer la faculté de travailler ou constituer une difformité repoussante [2] ;

c) *Ajournés.* La loi autorise l'ajournement pendant deux

---

1. Instruction du Conseil de santé du 3 avril 1873.

2. *Instruction sur les maladies, infirmités ou vices de conformation qui rendent impropre au service militaire*, approuvée par le ministre de la guerre le 27 février 1877 sur la proposition du *Conseil de santé des armées.*

années consécutives des jeunes gens qui, pour défaut de taille ou faiblesse de complexion seraient temporairement inaptes au service actif;

d) *Inaptes absolument à tout service*, soit actif, soit armé, soit auxiliaire, c'est-à-dire, définitivement *exemptés*.

La proportion des exemptés, relativement aux inscrits est, de façon moyenne, le dixième des inscrits. De nombreuses circulaires ministérielles engagent les médecins des conseils de revision à se montrer assez sévères pour n'accepter que des hommes vraiment capables de faire un bon service, et pour ne pas admettre dans les rangs de l'armée des sujets qu'on est ultérieurement obligé de réformer.

Les jeunes gens déclarés propres à tout service sont immédiatement répartis entre les différents corps de l'armée, puis ultérieurement, après avoir subi une nouvelle visite médicale (revue de départ), puis une troisième à leur arrivée au corps (visite d'incorporation) définitivement incorporés.

Le médecin n'est pas ordinairement consulté pour la répartition des hommes entre les différentes armes et ce classement a lieu surtout, d'après la taille et la profession des individus, par les soins des officiers de recrutement. Il y aurait avantage à ce que la future loi sur le recrutement exigeât l'intervention d'un jugement médical portant sur l'aptitude physique de chaque recrue à tel ou tel service particulier.

« Le service militaire exige des sujets qui entrent ou qui se trouvent dans l'armée, des conditions d'aptitude intéressant à la fois la population et l'État. Les militaires doivent être sains et vigoureux, non seulement pour exécuter les exercices et les travaux qui leur sont imposés, et résister aux fatigues qui en résultent, mais encore afin de puiser, dans le sentiment de la force organique, l'énergie nécessaire pour lutter contre les intempéries, supporter les privations, braver les obstacles et les périls, s'habituer à toutes les vicissitudes auxquelles expose le métier des armes en temps de guerre et même en temps de paix [1]. »

Ces quelques lignes, indiquent bien l'importance du choix des recrues, et expliquent pourquoi le législateur a souci de l'entourer de garanties scientifiques. La profession militaire est en effet l'une des plus rudes que l'on puisse embrasser : la vie en commun, particulièrement à l'âge où nous recevons nos soldats, les fatigues du service, en temps de paix et surtout en guerre, exposent les individus à des causes de maladies et de mort auxquelles ne peuvent se soustraire que des organismes bien trempés, et il importe à l'armée de ne pas s'encombrer de non-valeurs. D'autre part, l'État est intéressé à n'accepter comme soldats que ceux qui sont véritablement aptes à lui être utiles sous l'uniforme : si la vie militaire diminue la vie moyenne, il est de toute importance que cette diminution soit réduite à son minimum, ce qui ne saurait avoir lieu que par l'admission et le maintien dans les rangs de l'armée que d'hommes solides. Les militaires faibles sont « une charge pour l'État qu'ils grèvent de journées d'hôpital, une perte pour la société qui pourrait les employer utilement dans d'autres positions, car beaucoup meurent soldats qui auraient pu vivre dans les conditions de la vie civile [2] ».

On ne doit par conséquent admettre ou maintenir dans l'armée que les individus ayant une bonne constitution. « Une bonne constitution est celle où tous les organes,

---

1. *Instruction du Conseil de santé* du 27 février 1877.
2. Michel Lévy, *Traité d'hygiène publique et privée*, 5e édition, Paris, 1869.

tous les systèmes, tous les appareils également développés et doués d'une égale énergie remplissent leurs fonctions avec aisance et activité » (Littré et Robin).

Le système musculaire devra donc être en bon état chez tout sujet admis dans l'armée. La surcharge graisseuse est plus fâcheuse qu'une certaine maigreur qui n'est pas incompatible avec la solidité des muscles et qui est souvent l'apanage du tempérament nerveux qui supplée par son énergie et sa résistance à la fatigue, au faible volume des parties charnues.

On éliminera de l'armée tous ceux qui auraient une constitution trop faible, comme tous ceux qui seraient atteints de maladies et d'infirmités incompatibles avec le service.

Les principaux facteurs à considérer pour juger d'une façon générale l'aptitude au service militaire sont les suivants, indépendamment des maladies et infirmités qui ne sauraient nous occuper ici.

1. *Age.* — Il serait à désirer que l'armée fut exclusivement formée d'hommes arrivés au développement complet de leur organisme, et c'est malheureusement ce qui n'a pas lieu à vingt ans, encore moins à dix-huit ans. La physiologie nous apprend qu'à vingt ans, le système osseux du jeune homme n'a pas encore atteint son organisation définitive ; les os des membres, pas plus que ceux du tronc, n'ont achevé leur développement ; les muscles prenant leur point d'appui sur un système osseux encore incomplet ne sauraient avoir la puissance d'action qu'ils auront plus tard : les expériences dynamométriques de Quetelet[1] sont absolument démonstratives à cet égard, puisqu'il a trouvé que de vingt-cinq à trente ans la force rénale et la force manuelle atteignent chez l'homme leur

---

1. Quetelet, *Recherches sur l'homme et le développement de ses facultés*, Paris, 1835.

maximum. D'autre part la quantité de force que peut produire un homme ne se mesure pas seulement au dynamomètre : elle est proportionnelle à la quantité de chaleur engendrée, c'est-à-dire à la quantité de carbone brûlé, et c'est de vingt à trente ans que la quantité moyenne de carbone consommé en une heure par la respiration est la plus élevée[1].

Néanmoins toutes les nations européennes recrutent leurs soldats à peu près au même âge que nous : l'Allemagne à vingt ans, l'Italie à dix-huit ans, la Grèce à dix-huit ans, le Danemark à vingt-deux ans. En Angleterre, où il n'y a pas d'appel, les engagements volontaires sont acceptés à partir de dix-huit ans.

Nous n'insisterons pas sur les motifs graves d'ordre social qui ont imposé à tous les législateurs européens la nécessité de l'enrôlement de jeunes soldats. En France, l'incorporation n'a jamais lieu (au moins en temps de paix) avant le 1er octobre, et les recrues de notre contingent annuel ont toujours en réalité au moins vingt ans et neuf mois ; de plus, la faculté que laisse la loi d'ajourner pendant deux ans les sujets qui paraîtraient trop faibles permet de parer, jusqu'à un certain point, aux inconvénients très réels de l'appel de trop jeunes soldats.

Les dangers provenant de l'âge trop peu avancé des contingents se sont maintes fois manifestés par des faits.

Nous avons parlé déjà des campagnes de 1812 et de 1813, malheureusement caractéristiques à cet égard. Pendant la guerre de Crimée, le duc de Newcastle informait lord Raglan qu'il avait 2000 recrues à lui envoyer et ce général répondit : « Je préfère attendre ; ceux que j'ai reçus étaient si jeunes et si peu développés qu'ils ont tous été

1. Voir Andral et Gavarret, *Recherches sur la quantité d'acide carbonique exhalée par le poumon dans l'espèce humaine* (*Ann. de chimie et de physique*, 3e série, 1843, t. VIII, p. 129).

saisis par les maladies ; ils ont été fauchés comme des épis. » Pendant la guerre de 1870, tout le monde a pu remarquer que les classes de 1869 et 1870 sont celles qui partout ont le plus souffert. La statistique démontre que, même en temps de paix, la mortalité de nos soldats est surtout forte pendant les trois premières années de service.

2. *Taille*. — L'importance de la taille a été diversement interprétée. Les uns ont voulu voir dans le développement de la taille l'expression physiologique de la force constitutionnelle et de la résistance vitale aux causes de destruction. C'est là une erreur. Les hommes de haute taille sont très souvent d'une constitution médiocre ou faible : la force de résistance résulte en réalité de l'harmonie existant dans le développement de toutes les parties du corps et qu'on rencontre plus fréquemment chez les individus de taille moyenne que chez les sujets de très haute stature. La taille est surtout une question de race, comme le démontrent les études démographiques françaises et étrangères. En France, la moyenne de la taille varie suivant les départements ; cependant le régime alimentaire, l'état social, etc., modifient l'influence de la race en imprimant à la croissance harmonieuse de l'organisme un mouvement progressif ou d'arrêt, selon que ces conditions sont favorables (aisance, vie au grand air, etc.) ou défavorables (travail dans les manufactures, misère, excès, etc...

Le minimum légal de taille compatible avec le service militaire armé est de 1^m,54. Une taille inférieure entraîne l'ajournement pendant deux ans, puis le classement dans le service auxiliaire. « L'inaptitude ordinaire des hommes de taille élevée à supporter longtemps les fatigues du service militaire est un fait démontré... L'excès de taille devrait même être un cas d'exemption, comme le défaut ou l'insuffisance de la taille, toutes les fois que la constitution

physique n'est pas développée dans de justes propor-
tions [1]. »

Voici, d'après Morache [2], la taille minimum dans les
principales armées.

Races germaniques.	Prusse	1ᵐ621
	(ou exceptionnellement).	1,569
	Amérique du Nord	1,600
	Angleterre	1,600
	Suède	1,608
Races celtiques mélangées..	France	1,540
	Italie	1,560
	Belgique	1,570
	Espagne	1,560
Race germano-slave.	Autriche	1,553

3° *Poids*. — Dans nos conseils de revision, l'emploi de la
balance n'est pas en usage comme dans l'armée allemande,
mais il résulte des travaux de Quetelet, Boudin, Allaire,
Champouillon, Champenois, Vincent, Bernard, Robert,
Seeland, Hammond, etc., qu'il existe un rapport utile à
connaître entre la taille et le poids. Il est certain que pour
la taille minimum de 1ᵐ,54, le poids minimum devrait être
de 57 kilos.

La race semble intervenir dans les moyennes des poids
comme dans celle des tailles.

4° *Périmètre thoracique*. — On conçoit que la quantité
d'air introduite dans les poumons à chaque inspiration
(capacité respiratoire) soit un des éléments déterminant
la force réelle de l'individu et que par suite le diamètre
de la poitrine soit un des facteurs les plus importants à
considérer, surtout si on l'envisage dans ses relations avec
la taille.

1. H. Larrey, Séance de l'Académie de médecine du 30 avril 1867.
2. Morache, *Traité d'hygiène militaire*, Paris, 1874, p. 99.

Un certain nombre d'auteurs ont pensé que le périmètre thoracique devait dépasser la demi-taille de 25 à 40 et même 44 millimètres au moins, pour les tailles moyennes, chez tout individu bien constitué ; là encore interviennent les questions de race, de profession, d'habitudes, de la hauteur de la taille elle-même, etc., et ne permettent pas d'être aussi absolu. Toutefois l'instruction du 27 février 1877 engage à en tenir compte dans de certaines limites, lorsque le périmètre thoracique est au-dessous de $0^m,78$.

Cette question a été fort étudiée depuis la traduction, en 1873, des mémoires de Seeland et de Stolaroff[1] ; elle avait été précédée par les travaux des médecins militaires français, Vincent, Allaire, Robert, Bernard, qui avaient cherché à définir par des chiffres le rapport entre la taille et la capacité respiratoire, appréciable, jusqu'à un certain point, par la mensuration de la cage thoracique. En Angleterre, les rapports d'âge, de taille et de circonférence thoracique sont prévus pour chaque arme et on ne saurait nier que ces rapports ne soient en réalité d'utiles mesures lorsqu'il s'agit d'hommes faits.

D'après ce que nous venons de dire et malgré toutes les précautions que prennent les conseils de revision et les experts médicaux chargés d'apprécier l'aptitude des recrues au service militaire, notre armée reçoit fatalement des sujets trop jeunes, incomplètement développés. La jeunesse crée pour les nouveaux venus au régiment un danger d'autant plus grand qu'ils seront généralement *dépaysés*, transportés dans des villes et soumis, avec les dispositions

---

1. Stolaroff, *De l'aptitude des recrues au service militaire, déterminée par la mesure de la poitrine et le poids des hommes*, in *Revue militaire russe* de décembre 1871. Seeland, Rapport sur le même sujet. Traduction des deux mémoires par le lieutenant Saniewski, Paris, 1873.

morbides de leur âge, aptes à contracter les fièvres éruptives, la fièvre typhoïde, etc., aux dangers résultant de l'habitation urbaine, de la vie en commun et des fatigues du service.

Aussi est-il indispensable de graduer, pour les recrues, la fatigue qu'entraînent les exercices corporels, de veiller particulièrement à l'hygiène de leur logement et de leur alimentation, afin de leur permettre de résister aux premières épreuves qu'impose à leur organisme *l'acclimatation de la vie militaire.*

Il importe en tout cas que cette acclimatation ne se complique pas de celle qui est nécessaire pour l'accoutumance à vivre dans des climats différents du nôtre : aussi en aucune circonstance les tout jeunes soldats ne seront-ils envoyés en Algérie, en Tunisie ou dans les colonies, ni appelés à faire campagne avant d'avoir passé quelque temps sous les drapeaux.

CHAPITRE II

DE L'HABITATION DU SOLDAT,

L'habitation de nos troupes est *permanente*, destinée à loger le soldat d'une façon continue dans ses garnisons, ou bien *temporaire*, c'est-à-dire ne devant être utilisée que pendant une période de temps plus ou moins courte, pour parer aux nécessités qu'amènent les manœuvres, les changements de garnison, les opérations de guerre, etc.

L'habitation permanente est fournie actuellement en France par : la *caserne*, le *camp permanent*, la *casemate*.

L'habitation temporaire comprend : le *camp temporaire*, le *logement chez l'habitant*, le *cantonnement*, le *bivouac*.

HABITATION PERMANENTE

I. — CASERNE

L'étude de la caserne nous fera passer en revue les paragraphes suivants qui traitent *du choix du sol et de*

la localité, de l'orientation, des matériaux de construc-
tion, du plan général du bâtiment, de la disposition
des locaux, de chacun de ces locaux en particulier et
de l'éloignement des immondices.

§ 1er. — Choix du sol et de la localité. — Orientation.

A. Pour *le choix du sol,* sur lequel on élèvera la caserne, il y a lieu de ne pas perdre de vue la nécessité de
la non pénétration dans les bâtiments, de l'eau ou des émanations provenant du sol sur lequel est construit l'édifice.

Des matières organiques, des gaz et de l'eau fournis
par l'atmosphère ou le sol se rencontrent dans les couches
du terrain subjacent aux fondations c'est-à-dire interposé
entre la surface du sol et la nappe d'eau souterraine et il
se produit nécessairement sous la maison des réactions
chimiques et vitales dans des conditions déterminées par
l'humidité du sol, sa perméabilité, la température, la
quantité et la nature des éléments en présence.

On conçoit que plus les conditions favorables aux fermentations seront facilement réalisables, plus le sol sera par
lui-même dangereux pour la santé de ceux qui habiteront
la caserne qu'il supportera. Le danger sera d'autant plus
grand que le sol sera moins perméable : car alors surtout,
les gaz telluriques (riches en acide carbonique, souvent
chargés d'autres principes nuisibles) ne pouvant s'échapper
que par le sous-sol des maisons, pénètrent dans les habitations qui constituent de véritables cheminées d'appel.

Si l'on avait le libre choix « on chercherait un terrain
perméable à une grande profondeur, un sol sableux, le
gravier, le calcaire léger, on hésiterait devant le granit, le
calcaire compact, fort salubres mais très désagréables
pour les travaux de constructions à accomplir, réfractaires

aux plantes d'agrément et autres, et qui, par la prolonga-
tion du séjour des hommes ne seraient pas garantis contre
l'encrassement organique de la surface, tandis que la
dureté du sol serait un obstacle à la pratique de l'évacuation souterraine des immondices. L'argile serait évitée
d'autant plus rigoureusement qu'elle serait plus pure et
plus compacte ; l'argile est peu perméable, mais elle est
poreuse et retient énergiquement l'eau. A défaut de
mieux la terre arable et cultivée serait admise, parce que
la culture lui a donné un certain degré de légèreté, mais
il ne faudrait pas que le sous-sol fut compact. Les terres
rapportées offriraient des conditions analogues. A aucun
prix, l'on ne bâtirait sur les terrains vaseux, limoneux,
marécageux; on enlèverait soigneusement la couche végétale avant de bâtir en terrain cultivé[1] ».

Le niveau et les oscillations de la couche d'eau souterraine jouent un rôle de première importance pour la
salubrité ou l'insalubrité du sol. Une couche de terrain
riche en matières organiques et encore humide parce que
la nappe d'eau souterraine vient de s'en éloigner, en bais-
sant de niveau, constitue un champ parfaitement préparé
pour la pullulation des germes qui peuvent engendrer des
maladies. Les expériences de Pasteur, Roux et Chamberland ont démontré que les germes du charbon sont capables
de se développer dans la terre, il est bien probable qu'il en
est de même de ceux du *choléra* (Pettenkofer[2]), de la *fièvre
typhoïde* (Wilham Budd, N. Gueneau de Mussy) de la
fièvre palustre (A. Laveran), etc. D'autre part l'humidité
est un effet fatal du trop proche voisinage de l'eau souterraine, et le *congrès d'hygiène de Munich* (1875) a

1. Arnould, *Nouveaux éléments d'hygiène*, Paris, 1881, p. 364.
2. Voy. E. Richard, *La destruction des matières organiques dans
le sol*, in *Revue d'hygiène et de police sanitaire*, 1885, t. VII, p. 379.

admis la nécessité de l'élévation constante des caves à au moins 1 mètre au-dessus du niveau le plus élevé de la couche d'eau sous-jacente. Frœlich cependant ne demande que 0m,25 pour les casernes allemandes[1].

Aussi l'hygiène réclame-t-elle un sol dans lequel les travaux suivants seront praticables :

1° Travaux nécessaires pour le *desséchement du sol* sur lequel s'élévera l'édifice. Le drainage et la construction des fondations sur des terrasses asséchées formées avec des matériaux imperméables à l'eau sont les moyens employés pour écarter l'humidité. « Dans quelques cas, s'il s'agit par exemple d'un sol argileux qui retient l'humidité et où le drainage le mieux établi est souvent inefficace, il peut être avantageux d'élever les constructions au-dessus de la surface du sol, de manière que la ventilation s'établissent librement entre la terre et les caves[2] ; »

2° Travaux amenés par la nécessité d'*empêcher les gaz et les germes du sol (telluriques) de pénétrer* dans l'habitation. Les barrières opposées à l'humidité servent généralement à se préserver de ces gaz et de ces germes. Stœbe et Niemeyer ont proposé d'établir sous les caves une chambre imperméable recevant l'air à l'aide d'un tuyau d'apport.

En outre on devra se préoccuper des aménagements indispensables :

1° Pour l'*apport de l'eau potable* qui sera amenée, pure de toute souillure, par des conduites parfaitement étanches et faciles à entretenir, jusqu'aux robinets de distribution ;

1. *Die Unterkunft des deutschen Reichsheeres von Oberstabsartz* H. Frœhlich, *Eulenberg's Vierteljahreschrift f. gericht. Medic.*, Bd. XXXVII (suppl.).

2. E. Putzeis, *L'hygiène dans la construction des casernes*, Bruxelles, 1882, p. 29.

2° Pour l'*établissement des égouts* destinés à conduire loin de la maison les immondices de toute nature ;

3° Pour la *pose des tuyaux* amenant le gaz, *des fils télégraphiques*, etc., s'il y a lieu.

B. Le *choix de la localité* est dicté surtout par la nécessité de se garer de l'influence funeste d'un voisinage pouvant faire naître des maladies engendrées soit par le terrain, soit par les habitations des alentours.

C'est dans le but d'éviter les atteintes de la fièvre palustre[1] qu'on préférera toujours les plaines d'élévation moyenne aux bas fonds où se développe souvent la fièvre palustre surtout, mais non exclusivement, dans les pays chauds. Non seulement on ne bâtira jamais de caserne à côté d'un marais ou dans un endroit réputé *fiévreux* mais on fuira même toute localité recevant le vent qui, sans avoir été brisé par d'autres constructions ou des rideaux d'arbres, aurait passé sur un marais. L'altitude a,

---

1. La fièvre *palustre* ou *tellurique* ou de *malaria*, dont la forme la plus ordinaire est la forme *intermittente* et la forme grave la forme *pernicieuse* naît particulièrement dans les marais. Le *marais*, pour l'hygiéniste, est tout terrain dans lequel on trouve les trois conditions suivantes : 1° un sol riche en matières organiques, non aéré, retenant dans ses couches un air confiné ; 2° de l'eau stagnante, sans renouvellement en quantité suffisante pour maintenir le sol constamment humide mais non noyé ; 3° une température capable d'entretenir ou d'activer le travail de fermentation (Vallin, art. MARAIS du *Dict. encycl. des sciences méd.*). Le sol non cultivé, et ayant une *forte puissance végétative* (L. Colin, *Traité des fièvres intermittentes*, Paris, 1870), en général les terres favorables aux exhalations telluriques par leur configuration ou parce qu'elles sont fraîchement remuées engendrent, comme le marais, le miasme *palustre*, dont l'élément dangereux semble être le parasite découvert et décrit par A. Laveran (*Traité des fièvres palustres*, Paris, 1884). Le desséchement, le drainage, la culture ou bien l'inondation des terrains à malaria sont les moyens efficaces d'assainissement que préconise l'hygiène publique.

comme moyen préventif contre la malaria, une influence très grande quoique variable suivant les localités. En tout cas il est nécessaire, pour que l'élévation soit un préservatif utile, que l'altitude soit suffisante pour mettre la localité, soit au-dessus des marais, soit au-dessus du niveau qu'atteignent les effluves dangereuses. Le miasme peut prendre naissance jusqu'à 2200 mètres de hauteur, comme l'ont noté Coindet, et Libermann, pendant l'expédition du Mexique et la limite minimum à laquelle il faudra s'élever, non pas d'une manière absolue, mais relativement au foyer, varie elle-même suivant les climats, c'est-à-dire suivant l'intensité de la cause toxique dont la chaleur augmente la puissance[1].

L'air des hauteurs est généralement tonique, et les collines, les plaines élevées seront, pour cette raison aussi préférées aux plaines basses et surtout « aux cuvettes topographiques ».

Cependant si « dans les pays où la chaleur et l'humidité impriment un funeste essor au dégagement miasmatique, on ne saurait trop rappeler aux chefs de l'armée, aux chefs des émigrations, les influences préservatrices de la climatologie verticale[2] », il ne faudrait pas perdre de vue qu'une altitude trop élevée a ses inconvénients graves. Sans parler du *mal de montagnes* (accidents qui surviennent à des hauteurs variables, suivant les personnes, à ceux qui gravissent des montagnes et aux aéronautes), on sait qu'une trop grande élévation cause un dépérissement général souvent noté chez les religieux du Saint-Gothard (2075 mètres), et une prédisposition particulière aux congestions des poumons ou du foie.

Les usines insalubres, les cimetières, les voiries, les

1. L. Colin, *Traité des fièvres intermittentes*, Paris, 1879, p. 527.
2. Michel Lévy, *loc. cit.*, t. II, p. 527, Paris, 1869.

hôpitaux, les grandes agglomérations de population sont des voisins funestes pour la caserne. Celle-ci sera d'autant plus salubre que sa population aussi peu dense que possible vivra dans une localité à habitants moins serrés les uns contre les autres. La caserne urbaine et surtout la caserne des grandes villes sera toujours, quoi qu'on fasse, une habitation hygiéniquement inférieure à une caserne analogue transportée hors de l'enceinte d'un centre populeux. Encore faut-il, la caserne des villes étant une nécessité, que le bâtiment militaire reçoive largement air et lumière et soit isolé, autant que possible, des souillures qu'entraîne l'accolement des maisons les unes aux autres.

C. La question de l'*orientation* des casernes est fort controversée et difficile à spécifier par une formule partout applicable ; sa détermination dépend en réalité d'une série de facteurs variables suivant les climats ; si l'exposition du midi dans les pays froids, du levant ou plutôt du sud-est dans les pays chauds ou tempérés semble rationnelle, la hauteur des constructions voisines, la largeur de la rue, les vents dominants dont il faudra chercher à se garantir et la distribution même des locaux, viendront pour chaque construction, modifier la règle générale.

§ 2. — Matériaux de construction

Les matériaux de construction doivent être : (a) *secs et réfractaires à l'humidité ;* (b) *mauvais conducteur du calorique ;* il est désirable en outre qu'ils soient (c) *inattaquables aux divers agents extérieurs ou intérieurs* capables d'exercer sur eux une action destructible ; (d) *incombustibles* et (e) *mauvais conducteurs du son*[1].

1. Arnould, *loc. cit.*, p. 372.

Les *granits*, les *calcaires* des terrains secondaires et surtout tertiaires, les *grès*, etc., qui entrent d'ordinaire dans la contexture des maisons, sont des matériaux dont l'hygiéniste n'a qu'à se louer pourvu qu'ils soient convenablement choisis quant à leur solidité et à leur porosité.

Les *briques* bien travaillées et bien cuites, moins hygroscopiques que les moellons ordinaires constituent des matériaux excellents. Les briques creuses, en emprisonnant de l'air mauvais conducteur de la chaleur, permettent de diminuer sans inconvénient l'épaisseur des murailles. On leur reproche cependant d'être trop bonnes conductrices du calorique même lorsqu'on y incorpore de la laine de scories.

Les *tuiles* qui ne sont que des briques de forme spéciale font d'excellentes toitures ; l'*ardoise* seule peut rivaliser avec la tuile sans lui être supérieure. Les *couvertures métalliques* sont trop bonnes conductrices de la chaleur et les toits recouverts de *papier bitumé* sont acceptables tout au plus pour les habitations temporaires.

Le *bois* exclusivement employé pour les charpentes jusque dans ces derniers temps a l'inconvénient de s'altérer vite en dépit des traitements auxquels on le soumet (procédé Boucherie, etc.), s'il n'est pas asséché par une conservation de plusieurs années : aussi les charpentes en fer semblent-elles constituer un progrès hygiénique, le fer étant inacessible à l'humidité et aux fermentations. Pourtant la façon dont il se rétracte sous l'influence des grands froids, dont il se tord et s'allonge dans les incendies, diminue un peu l'importance de ces qualités.

Les matériaux que nous venons de passer en revue sont reliés entre eux par des *ciments* dont la qualité importe beaucoup à l'hygiène de la construction. Le ciment ordinaire, formé de carbonate de chaux et de sable est d'autant plus résistant que la chaux aura été mieux éteinte et le sable mieux criblé.

Le *plâtre* qui revêt souvent l'intérieur des habitations devient nuisible si, délayé dans trop d'eau, il entretient l'humidité.

Le *bitume*, les *bétons*, les *enduits* divers entrent aujourd'hui pour une part plus ou moins grande dans la plupart des constructions et y rendent des services importants par leur imperméabilité.

« Tous les matériaux, dit M. Trélat[1], sont des éponges miasmatiques et quoique leurs capacités soient diverses et puissent être atrophiées à prix d'argent, on exprime une idée juste en disant que tous les matériaux employés constamment dans la construction, calcaires, mortiers, plâtres, bois, etc., sont de véritables éponges à miasmes. Ainsi, dans les constructions où les émanations organiques seront abondantes et continues, on est assuré d'avance que toute accumulation de matériaux abritée à l'intérieur et soustraite à l'action perturbatrice des courants d'air sera rapidement transformée en un magasin rempli de miasmes, c'est-à-dire en source de maladie : » d'où la nécessité d'assainir sans cesse les matériaux en les empêchant, par tous les moyens dont nous disposons, de se laisser imprégner par les matières organiques.

§ 3. — **Plan général de la caserne.**
Des locaux en particulier.

A. Le *plan de la caserne* et la distribution des locaux ont une importance capitale au point de vue de l'hygiène.

Il est difficile de donner une idée exacte des différentes

[1]. Émile Trélat, *Rapport sur la réforme du casernement en France*. Séance du 26 mars 1879 de la Société de médecine publique et d'hygiène professionnelle.

casernes existant en France : d'anciens couvents, des châteaux, des fabriques ont été plus ou moins habilement aménagés pour servir de logement. Cependant on peut distinguer quatre types principaux relativement au plan général de l'édifice ; ce sont :

1° Le *type quadrangulaire* (caserne Napoléon à Paris). La caserne se compose de quatre corps de bâtiments à plusieurs étages, reliés à angle droit, avec cour intérieure. Ce type, auquel nos ingénieurs militaires ont été trop longtemps fidèles, est absolument vicieux, d'abord parce que la superposition des étages rend la population trop dense, ensuite parce que l'air de la cour intérieure, véritable puits dont les parois sont formées par des étages superposés, ne participe pas des mouvements de l'atmosphère, est toujours plus ou moins humide, et ne permet l'entrée dans les chambres que d'un air insuffisamment renouvelé. Dans certaines localités « une des faces de la caserne est adossée au rempart, et les chambres sont partagées par une cloison parallèle à la longueur du bâtiment, de telle sorte qu'elles ne prennent jour que par un seul côté, soit le nord, soit le sud, et que le courant d'air y est à peu près nul [1] ».

De larges escaliers et des couloirs constituent, dans ces constructions, les réservoirs d'air qui n'assurent la ventilation que d'une façon toujours incomplète.

2° Le *type de* 1874 diffère du précédent, en ce que les angles des bâtiments, au lieu de se joindre, laissent un espace libre par où l'air peut pénétrer dans la cour ; les bâtiments ont trois étages, ce qui diminue considérablement le bénéfice de cette amélioration. Chaque bâtiment a trois escaliers et les chambres prennent jour

---

1. Godelier, *Mémoires de méd., de chir. et de pharm. milit.*, 1re série, t. IX, 1845, p. 66.

sur chaque façade à la fois, ce qui constitue un progrès. Ce type a été très souvent critiqué, notamment par M. E. Trélat.

3° Le *type linéaire* (caserne Saint-Charles à Marseille) est composé d'un seul bâtiment linéaire, ou d'un bâtiment avec deux ailes en retour. Il offrirait aux habitants des conditions meilleures que les deux précédents, tout en ayant l'inconvénient des étages superposés, si un couloir occupant toute la longueur du bâtiment et chargé de la ventilation n'avait pas l'inconvénient de créer des courants d'air trop violents, tout en privant les chambres de fenêtres sur un de leurs côtés.

4° Le *type à pavillons isolés* dont nous ne connaissons qu'un seul exemple, celui de la caserne Schomberg à Paris, occupée depuis 1884 par trois compagnies de la garde républicaine et construite par les soins de la ville de Paris (Voy. fig. 9).

Ce type se rapproche du *block-system* (casernes à bâtiments séparés et paralèlles) qui a été proposé par le capitaine du génie Douglas Galton à la commission sanitaire constituée en 1857 par le gouvernement anglais pour étudier les causes de la mortalité de ses troupes. La substitution du block-system (caserne d'infanterie à Chelsea, quartier d'artillerie d'Aldershot et de Colchester, etc.) au casernement ancien quadrangulaire a notablement diminué la mortalité de l'armée anglaise (Voy. p. 12).

Depuis 1843 on a renoncé en Prusse aux constructions du type quadrangulaire pour adopter un système de constructions constituées par un long corps de bâtiment terminé à ses extrémités par des ailes en retour très courtes, entre lesquelles se trouve la cour principale. Chacun de ces bâtiments est destiné à un bataillon. Quand un régiment entier est réuni, on élève un nombre de pavillons égal à celui des bataillons ; ces pavillons sont placés soit sur le même alignement, soit sur les trois côtés d'une vaste cour dont le quatrième côté est occupé par une salle de manœuvres qui quoique peu élevée ferme la cour, ce qui est évidemment fâcheux. Le rez-de-chaussée est presque totalement affecté au logement des hommes, ce qui n'est pas très avantageux non plus ; il y a généralement deux étages et les sous-sols ainsi que les combles sont réservés aux cuisines, réfectoires, magasins, etc [1].

Ces casernes de *bataillon* ont sur la plupart des nôtres ce double avantage d'abriter peu d'hommes, de n'être pas trop hautes et d'assez bien ménager l'aération des cours et par la suite des chambres qui y prennent jour.

Le règlement autrichien de 1871 sur le casernement détermine aussi que les casernes doivent être construites pour des fractions constituées (un bataillon d'infanterie, trois escadrons de cavalerie ou deux batteries d'artillerie au maximum) : si la discipline et les détails du service sont ainsi facilités, l'hygiène trouve aussi son compte dans cette disposition qui diminue la densité des habitants d'un même édifice.

On s'est préoccupé de déterminer la surface à donner sur le sol à une caserne, relativement au nombre d'hommes qu'elle est destinée à contenir. Réglementairement, cette surface doit être en France de 3 mètres carrés par fantassin et de 4 mètres carrés par cavalier. Peu de nos casernes présentent cette relation indispensable (3^{m2},70 à la caserne Napoléon à Paris ; 2^{m2},43 à la caserne Saint-Charles à Marseille, de terrain bâti et non bâti). La commission anglaise admet comme minimum un chiffre plus élevé, celui de 9^{m2},9 de terrain bâti par homme, au moins

1. *Étude sur le casernement* in *Bulletin de la réunion des officiers*, 1885, n°s 5, 6, 8. — Voy. aussi pour tous les détails relatifs aux casernes allemandes : Roth et Lex, *Handbuch der militär Gesundheitspflege*, Berlin, 1872, t. 1er, notamment p. 561 et suivantes.

dans les climats chauds. La caserne Colchester construite pour loger un effectif de 500 cavaliers donne par unité vivante (soldat ou cheval) 100 mètres carrés de surface.

On conçoit que la détermination de la surface sur le sol d'une caserne soit variable suivant les étages de l'édifice : elle devrait augmenter dans la proportion du danger produit par le nombre croissant des habitants qu'amène la superposition des locaux d'habitation.

Le pavillon isolé, baigné d'air et de lumière sur ses quatre faces, est en principe le genre de construction le meilleur, pourvu qu'il ne soit composé que d'un rez-de-chaussée avec un ou au plus deux étages.

B. Des *locaux en particulier*. — La *distribution des locaux* est nécessairement subordonnée à l'étendue relativement très grande qu'occupent, dans les casernes, les dortoirs des hommes d'une part, les logements des chevaux d'autre part, particulièrement dans les quartiers de cavalerie. Les quelques casernes qui existaient au xvie siècle étaient formées de salles pavées, munies de cheminées, de rateliers et de mangeoires; elles servaient de cuisine et de logement pour les soldats et leurs montures. Dans les premières constructions de Vauban, les chambres des hommes étaient utilisées concurremment comme dortoirs, buanderies et cuisines. Aujourd'hui toutes nos casernes ont, dans des locaux séparés, des dortoirs, des cuisines, des écuries, des latrines, des infirmeries, des écoles, des magasins, etc. ; on verra par la lecture de ce qui suit, que si la séparation des locaux suivant leur destination spéciale a constitué dans le passé un progrès bien évident, une affectation plus restreinte encore de chaque partie de la caserne à un usage nettement déterminé réalisera aujourd'hui une amélioration considérable dans l'hygiène de l'habitation : on dirait d'une application de la loi générale qui fait naître le progrès de la division du travail.

Nous passerons en revue les principaux locaux de nos casernes en indiquant à propos de chacun d'eux leurs *desiderata* et la place qu'ils devraient occuper dans la caserne : nous ferons ainsi successivement toucher du doigt, pour ainsi dire, les améliorations souhaitables.

I. — CHAMBRÉE

La chambre à coucher du soldat, la *chambre* ou *chambrée* est la partie essentielle de la caserne : de son installation dépendent en grande partie les conditions hygiéniques de la caserne elle-même

Nous avons à examiner : 1° sa *situation*, sa *disposition générale* et ses *parois;* 2° son *éclairage;* 3° son *chauffage* et sa *réfrigération;* 4° son *aération;* 5° son *ameublement* et sa *propreté.*

1° *Situation.* — *Disposition générale.* — *Parois.* — Les sous-sols et à plus forte raison les caves sont absolument impropres à servir de chambre à cause de leur humidité et surtout de leur manque d'air et de lumière solaire. Les rez-de-chaussée, pour n'être point insalubres, ont besoin d'être exhaussés au-dessus du sol, surtout lorsqu'ils ne sont pas construits sur cave. Les mansardes constituent des locaux d'habitation médiocres, trop froids en hiver, trop chauds en été. Les combles ont les mêmes défauts plus marqués encore; il n'est plus permis de les utiliser comme dortoirs que dans les cas de mobilisation totale ou partielle, d'appel des réservistes, etc. Les étages moyens fournissent les dortoirs les plus convenables.

La chambre sera éloignée de tout foyer de décomposition de matières organiques (latrines, fumiers, etc.), des ateliers odorants ou insalubres, des locaux habités par des malades et même des autres chambres. Il est absolument regrettable que dans bien des quartiers de cavalerie, les chambres soient situées près et surtout au-dessus des écuries dont le voisinage vicie nécessairement l'atmosphère par les exhalations qui s'échappent des animaux (produits de respiration, des excrétions et des sécrétions).

Dans un certain nombre de casernes un long corridor parallèle à l'un des bâtiments en occupe une façade et les chambres s'ouvrent sur ce corridor de telle façon qu'elles ne prennent air et lumière que par une de leurs parois ; c'est là une disposition absolument vicieuse : il importe que la chambre ait des *fenêtres* sur chacune des faces opposées de la caserne afin de faciliter l'aération et aussi pour que toutes les parties de la pièce reçoivent alternativement le soleil.

Les chambres de nos casernes sont de *dimensions* très variables étant destinées à loger tantôt quelques hommes, tantôt cinquante et plus. On a séparé parfois de grandes salles par des cloisons allant du plancher jusqu'à une certaine hauteur, mais ne touchant pas le plafond, dans l'espoir que ce cloisonnement diminuerait les inconvénients de la vie en commun tout en assurant l'aération. Ces cloisons ont l'inconvénient d'arrêter et de fixer les matières organiques qui souillent l'atmosphère et entravent le renouvellement de l'air.

La plupart des nations européennes ont admis les petites chambres comme étant plus favorables à la discipline (huit à dix hommes dans les casernements prussiens) ; Putzeis recommande les chambres moyennes renfermant quarante hommes au plus et son opinion est acceptable : en toute circonstance, il importe par-dessus tout que le nombre des habitants des chambres soit proportionnel aux dimensions des dortoirs.

Les *parois* des chambres seront constituées par des matériaux ayant les qualités voulues pour empêcher l'humidité, pour préserver contre le froid en hiver, contre la chaleur en été. Elles seront percées de larges fenêtres situées en regard les unes des autres. Les portes seront placées de telle façon que l'air pénétrant par ces baies ne frappe pas directement les hommes couchés : au besoin les lits voisins de la porte et des fenêtres seront protégés par des paravents faits en planches. Il importe que les angles et les saillants soient aussi rares que possible ; les saillies des poutres seront dissimulées dans les revêtements de telle sorte que les plafonds et les parois latérales soient toujours lisses.

Le *plancher* des chambres doit être imperméable et mauvais conducteur de la chaleur. C'est pourquoi le plancher de chêne, pourvu qu'il soit bien joint et revêtu d'un enduit qui rende le bois impénétrable aux miasmes, semble le meilleur. Les parquets bitumés, ceux couverts de carreaux en briques ou en faïence et même en mosaïque, etc., sont faciles à entretenir, mais froids. Il est certain que des débris organiques séjournent aisément dans les interstices des planchers incomplètement joints et que des végétations dangereuses s'y développent (Michaëlis, Rocher, Dumesnil). C'est pour obvier à ce dernier inconvénient qu'on a proposé des planchers mobiles rendant possible le nettoyage du sol bitumé sur lequel ils reposent, et que A. Laveran a songé à un pavage en bois analogue à celui de nos rues.

2° *Éclairage.* — L'éclairage est *diurne* ou *nocturne*.

L'*éclairage diurne* sera assuré par des fenêtres en quantité suffisante pour laisser pénétrer largement la lumière solaire, si nécessaire à tous les êtres vivants.

L'*éclairage nocturne* a l'inconvénient de se faire aux dépens de l'air ambiant (sauf l'éclairage électrique par incandescence) et d'être fatigant pour l'œil. On veillera à ce que la ventilation supplée à la consommation de l'oxygène par l'éclairage et à ce que, pour les travaux du soir, la lumière soit abondante et de bonne qualité, c'est-à-dire pas trop riche en rayons calorifiques et ne frappant pas l'œil directement.

Le *gaz d'éclairage* est à conseiller pour l'éclairage des casernes, d'autant qu'il pourrait être utilisé pour la ventilation, mais il est nécessaire de bien surveiller la canalisation afin d'éviter les fuites qui vicient l'atmosphère et peuvent engendrer de terribles accidents lorsqu'il y a *détonation* par contact d'un corps incandescent. A défaut du gaz, les lampes *à huiles minérales*, pourvu qu'on choisisse ces huiles telles qu'elles ne prennent pas feu au-dessous de 40° à 50°, doivent absolument remplacer les *chandelles de suif*, si ces dernières étaient encore en usage dans quelques localités.

Toutes les expériences faites jusqu'à ce jour sur les divers modes de *lumière électrique* utilisables dans les appartements sont favorables à l'emploi de la lumière par *incandescence* (lampe Edison p. ex.). La combustion ayant lieu dans le vide, l'atmosphère n'est pas viciée et, pour un même éclairement durant un même temps, la lampe Edison dégage vingt fois moins de chaleur que le gaz et vingt-cinq fois moins que la bougie. Il importe cependant que le foyer lumineux soit situé au-dessus des yeux et des objets éclairés [1].

La question de l'éclairage nocturne des chambres perdrait une grande partie de son importance, si ces locaux ne servaient que de dortoirs mais elles sont encore aujourd'hui le lieu de réunion des soldats et leur cabinet de travail. Or l'éclairage insuffisant des écoles est considéré avec raison comme une des causes les plus importantes de la

---

1. Voy. E. Richard, *Revue d'hygiène et de police sanitaire*, t. VI, 1884, p. 304, et 1885, t. VII, p. 500.

myopie. C'est là une remarque qu'on ne perdra pas de vue pour l'installation de l'éclairage des salles d'écoles régimentaires (Voy. p. 244).

3° *Chauffage et réfrigération.* — La température de l'atmosphère tend à se mettre en équilibre avec celle de l'air extérieur d'où la nécessité du *chauffage* en hiver et de la *réfrigération* en été.

a. — Au point de vue du *chauffage* de l'habitation du soldat, le règlement de 1866 partage la France en trois régions qui suivent à peu près (mais sans faire entrer en ligne de compte l'influence considérable de l'altitude), la courbe des lignes isothermes. Les corps de troupes reçoivent dans chaque région, pendant des périodes déterminées, des rations collectives dont les chefs de corps règlent la répartition de telle sorte que « dans quelques chambres les hommes, surtout ceux qui rentrent de service ou de corvée, puissent se sécher et se chauffer ». On évitera autant que possible les inconvénients énormes de cette pratique à l'aide d'une ventilation très libérale. Il est recommandé de faire des économies de combustible afin d'avoir des réserves à sa disposition pour les journées les plus froides. La température d'un appartement doit osciller entre 12° et 15°.

Le mode habituel de chauffage dans nos casernes est le chauffage par le *poêle en fonte* ou *en tôle*, alimenté à l'aide de la houille. Les *poêles en fonte* présentent les avantages suivants : (*a*) ils utilisent jusqu'à 85 et 90 p. 100 de la chaleur produite et ce rendement avantageux peut encore être augmenté par l'allongement du tuyau d'échappement de la fumée, pourvu que la fumée y conserve une température de 70° ; (*b*) ils s'échauffent vite, grâce à la grande conductibilité du fer pour la chaleur. Mais ils ont des inconvénients : (*a*) ils se refroidissent aussi vite qu'ils s'échauffent ; (*b*) ils dessèchent rapidement l'air de l'appartement. On remédie à ce défaut en plaçant sur le poêle un récipient rempli d'eau qui, pour être tout à fait efficace, devrait avoir une surface d'évaporation égale au moins au quart de la surface chauffée. « En principe ces bassins ne seront autres que des gamelles individuelles faisant partie du matériel d'instruction. Ces gamelles seront délivrées à titre gratuit. Toutefois, lorsque, en raison de la forme de la partie supérieure du poêle, l'emploi d'un système spécial d'adaptation sera nécessaire, la dépense accessoire à faire dans cette circonstance sera supportée par la masse générale d'entretien. » (J.-M.-O. part. régl. 2e semestre 1884, p. 13); (c) on les a accusés de laisser transsuder de l'oxyde de carbone, c'est-à-dire un gaz non seulement irrespirable mais encore toxique. Les expériences de Coulier semblent démontrer le non fondé de cette assertion, la transsudation ne pouvant se faire en tout cas qu'à travers la fonte chauffée au rouge; (d) ils sont un mauvais agent de ventilation et, comme tous les autres poêles du reste, ils exposent, lorsque la clef est fermée, au reflux dans l'appartement des gaz nuisibles (acide carbonique et oxyde de carbone), qui produisent l'asphyxie par le charbon (Voy. 2e partie, p. 271).

L'hygiéniste préférerait au poêle de fonte le *poêle en brique* ou *en faïence* qui, il est vrai, s'échauffe plus lentement mais dont la température est plus constante et qui dessèche moins l'atmosphère.

Mais il aimerait mieux encore la *cheminée* qui ne dessèche pas l'air et qui a l'immense avantage d'exiger pour sa combustion un renouvellement incessant de l'atmosphère de la chambre; la cheminée est aussi bien un appareil de ventilation que de chauffage, malheureusement impraticable dans les casernes car elle constitue un mode de chauffage trop peu économique. La cheminée ouverte simple, n'utilise que 10 p. 100 de la chaleur produite, aussi a-t-on cherché à augmenter son pouvoir rayonnant en inclinant en dehors et en évasant ses parois qu'on a enduites de matériaux blancs et polis ; on s'est ingénié pour mettre l'air de l'appartement en contact prolongé avec le foyer ou avec le tuyau d'élimination de la fumée.

C'est sur ce principe que le capitaine Donglas Galton a établi la cheminée qui porte son nom et qui est adoptée dans les casernes anglaises ; elle utilise 35 p. 100 de la chaleur produite.

Les Américains font usage dans leurs écoles du poêle Mott qui se rapproche de la cheminée de MM. Geneste et Herscher adoptée dans les écoles de la ville de Paris et dont un modèle modifié fonctionne à l'hôpital militaire de Bourges. Cet appareil ou un autre pouvant à la fois chauffer et ventiler serait une heureuse innovation dans les chambres de nos casernes. Le principe qui a guidé les constructeurs est le suivant : autour du foyer est ménagé un espace dans lequel arrive l'air extérieur ; cet air s'échauffe, circule dans la chambre puis est entraîné dans une gaine d'appel voisine du tuyau d'issue de la fumée, ou située en un point élevé des parois de la pièce [1].

Un poêle rayonnant sans prise d'air spéciale constitue cependant un bon mode de chauffage, pourvu que l'appareil fonctionne régulièrement et présente une surface chauffée suffisante : tel est le poêle qu'indique la figure 1, et qui est un des modèles de la maison Geneste, Herscher et Cie.

On donne à proprement parler le nom de *calorifères* à des appareils de chauffage, dans lesquels le foyer est éloigné de la pièce à chauffer. Le transport du calorique

---

1. On préconise en Allemagne, en ce moment, deux systèmes de poêles dits ventilateurs basés sur le même principe, celui de Lammerz, qui est en fonte, et celui de Wickel qui est en faïence : tous deux échauffent à leur contact l'air amené de l'extérieur et cet air se répand ensuite dans l'appartement.

s'effectue, par circulation dans des tubes, d'un gaz ou d'un liquide échauffé (*calorifère à vapeur, eau chaude* ou à *air chaud*). L'air chaud est généralement désagréable parce

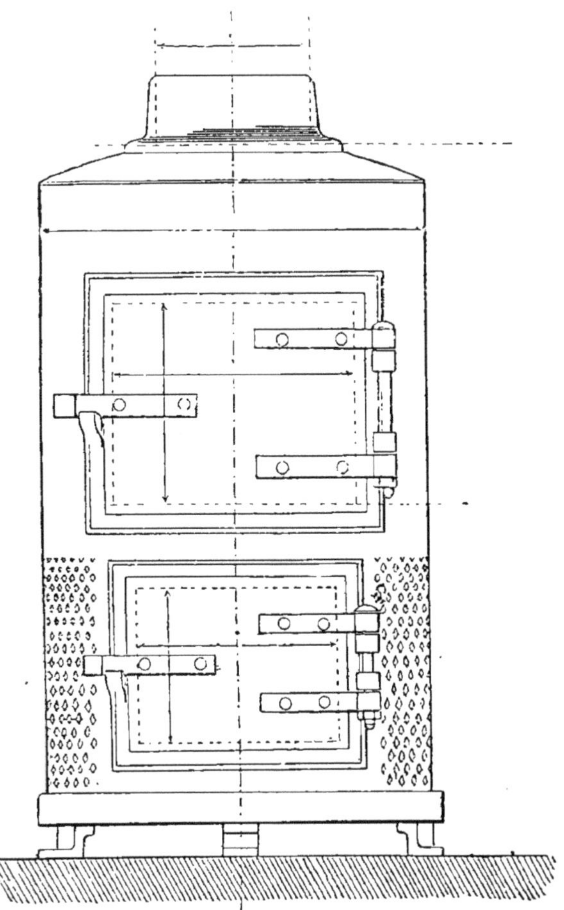

Fig. 1. — Poêle de caserne en fonte, rayonnant, sans prise d'air spéciale (Système Geneste, Herscher et Cie).

qu'il est trop sec et l'expérience a démontré la supériorité des calorifères à vapeur sur ceux à air chaud et à eau chaude.

Cependant, en Suède, la nouvelle caserne des tirailleurs

finlandais de Nyland est chauffée à l'eau chaude[1]. Néanmoins la vapeur est pour le calorique le véhicule le moins cher, il l'est cinq fois moins que l'air; de plus la température que fournissent les calorifères à vapeur est constante, enfin la vapeur circule facilement dans toutes les parties d'un édifice, il est aisé d'assurer, avec la vapeur et l'indépendance les unes des autres, pour le chauffage, des différentes pièces d'une maison.

La grande difficulté du chauffage uniforme des appartements d'un édifice provient de ce fait que les parois extérieures se refroidissent plus vite (surtout quand elles sont munies de fenêtres) que les parois en contact avec des chambres plus échauffées que celles que balaye l'air de la rue : c'est pour parer à cet inconvénient que M. Herscher, à l'hôtel de ville de Paris, a multiplié les plaques métalliques chauffées sur une large surface par la vapeur, et situées du côté des parois externes des différentes salles; il avait déjà, d'après le même principe, cherché à échauffer les parois des écoles à l'aide des tuyaux des poêles.

On a souvent combiné le chauffage et l'aération : au point où en est aujourd'hui, dans nos casernes, la question de la ventilation, il semble que d'une façon générale, il ne faille pas rechercher cette union qui nécessite l'établissement d'appareils coûteux et compliqués.

b. Les moyens de *réfrigération* dont nos soldats peuvent disposer sont, suivant la saison, l'ouverture ou la fermeture des fenêtres, persiennes, stores, etc., et l'évaporation d'une certaine quantité d'eau soit qu'on la répande sur le parquet ce qui n'est pas sans inconvénient (Voy. p. 71) soit qu'on imbibe d'eau des linges qu'on suspendra aux fenêtres; ce dernier procédé nous a donné d'assez bons résultats en Algérie. On a essayé le revêtement des murs

______

1. Roy, *Archives de méd. et de pharm. milit.*, 1885, t. VI, p. 195.

extérieurs par des paillassons, mais sans obtenir un abaissement bien notable de la température des appartements.

4° *Aération.* — L'air d'un local habité est incessamment vicié par l'action continue de plusieurs facteurs dont les principaux sont :

1° La *respiration pulmonaire de l'homme.* — Un adulte fait par minute environ seize inspirations qui absorbent chacune 400 à 500 mètres cubes d'air, et seize expirations qui rendent à l'atmosphère un mélange gazeux contenant 40 pour 1000 d'acide carbonique (tandis que l'air atmosphérique ne renferme que 0,2 pour 1000 d'acide carbonique). De telle sorte que l'homme expire de 350 à 450 litres d'acide carbonique dans les vingt-quatre heures ;

2° La *respiration et la perspiration cutanées* qui versent dans l'atmosphère de l'acide carbonique et de la vapeur d'eau ;

3° Les *sécrétions de la peau* et des *autres organes* dont les produits sont des matières organiques fermentescibles, plus ou moins odorantes, et fournissant un terrain favorable à la pullulation des microbes que contient toujours l'air atmosphérique et dont l'action est particulièrement nuisible (Voy. chap. v, p. 198 et chap. vii, p. 233 et s.) ;

4° L'*éclairage* qui consomme une partie de l'oxygène de l'air ambiant et fournit de l'acide carbonique en même temps que d'autres produits de combustion plus ou moins dangereux ;

5° Le *chauffage* qui, surtout dans de certaines conditions (absence de tirage suffisant), contribue à la consommation de l'oxygène et à la formation des gaz dangereux.

C'est grâce à l'action combinée de ces différentes causes que se forme ce qu'on appelle l'*air confiné* dont l'odeur particulière est bien connue de ceux qui ont fréquenté les casernes, surtout la nuit, et dont les qualités nocives sont absolument certaines.

L'air d'une chambre est dit pur quand il ne contient pas plus de 0,2 pour 1 000 d'acide carbonique, il est tout à fait insalubre quand il contient plus de 1 pour 1 000 de ce gaz. Becquerel et Gavarret ont démontré cependant que les produits organiques qui s'échappent des individus sont plus nuisibles que l'acide carbonique mais croissent proportionnellement à ce gaz. — On sait de plus, depuis les expériences de Lemaire entreprises en 1866 dans les casernements du fort de l'Est à Paris, confirmées par celles de Leblanc en 1867, par celles plus récentes de Miquel, par les recherches microscopiques contemporaines et les cultures sur la gélatine des germes que transporte l'air[1], que la proportion des poussières organiques vivantes est en rapport direct avec la richesse de l'air en acide carbonique : les travaux contemporains font jouer aux germes animés un rôle beaucoup plus considérable dans la création des maladies qu'à l'acide carbonique, bien que ce gaz soit non seulement irrespirable et impropre à entretenir la vie, mais encore toxique.

On pourrait citer de très nombreux exemples d'asphyxie par l'air confiné. En 1756, pendant la guerre des Indes, 145 prisonniers ayant été enfermés dans une salle de 20 pieds carrés, au bout de douze heures, 23 seulement sont sortis vivants. Le même fait s'est reproduit maintes fois dans la cale des vaisseaux négriers. En 1750, aux assises d'Old Bailey qui se tenaient dans une salle de 30 pieds carrés, la plupart des juges et des assistants périrent : ceux qui survécurent étaient près d'une fenêtre ouverte. Percy rapporte que 300 Autrichiens faits prisonniers à Austerlitz furent enfermés dans une cave : peu de temps après 260 étaient morts. Le même malheur s'est

1. Voy. notamment : W. Hesse, *Ueber quantitative Bestimmung der in der Luft enthaltenen Microorganismen in Mittheilungen aus dem kaiserlichen Gesundheitsamte*, IIe vol , p. 182, Berlin, 1884.

reproduit en 1848 sur des insurgés enfermés dans les galeries voutées de la terrasse dite du *bord de l'eau* du jardin des Tuileries.

Ces accidents d'*asphyxie aiguë* ne se voient, pour ainsi dire jamais, dans nos habitations. Mais que l'échange gazeux entre le sang et l'atmosphère soit habituellement insuffisant, l'individu arrivera plus ou moins vite à l'anémie et sera sous l'imminence morbide; que si, en même temps, pour une raison ou pour une autre, les causes de maladie viennent l'atteindre, il ne leur offrira aucune résistance et l'organisme sera impressionné par elles facilement et profondément. Et ces causes de maladies pullulent dans l'atmosphère confinée puisqu'elles résident surtout dans des germes vivants spéciaux dont la prolifération croit avec le degré de confinement!

Pour parer aux inconvénients de l'air confiné il est nécessaire de veiller : 1° à ce que les chambres aient un cubage suffisant; 2° à ce que l'air y soit convenablement renouvelé.

1° L'*espace cubique* de la chambrée doit être tel que, pendant les périodes de temps où le renouvellement de l'air est peu marqué (nuits, journées d'hiver, etc.) la dilution de l'acide carbonique et des matières organiques, demeure à un taux inoffensif pour les hommes.

Cependant « il serait inutile et même gênant que ce cube fut plus grand que le tiers de la masse d'air que l'on peut introduire par heure et par tête dans les locaux; car les observations ont démontré que l'on ne saurait, dans de bonnes conditions et à moins de courants d'air, renouveler plus de trois fois dans une heure l'air d'une pièce habitée[1] ».

L'espace cubique ne saurait être avantageusement obtenu

---

1. Arnould, *loc. cit.*, p. 417.

par la *croissance exagérée d'une seule des dimensions* de la chambre. Il y a toujours lieu de ménager une certaine étendue de surface de plancher afin que les lits ne soient pas trop rapprochés et que la respiration des dormeurs ne se fasse pas de *bouche à bouche*. De plus une élévation trop grande de la chambre est inutile : l'air vicié, échauffé au moment où il est expulsé du poumon et ayant, par le fait de sa température, une densité moindre que l'air ambiant, tend à s'élever, entraine avec lui l'acide carbonique et les matières organiques; mais si l'équilibre de température venait à s'établir, grâce à une hauteur exagérée de l'appartement, l'acide carbonique, en vertu de sa grande densité, tendrait à gagner les couches inférieures en même temps que les poussières organiques vivantes ou mortes qui n'auraient pas été arrêtées, avant de retomber, par des saillies des parois supérieures.

Faut-il ajouter qu'en établissant dans une habitation des sortes de *puits à air* au-dessous du niveau du plancher, l'augmentation d'un cubage ainsi obtenu serait très préjudiciable par la formation de cloaques d'air impur impossible à renouveler. Nous avons dû, en 1873, faire combler des trous de ce genre, qu'au camp de Saint-Germain-en-Laye, on avait imaginé de creuser sous les lits des hommes, dans le but d'augmenter le cubage d'air du casernement.

L'expérience a démontré que pour assurer à chaque soldat dans sa chambrée, un cubage de place convenable il faut calculer une surface de plancher de 8 mètres carrés par homme, ce qui amène à demander des chambrées de 4 mètres de hauteur, afin d'obtenir par individu un espace cubique de 32 mètres cubes qui serait à la rigueur suffisant pour que l'air ne renfermât pas théoriquement plus de 4 à 5 p. 1000 d'acide carbonique après les huit heures de nuit que l'homme passera dans son dortoir, portes et fenêtres closes, le chiffre théorique d'acide carbonique étant toujours diminué par le renouvellement accidentel de l'air (Ventilation par les interstices des portes et fenêtres, ouverture accidentelle des portes, etc.).

Le règlement du 30 juin 1856, sur le casernement, alloue (art. 27), 12 mètres cubes d'espace, au moins, par homme, dans les casernes d'infanterie et 13 mètres cubes dans les quartiers de cavalerie.

Ces minima réglementaires, à cause même de leur insuffisance, devront toujours être exigés avec la même rigueur que celle qui est d'usage dans l'armée pour l'obtention des rations alimentaires. Nous avons encore des casernes dont les chambres n'ont pas le cubage réglementaire et il appartient aux commissions de casernement dont un médedecin fait désormais partie (Décision ministérielle du 2 octobre 1884) de réclamer la cessation d'un état de choses qui s'est produit à une époque où la surface du plancher servait à peu près de guide exclusif pour la fixation de l'assiette du casernement, de telle sorte que les salles des étages successifs, de même surface de sol mais d'inégale hauteur, ont été affectées à l'installation d'un même nombre de lits.

La caserne Schomberg donne à chacun de ses habitants 32 mètres cubes d'espace.

Les fixations réglementaires du cubage atmosphérique sont les suivantes dans les différentes armées : en Angleterre, 16^{m3},98 dans les casernes avec renouvellement d'air fournissant 85 mètres cubes par heure et par homme ; 18 mètres cubes dans les casernes nouveau type ; en Prusse, 13 mètres cubes à 15^{m3},30 ; en Autriche, 15^{m3},30. Le conseil de santé suédois demande pour les dortoirs des hommes une superficie de 4^{m2},96 et un espace cubique de 17 mètres cubes[1].

J. Roy, *loc. cit.*

Lorsque nous avons admis la nécessité d'un espace cubique de 32 mètres cubes par homme pour nos chambrées, nous avons basé nos calculs sur la durée de l'habitation nocturne de ces locaux, mais de fait la chambre constitue en France l'habitation en quelque sorte continue du soldat : il faudrait donc, pour être strictement logique, demander un cubage d'air de beaucoup supérieur à 32 mètres cubes.

2° Aussi, dans les casernes françaises, plus encore que partout ailleurs, est-il indispensable que le renouvellement de l'air ou *ventilation* supplée au cubage insuffisant et il est du devoir des officiers de tous grades, des sous-officiers, caporaux et brigadiers, de veiller à son exécution.

La ventilation, du reste, est nécessaire même avec un cubage très considérable; il faudra toujours qu'à un moment donné, un apport d'air nouveau ramène à un taux inoffensif la quantité d'acide carbonique et des matières organiques qui lui sont proportionnelles dans un espace clos habité.

La plupart des hygiénistes admettent que, dans un appartement quelconque, l'air doit se renouveler à raison de 100 mètres cubes par individu et par heure. Des expériences entreprises dans la salle des séances de la Chambre des députés à Paris ont fait admettre 60 mètres cubes; de Chaumont et le général Morin, ont constaté que dans une chambre de 60 mètres cubes renfermant une personne, il faut introduire, pour que cette personne respire aussi bien qu'en plein air, 40 mètres cubes par heure.

De toute façon il est nécessaire :

1° Que l'*air qui pénètre dans la chambre soit de bonne qualité.* L'air des villes, l'air des cours encaissées, l'air qui a passé sur un marais, l'air puisé dans un corridor mal ventilé ne remplit pas ces conditions et il est souhaitable que les prises d'air se fassent constamment là où l'air dont on dispose est le moins altéré. L'indépendance des chambres les unes des autres, pour la ventilation, est une conséquence de ce principe;

2° Que la *ventilation par grands courants d'air indispensable, de temps en temps, puisse n'avoir jamais lieu que pendant l'absence des hommes;*

3° Qu'une *ventilation incessante mais non perceptible à l'homme fonctionne constamment le jour et la nuit.*

A une température de 15°, un courant d'air dont la vitesse est de $0^m,50$ par seconde est imperceptible; quand la vitesse est doublée, on commence à le percevoir, et quand elle est supérieure à un mètre par seconde, il détermine une sensation plus ou moins pénible. C'est évidemment par la différence de température de l'air intérieur et de l'air pénétrant dans l'habitation que ces courants d'air pourront s'établir.

Il se produit par les interstices des portes et des fenêtres et par les parois mêmes des chambres (Pettenkofer), pourvu qu'elles ne soient pas enduites de substances imperméables (papiers de tentures, vernis, etc.), une ventilation incessante assez active : c'est là ce qu'on appelle, à proprement parler, la *ventilation naturelle* qui est nécessairement augmentée lorsque le vent souffle dans le sens dans lequel elle se produit.

L'ouverture des portes et des fenêtres constitue le mode de ventilation le plus habituel et appartient aussi à la ventilation naturelle. Il importe, pour que cette ventilation soit efficace, que les fenêtres soient situées en face les unes des autres, qu'elles soient larges et occupent presque toute la hauteur de l'appartement; il est bon que leur bord inférieur soit assez voisin du plancher. La ventilation par les fenêtres, au moins en hiver, ne saurait être qu'intermittente; de toute façon elle n'amène pas l'air dans toutes les parties de la chambre. On ne saurait oublier que l'air est pesant, difficile à mouvoir si on ne lui imprime pas une certaine vitesse et qu'il reste aisément dans une salle des *points morts*, sortes de marais aériens où stagnent les gaz et les poussières.

C'est en ces points surtout qu'il sera utile de placer des *orifices d'aération*.

Ces orifices affectent des formes variées : ce sont quelquefois des briques dites *briques ventilatrices*, ou bien des tuyaux munis ou non de petits volets ou d'un grillage destiné à filtrer l'air; ces baies sont destinées à rester toujours ouvertes ou bien elles sont pourvues d'opercules mobiles, qui permettent de les clore à volonté ; elles affectent des formes variées : rosaces, carrés, moulinets à vent, persiennes, etc.

Très fréquemment la partie supérieure des fenêtres de nos chambrées est munie d'impostes ou de *carreaux* ou *châssis mobiles*. Ces derniers sont généralement disposés de façon à ce que l'air qu'ils amènent entre dans la salle de bas en haut.

Les ventilateurs Watson, Makinnel, Muir ont l'avantage de servir en même temps pour la sortie de l'air vicié et pour l'entrée de l'air pur. Ils reposent tous trois sur ce fait d'observation que lorsqu'un tuyau vertical faisant communiquer l'atmosphère extérieure et l'air contenu dans une chambre, est séparé en deux dans toute sa longueur par un diaphragme, une des sections sert d'orifice d'extraction de l'air impur : malheureusement ils cessent de fonctionner lorsqu'on ouvre les fenêtres ou lorsqu'on fait du feu dans l'appartement.

Dans les habitations anglaises on emploie le ventilateur Seringham. « Il consiste essentiellement en une valve mobile sur un cadre de $0^m,25$ à $0^m,30$ de longueur traversant la muraille directement au-dessous du plafond et permettant la production d'un léger courant ascendant d'air frais vers celui-ci[1]. » On construit aussi dans les maisons anglaises un ventilateur d'échappement pour l'air vicié à l'aide « de lamelles en mica placées à l'intérieur d'un cadre en communication avec l'extérieur ; ces lamelles restent ouvertes aussi longtemps que l'air souillé circule de la chambre à l'extérieur et s'abaissent dès qu'un courant contraire vient à se produire[2] ».

La commission anglaise a admis 0^{m2},0603 de superficie d'orifice d'admission d'air par 1^{m3},68 de capacité de chambre; elle a recommandé de placer les orifices pour l'entrée de l'air, à la partie supérieure des chambres, mais non en face les uns des autres et conseillé les *corniches de ventilation;* elle a prescrit en outre de placer les orifices pour la sortie de l'air près du plafond et le plus loin possible des orifices d'entrée.

Ces différents appareils destinés à la pénétration de l'air en introduiront plus ou moins selon les températures différentes de l'air externe et de l'air interne. Leur efficacité est subordonnée à la place qu'ils occupent relativement aux fenêtres, aux appareils de chauffage etc., des appartements et aussi à leurs propres dimensions. On fera bien de les multiplier mais aussi de les placer de telle sorte qu'elles ne causent pas de courants d'air pénibles pour les hommes ; il faudra veiller surtout à ce que les soldats ne s'ingénient pas à les obstruer par crainte du froid.

Il résulte des expériences du général Morin que l'aspiration naturelle produite par la seule différence de température à l'extérieur et à l'intérieur d'une cheminée ordinaire peut parfois déterminer l'évacuation de 400 mètres cubes d'air sans qu'on ait allumé de feu, aussi une circu-

---

1. L. Mason et A.-J. Martin, *Les maisons « salubre et insalubre »* *à l'Exposition de Londres,* in *Revue d'hygiène et de police sanitaire,* 1885, t. VII, p. 112 et tirage à part.

2. *Ibid.*

laire ministérielle du 28 mars 1885 prescrit-elle de munir à l'avenir, dans les casernements à construire ou en construction, « chaque chambre de troupe (24 hommes) de deux cheminées d'aérage. Afin ne pas incommoder les hommes par le mouvement de l'air à travers la section d'évacuation, cette section doit être assez grande pour que la vitesse de l'air qui la traverse ne dépasse pas $0^m,70$ par seconde. Dans cet ordre d'idées il convient d'adopter pour les ouvertures intérieures, la forme et les dimensions des cheminées d'appartements et de les faire déboucher au niveau des planchers. Les parois des gaines doivent être lisses. L'expérience a donné lieu de reconnaître qu'on pouvait faciliter beaucoup, dans certaines circonstances, le mouvement ascensionnel de l'air, en surmontant les gaines d'aspiration de cheminées en tôle qui conservent assez longtemps la chaleur solaire. Ces cheminées doivent être munies de girouettes pour que le vent détermine une succion à la partie supérieure ».

La combustion permanente dans ces cheminées d'un ou plusieurs becs de gaz assurerait, sans conteste, leur efficacité.

Dans beaucoup de casernes anglaises la ventilation est assurée par des tuyaux d'évacuation dont le point de départ est disposé en forme d'entonnoir situé au-dessus de chaque bec de gaz servant à l'éclairage de l'édifice.

Les cheminées ordinaires sont un excellent mode de ventilation en hiver, supérieur aux divers systèmes de poêles ventilateurs qui ne sont pas à dédaigner cependant, ainsi que nous l'avons dit plus haut.

M. Herscher a envisagé sous ses différents points de vue la solution pratique de la ventilation des casernes.

Si l'on voulait dans une caserne combiner le chauffage et la ventilation le principe serait le suivant : « Faire arriver l'air neuf au pied des fenêtres et chauffer cet air trop froid au contact de tuyaux dans lesquels circule de la vapeur, de telle sorte que l'air souillé, après avoir dépassé la hauteur de l'homme, s'écoule par des orifices supérieurs de ventilation dans une cheminée d'appel. MM. Geneste et Herscher ont fait une application très simple et très ingénieuse de ce principe dans les salles d'école en réchauffant l'air neuf au contact du tuyau de fumée du poêle, lequel tuyau longe le bas du mur sur lequel sont percées les fenêtres » (Voy. p. 50).

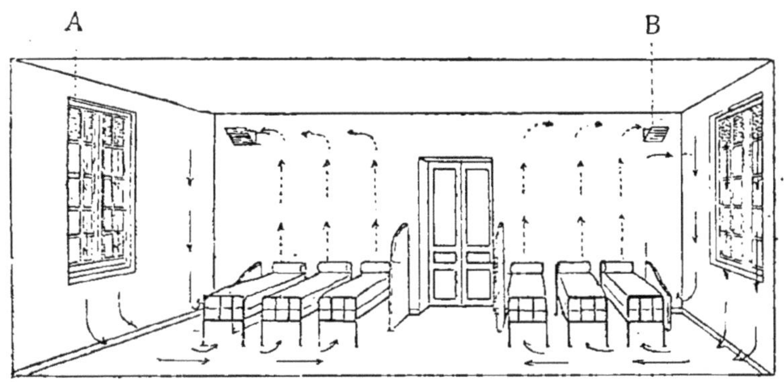

Fig. 2. — Schéma de la circulation de l'air dans une chambre de caserne, la nuit.
L'air chaud partant de chaque dormeur s'élève et s'échappe par les orifices A et B, comme l'indiquent les flèches, tandis que l'air frais pénètre par les vitres perforées dont sont munies les fenêtres et suit la direction des flèches.

Mais à défaut de cheminée d'appel et d'installation spéciale, on peut arriver à une ventilation relativement bonne lorsqu'on s'est rendu un compte exact de la marche habituelle de l'air dans une chambrée, en se plaçant dans l'hypothèse la plus ordinaire en France : l'air extérieur plus froid que l'air intérieur. Dans un dortoir de caserne (Voy. fig. 2 et 3) chaque dormeur peut être considéré comme un foyer lançant dans l'atmosphère des gaz chauds et, grâce à leur température, moins denses que l'air ambiant, tendant par conséquent à s'élever. Si donc on leur offre, là où ils vont s'accumuler, dans les angles, et surtout dans les angles les plus froids, c'est-à-dire voisins des vitrages, des orifices d'échappement, ces gaz cesseront de vicier l'atmosphère : de là le précepte d'établir les orifices d'échappement dans les angles des murs voisins des fenêtres. Les gaines d'échappement seront conduites jusqu'au-dessus du toit.

Pourtant, à côté des orifices d'évacuation, il faut des ouvertures qui, sans courant d'air appréciable, laissent pénétrer de l'air nouveau : la place des orifices pour l'entrée de l'air sera choisie de telle sorte que l'air nouveau se mêle à l'air descendant impur. De plus il est d'expérience que lorsque l'air pénètre dans un appartement par une large surface, il tombe sur les habitants sous forme d'une douche refroidissante, tandis que si le même volume d'air entre par des orifices à petite section séparés par des pleins, l'effet pénible du courant d'air se trouve supprimé. MM. Geneste et Herscher ont pensé tout d'abord qu'il serait bon de faire pénétrer l'air neuf par les panneaux des portes, perforés à cet effet, d'un certain nombre de petits trous, parce qu'il y aurait avantage à se servir de l'air attiédi, emmagasiné dans les cages d'escaliers des casernes. Mais cet air est trop souvent impur, et ils ont aujourd'hui, renonçant à ce procédé, conseillé de puiser directement l'air neuf dans l'atmosphère qui baigne les façades extérieures de la caserne; ils offrent à cet air des orifices d'entrée toujours ouverts dans les fenêtres munies de *vitres perforées*. Ces vitres sont bien supérieures aux grillages, aux toiles métalliques, etc., puisqu'elles divisent l'air assez pour qu'il ne soit pas gênant. Les vitres portent de $17^{mm},5$ en $17^{mm},5$, d'axe en axe, des trous de $3^{mm},5$ de diamètre. Les gerbes de l'air entrant se dirigent vers le plancher, circulent au-dessous des lits et remplacent nécessairement l'air vicié qui s'échappe par les orifices d'évacuation [1], comme l'indique les figures 2 et 3.

Récemment un architecte de Berlin, Wütke, a établi un système de ventilation qui serait, au dire de plusieurs

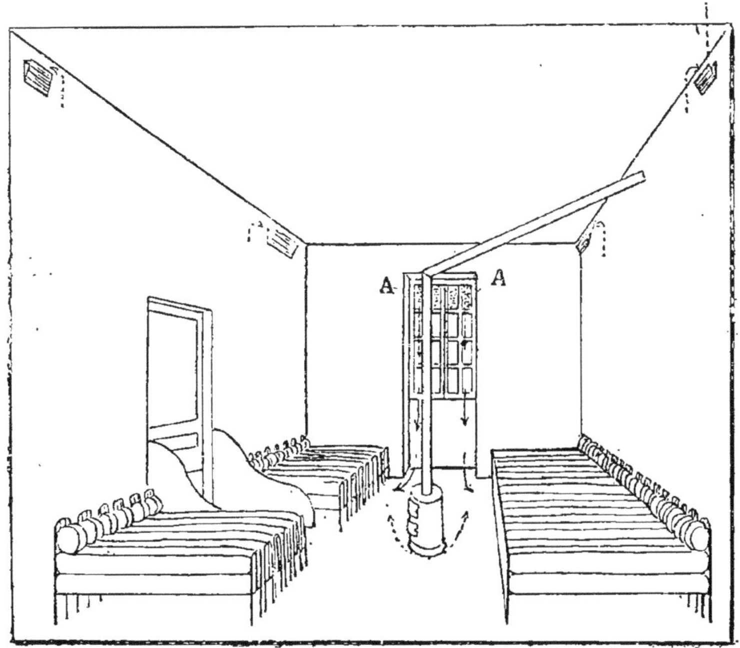

Fig. 3. — Schéma de la circulation de l'air dans une chambre de caserne chauffée et à fenêtre munie de carreaux perforés.
L'air échauffé au contact du poêle s'élève et s'échappe par les orifices d'évacuation situés dans les angles du plafond tandis que l'air frais pénètre par les carreaux perforés AA et suit la direction indiquée par les flèches.

auteurs, très avantageux : il est basé uniquement sur la force vive du vent, lequel, grâce à une disposition spéciale de la cheminée d'appel placée sur le toit et de soupapes,

1. C'est à une communication orale de M. Ch. Herscher que nous devons ces précieux renseignements. Voy. aussi dans *Rapports et documents présentés par la commission scolaire*, Paris, 1884, deux notes de M. Herscher, p. 161 et 165.

pénétrerait constamment dans une gaine d'apport centrale

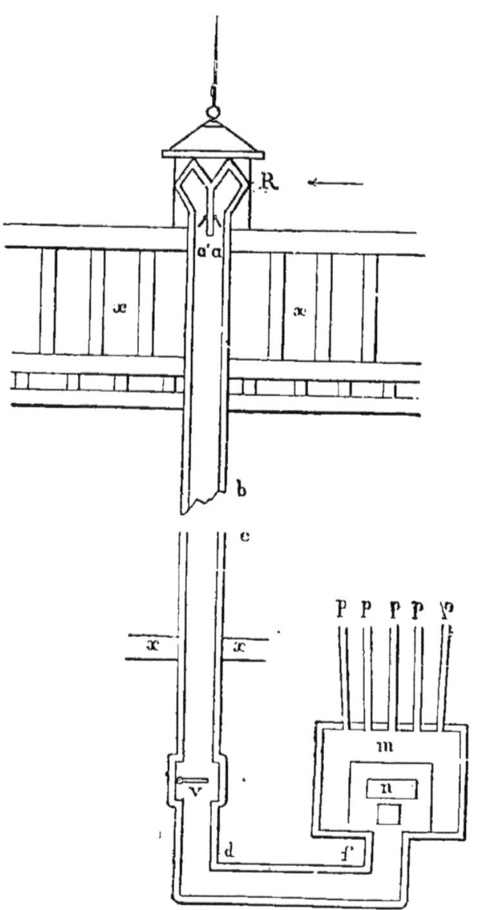

Fig. 4. — Système ventilateur de Wütke.

abcd, gaine d'apport de l'air, — *m*, chambre de chauffe pour l'air. — *n*, fourneau, — *pp*, conduites pour l'air échauffé, — R, une des capes à vent par laquelle l'air pénètre s'il souffle dans le sens de la flèche et qui sera remplacée par une autre semblable si le vent souffle dans un sens différent, — *aa'* soupapes dont est munie chaque cape à vent et qui s'ouvrent de haut en bas, — *v*, soupape fermant incomplètement et s'ouvrant de haut en bas.

qui l'amènerait dans une chambre de chauffe située dans

le sous-sol et de là dans les appartements [1] (Voy. fig. 4).

Le système de Wütke appartient en réalité à la ventilation *artificielle*, laquelle se fait par *appel* (système Léon Duvoir, ventilateur à force centrifuge, etc.) ou par *propulsion*, par des appareils refoulant derrière eux l'air mis en mouvement à l'aide d'ailes qui, fixées perpendiculairement à un axe horizontal, se meuvent dans un plan parallèle à cet axe et sont installées dans un tube à air (système Laurens et Thomas qui fonctionne dans un des bâtiments de l'hôpital Lariboisière à Paris, etc.).

Le problème de la ventilation artificielle des grands édifices est très complexe : il ne suffit pas en effet de faire pénétrer une quantité suffisante d'air de bonne qualité dans les appartements, il faut encore que cet air ne stagne pas mais se répande également dans toutes les parties de l'appartement, sans vitesse appréciable. Il semble que le problème se résout par la combinaison adoptée à l'hôtel de ville de Paris, par M. Herscher : l'air pénètre avec une très petite vitesse et légèrement échauffé (30° à 35°) par des orifices multiples, situés généralement au ras du sol, et s'échappe par des ventouses nombreuses placées au haut de l'appartement où son évacuation est facilitée par un appel de faible force.

Aucune caserne française n'est actullement pourvue d'appareil compliqué de ventilation : les ventouses, les carreaux mobiles, les cheminées d'aérage, dans les casernements les plus nouveaux, sont seuls en usage. Les carreaux perforés y seront sans doute employés. Des systèmes analogues sont usités dans les casernes anglaises (caserne de Chelsea, par exemple). Le règlement autrichien de 1871 porte que « tous les locaux doivent être ventilés par un châssis mobile ou une rosette placée à la partie supé-

----

1. Ch. Viry, *Système de ventilation de Wütke*, in *Revue d'hygiène et de police sanitaire*, t. VI, 1884, p. 832.

rieure des chambres ». En Suède il existe fréquemment des ventilateurs qui servent en même temps au chauffage (caserne du bataillon de tirailleurs finlandais de Nyland, *loc. cit.*).

De nombreux règlements ou circulaires ont été publiés, ayant trait à l'aération des chambres ; les principaux sont celui du 30 juin 1856 sur le casernement ; la circulaire du 5 février 1844 ; celles du 29 novembre 1871, du 12 juillet 1884, du 28 mars 1885. Le décret du 28 décembre 1883 portant règlement sur le service des corps de troupes à l'intérieur dit : « L'air des chambres doit être constamment renouvelé, le jour au moyen des fenêtres, la nuit au moyen des appareils de ventilation ouverts dans la mesure prescrite. Après le lever et lorsque les hommes sont habillés, toutes les fenêtres d'un même côté sont ouvertes. Dès que les hommes sont sortis, les chambres sont aérées le plus possible. On ferme les fenêtres un instant, quand les hommes rentrent, ayant chaud. Dans les pays fiévreux, les fenêtres sont toujours fermées la nuit, surtout en été » (art. 554 inf., 347 cav.). — Le caporal ou le brigadier de chambrée « dès que les hommes sont levés, fait ouvrir les fenêtres des chambres pour renouveler l'air » (art. 178 inf., 202 cav.).

Mais on conçoit, d'après ce que nous venons de dire, qu'un grand progrès hygiénique sera réalisé le jour où la chambre servira exclusivement de chambre à coucher. Le séjour continu dans les chambres est assurément une des causes principales de l'insalubrité de nos casernes. Lorsque les intempéries ne permettent pas l'exercice en plein air, on fait des *théories* dans les chambres, c'est dans les chambres que le soldat écrit à sa famille, prend ses repas, nettoie ses effets, se repose, qu'il peut passer ses moments de loisir, que même souvent il épluche les légumes de l'ordinaire !

Il est vivement à désirer que dès aujourd'hui nous installions pour nos hommes, à l'instar de l'Allemagne, de la Suède, etc., des chambres de jour, des salles d'exercice, des réfectoires, des locaux pour le nettoyage des effets. En Belgique la commission chargée de la revision du casernement a conclu à l'adoption de réfectoires qui serviraient après les repas de lieux de réunion pour les hommes. Les salles de manœuvre font partie, en Allemagne, de tous les casernements ; la salle de manœuvre du parc des Invalides de Berlin a été construite dès 1803 : on peut y exercer simultanément 300 recrues. Les salles de jour sont de règle en Suède ainsi que les réfectoires ; celui de la nouvelle caserne des recrues de Skeppsholm peut recevoir simultanément 800 hommes [1]. Toutes les casernes occupées à Paris par la garde républicaine sont aujourd'hui munies de réfectoires et cette amélioration a été introduite dans plusieurs de nos hôpitaux militaires (à Blidah par Dujardin-Beaumetz, à Milianah par nous-même, etc.).

5° *Ameublement et propreté.* — La chambrée est *meublée* de lits, de râteliers d'armes, de planches à pain et à bagages, de tables et de bancs. Les lits sont placés le long des murs et on a généralement renoncé, avec raison, aux lits placés au milieu des salles.

Il est regrettable assurément que le soldat n'ait d'autre meuble que son lit. En dehors des moments consacrés aux exercices, le soldat y passe sa vie, « il se couche dedans la nuit, s'assied ou s'étend dessus pendant le jour, car il n'a ni chaise ni escabeau près de lui ; il s'habille et se déshabille sur son lit ; il étale dessus ses effets pour les brosser, cirer, astiquer, arranger..... quand il a été chercher sa gamelle à la cuisine, il la pose sur son lit pour la manger, en sorte que les débris de son repas salissent couverture et

1. Eklund, *La nouvelle caserne des recrues de Skeppsholm*, Stockholm, 1881.

plancher [1] ». Ce sont là des inconvénients sérieux que la stricte exécution des règlements militaires et la division des locaux des casernes peuvent seuls faire disparaître.

Le soldat allemand a, comme mobilier personnel outre son lit, un escabeau, une armoire fermant à clef et une écuelle pour se laver.

Le lit du soldat français est composé du châlit (pieds en fer supportant des planches) qui reçoit une paillasse, un matelas, un sommier, des draps et des couvertures. Il a deux défauts : les planches qui en forment la base sont souvent envahies par les punaises et la paillasse (contenant dix kilos de paille, renouvelée tous les six mois) devient aisément le réceptacle de miasmes de tout genre; elle serait avantageusement remplacée par une toile tendue sur un cadre ou de préférence par des lames minces de fer formant treillis, pourvu que le matelas fût un peu plus épais que celui actuellement en usage : le soldat anglais est ainsi couché.

« Dans certaines circonstances particulières le service du campement assure le couchage au moyen d'un matériel auxiliaire des lits militaires qui se compose : de deux sacs tentes-abris tenant lieu de draps, d'un sac à paille (traversin) en toile, d'une paillasse et d'une couverture par homme. La paille est distribuée à raison de 10 kilos par paillasse et de 2 kilos par traversin et renouvelable tous les deux mois. Les couvertures sont lavées quand la nécessité en est reconnue par le sous-intendant militaire. Les toiles à paillasse sont lavées à chaque renouvellement de paille. Les sacs de couchage sont échangés tous les mois, comme les draps de lit. En hiver les troupes reçoivent dans la proportion indiquée par le

1. Aronssohn, *Les nouveaux baraquements*, in *Gaz. hebd. de méd. et de chir.*, 1875, p. 391.

général commandant le corps d'armée des couvertures ou des demi-couvertures à titre de supplément. » (art 350 inf. 343 cav., du décret du 28 décembre 1883.)

On a proposé l'adoption de lits pouvant se relever le jour de façon à rendre libre le milieu des dortoirs (lit hamac Maurice [1]). Les lits des casernes anglaises se plient en deux ou bien sont à tiroir, ce qui permet l'installation de tables et de chaises pour les repas. « Nous croyons que toute tentative faite pour rendre les chambres plus habitables le jour va à l'encontre de l'hygiène, bien qu'il nous faille reconnaître qu'à défaut de réfectoire c'est déjà quelque chose que de donner à chaque homme une place à table pour y prendre ses repas [2]. »

Nos règlements militaires contiennent d'excellentes prescriptions pour l'entretien de la *propreté* dans les chambres.

« Tous les objets exhalant de l'odeur, tels que les selles, les brides, les couvertures de chevaux et, s'il est possible, les bottes sont placées hors des chambres » (art. 348 cav. du décret du 28 décembre 1883); on n'y devrait jamais éplucher les légumes; on s'abstiendra autant que possible d'y battre et d'y nettoyer les habits; les planches à pain, à bagages, les râteliers d'armes, les bancs, les poêles seront essuyés chaque jour ; les ordures seront descendues et déposées dans la partie du quartier désignée. Il est défendu d'y fumer pendant la nuit, d'y cracher et d'y vider les pipes ailleurs que dans les crachoirs et d'y entrer avant d'avoir décrotté ses chaussures (art. 355 inf. 348 cav. du décret du 28 décembre 1883).

» Au réveil (art. 355 inf. 348 cav. du même décret)

---

1. Marvaud, *Etude sur les casernes et les camps permanents*, Paris, 1873.

2. A. Laveran, *L'exposition d'hygiène de Londres au point de vue de l'hygiène militaire*, in *Arch. de méd. et de pharm. milit.*, t. IV, 1884, p. 208.

on découvre les lits en relevant et ployant successivement au pied du lit les différentes parties de la fourniture ; les lits restent découverts pendant une heure. » Le caporal ou le brigadier de chambrée est particulièrement chargé de l'exécution de cette prescription, dont l'exacte observance est très importante.

Il est du reste « défendu de mettre du linge entre la paillasse et le matelas, de manger sur les lits, d'y déposer des aliments, de se coucher sur les lits avec la chaussure aux pieds » (*Ibid.*).

Il est indispensable que la literie soit souvent exposée à l'air : ces prescriptions sont déterminées par le règlement sur le service intérieur et notamment par les articles 89, 102, 149 Inf. ; 88, 112, 174. Cav. et 355 Inf. ; 348 Cav., qui exigent que les couvertures et matelas soient battus au grand air.

Les draps et sacs à coucher des fournitures des soldats sont changés « du 1er mai au 30 septembre tous les vingt jours et du 1er octobre au 30 avril tous les trente jours » (art. 347 inf., 340 cav. du décret du 28 décembre 1883). « Le renouvellement de la paille s'opère en entier tous les six mois pour les lits d'officiers, de troupe et d'infirmerie et tous les quatre mois pour les demi-fournitures de troupe et de salles de police. Lorsque la paille à remplacer n'est pas complètement hors de service, le chef de corps peut, s'il le juge utile, faire conserver la meilleure à raison de 2 kilos de cette paille pour 1 kilo de paille fraîche que l'entrepreneur fournit en moins à titre de renouvellement » (art. 348 inf., 341 cav. du décret du 28 décembre 1883).

Pendant longtemps il a été interdit de laver les planchers. Une circulaire du 31 décembre 1875 autorise le lavage, et aujourd'hui, il est permis de les frotter avec du sable humide, à l'exclusion absolue des lavages à grande eau. L'eau destinée à être mélangée au sable pourra d'ailleurs, sur la demande du corps, être additionnée d'une certaine quantité de potasse ou de soude, ou encore d'acide phénique, si le médecin en reconnaît la nécessité.

D'après la circulaire ministérielle à la date précitée, lorsque ce sable aura servi plusieurs fois, il devra être régénéré par des lavages à grande eau et une dessiccation à l'air libre. Nous croyons qu'il serait préférable de le rejeter dès qu'il aura servi une seule fois. Le règlement du 28 décembre 1883 (art. 355 inf., 348 cav.) dit que les chambres sont chaque jour arrosées et balayées, que tous les samedis, les planchers sont lavés et frottés avec du sable humide, additionné d'une petite partie de potasse ou de soude, ou s'il y a lieu, d'acide phénique, que les vitres sont nettoyées.

Les expériences de Michaëlis[1] démontrent que le balayage à sec des planchers est insuffisant, et que le lavage à grande eau est dangereux, parce qu'il entretient, sous les planches, une végétation parasitaire funeste pour la santé, et il préconise le lavage à l'aide d'une solution de chlorure de zinc à 1/1000. Nous préférerions au lavage le cirage des parquets. Baudens écrivait en 1857 : « Pourquoi la caserne ne serait-elle pas tenue aussi proprement qu'un vaisseau ? Pourquoi les parquets cirés et frottés par les soldats ne remplaceraient-ils par le carrelage si défectueux des chambrées ? Ce luxe est enfin parvenu à s'introduire dans les hôpitaux militaires, malgré la résistance de la routine. Il peut entrer dans nos casernes, et quand il y sera, on se demandera avec étonnement pourquoi une réforme si utile a tardé si longtemps[2]. »

Les murs des chambres sont badigeonnés à la chaux. Une circulaire ministérielle du 23 mai 1864 prescrit de les

---

1. Voy. *Arch. de méd. et de pharm. milit.*, t. III, 1884, p. 125.
2. Baudens, *Une mission médicale en Crimée*, in *Revue des Deux-Mondes*, t. XVII, 1857, p. 398.

blanchir à deux couches, une fois par an, et de faire cette opération le plus généralement « au mois de mai, c'est-à-dire à l'époque de l'éclosion des œufs que les insectes de toute nature ont pu déposer dans les joints et fissures des murs et sous les écailles des couches de blanchissage anciennes ». Le blanchissage doit être précédé du grattage, du brossage et du lavage préalables des murs et plafonds. L'article 355 (infanterie), 348 (cavalerie) du décret du 28 décembre 1883 rappelle l'obligation du blanchissement, tous les six mois, à l'eau de chaux additionnée de colle.

La substitution à ce badigeonnage de la peinture à l'huile avec vernis permettrait de laver les murs et, mieux que la chaux, opposerait un obstacle à l'absorption des gaz et des miasmes. Cette substitution est réglementaire pour les hôpitaux militaires (note ministérielle du 5 février 1882).

Le vernissage des murs des casernes sera le complément nécessaire des prescriptions ministérielles relatives à l'assainissement des locaux du casernement par la combustion du soufre. Cette opération doit se faire chaque année du 15 septembre au 15 novembre et peut être renouvelée, en temps d'épidémie, sur la demande du médecin (circulaire ministérielle du 8 juin 1880[1]).

Le décret du 28 décembre 1883 porte que « au printemps et plusieurs fois pendant l'été, si cela est nécessaire, le mobilier des chambres est lavé avec de l'huile de pétrole étendue d'eau, dans la proportion de un dixième, pour détruire les insectes. Les locaux infectés sont soumis, s'il y a lieu, à des fumigations de gaz sulfureux. Il est en outre procédé deux fois par an à la destruction des insectes au

1. Voy. Czernicki : *Recueil des mémoires de méd. chir. et pharm. milit.*, 1880, 3ᵉ série, t. XXXVI, p. 513 et *Arch. de méd. et pharm. milit.*, 1884, t. IV, p. 301. — Geschwind, *Recueil des mémoires de méd. chir. et pharm. milit.*, 1881, 3ᵉ série, t. XXXVII, p. 107. — André, *Ibid.*, p. 113.

moyen de la poudre de pyrèthre » (art. 355 inf., 348 cav.).

La poudre de pyrèthre est en usage depuis 1861 (circulaire ministérielle du 12 mars 1861) et est employée deux fois par an, fin mai et commencement de juillet, à raison de 6 grammes par homme, mais l'acide sulfureux, mieux qu'elle, détruit les parasites invisibles de l'air. Les lavages avec une solution de bichlorure de mercure au 1/100 est assez recommandable pour la destruction des punaises.

La possibilité d'assainir fréquemment les casernes permettrait peut-être d'y faire diminuer cette odeur caractéristique, surtout appréciable la nuit, et qui est l'indice d'une imprégnation de l'air et des murailles par ce qu'on a appelé le *miasme humain.*

En Angleterre, on fait usage dans les chambres de *boîtes à ordures* qui permettent de transporter, sans les répandre, les poussières et détritus rassemblés par le balayage.

L'entretien de la propreté dans les chambres est le complément indispensable de l'assainissement des locaux par la ventilation. Il importe de ne jamais perdre de vue que les poussières sont constituées non seulement par des matières minérales, mais encore par des matières organiques fermentescibles, terrain de prédilection pour le développement des germes vivants, et par ces germes eux-mêmes. Pour que les balayages et lavages des chambres et de leur contenu soient véritablement efficaces, il est nécessaire que ces opérations se fassent toujours les fenêtres ouvertes : il ne suffit pas de déplacer les poussières et de rendre moins apparentes les traces de souillure de toute nature, il faut expulser de la chambrée et de la caserne toutes les substances dangereuses volumineuses ou microscopiques.

II. — LAVABOS — BAINS — LAVOIRS

Jusqu'à ces dernières années, le soldat n'avait à sa disposition d'autre cabinet de toilette que le pavé de la cour voisin de la pompe, et ne possédait aucun linge pour s'essuyer. Aujourd'hui des *lavabos* s'installent peu à peu dans les casernes, conformément aux circulaires ministérielles du 22 janvier 1874, 30 août 1875 et 9 novembre 1876; il est désirable qu'ils puissent servir, comme le recommande cette dernière circulaire, au lavage des pieds. Les lavabos de la caserne Schomberg, avec leurs parois revêtues de faïence et leurs bassins disposés de façon à permettre des ablutions complètes et situés hors des chambrées sont de véritables modèles.

Le 31 juillet 1879, le 18 mai 1880, le 21 mai 1880, le 12 août 1882, le ministre de la guerre a prescrit l'installation de *bains chauds* pour tous les corps de troupe.

Nous reviendrons sur la question de la propreté du corps (Voy. chap. v) mais notons dès maintenant que la propreté et l'aération du logement demeureront toujours insuffisantes pour assurer la salubrité d'une habitation collective, si les habitants ne sont pas eux-mêmes d'une parfaite propreté.

C'est au point de vue de la propreté du corps que l'installation des *lavoirs* et des *buanderies* est du domaine de l'hygiène et aussi à cause de la nécessité de l'écoulement hors de la caserne de l'eau souillée par les lavages et du transport possible des germes morbides par le linge ayant servi aux hommes. En temps d'épidémie, le linge des malades sera l'objet d'une surveillance spéciale et le médecin, s'il y a lieu, prescrira sa désinfection ou sa destruction.

III. — CORPS DE GARDE

Les corps de garde, d'après le règlement de 1856 (art. 22 de l'instruction complémentaire) doivent fournir à chaque homme le même cubage d'air que les chambres : nous avons dit que le cubage réglementaire est insuffisant pour les chambres, il l'est *a fortiori* pour les corps de garde qui sont occupés d'une façon absolument continue. Putzeis[1] fait remarquer avec raison que « la ventilation du corps de garde et des salles de détention peut être obtenue par les ventilateurs Watson, Mackinnel et Muir » difficilement utilisables dans les chambres (Voy. p. 58).

Pendant les nuits d'hiver, les hommes ont une tendance à surchauffer les corps de garde, et plus d'une fois les médecins ont eu à rapporter des maladies de poitrine au passage brusque des soldats de l'atmosphère trop chaude du corps de garde à l'atmosphère froide de l'extérieur. On ne saurait trop louer les recommandations de l'art. 356 inf., 349 cav. du décret du 28 décembre 1883 : « Le corps de garde doit être largement aéré; le mobilier est tenu en bon état de propreté. En hiver, le feu est entretenu sans exagération et le poêle est surmonté d'un bassin plein d'eau pour prévenir le dessèchement de l'air. Le chef de poste veille à ce que les hommes qui vont prendre la faction ne se groupent pas près du foyer, afin qu'ils ne soient pas surpris par un brusque refroidissement. »

---

1. *Loc. cit.*, p. 169.

IV. — LOCAUX DISCIPLINAIRES
LOGEMENT DES SOUS-OFFICIERS. ÉCOLES ET AUTRES LOCAUX

« Les *salles de discipline* doivent être spécialement surveillées au point de vue de la propreté, de la ventilation et de la disposition du baquet de propreté » (art. 356 inf., 349 cav. du décret du 28 décembre 1883). Leur sol sera imperméabilisé.

Nous ne dirons rien des *logements des sous-officiers* ni des *officiers* : ces logements sont justiciables des règles générales d'hygiène relatives aux chambres. L'*infirmerie régimentaire*, dont les conditions hygiéniques ne sauraient nous occuper ici, sera toujours isolée dans le but d'éviter la contagion des maladies qu'elle peut abriter ; elle aura ses latrines spéciales.

Les règles générales de la ventilation et de la propreté des chambres sont applicables aux *salles d'école*. On peut regretter qu'aucun des progrès modernes de l'hygiène scolaire n'y aient été introduits, quant à l'éclairage, aux tables, bancs, etc. (Voy. p. 45 et 244).

V. — PALIERS — CORRIDORS

« Les prescriptions hygiéniques indiquées pour la tenue des chambres doivent être observées pour la tenue des *paliers*, des *corridors* et de toutes les autres parties du casernement des hommes » (art. 355 inf., 348 cav., du règl. du 28 décembre 1883).

Dans beaucoup de nos casernes les cages d'escalier et les corridors sont des réservoirs et des conduites pour l'air

destiné à ventiler les chambres (Voy. p. 39); il importe
donc par-dessus tout que ces gaines d'aération soient entretenues dans un grand état de propreté et soient munies
de fenêtres nombreuses. Le règlement autrichien de 1871
prescrit que les murs des cages d'escalier doivent être prolongés jusqu'au-dessus du toit pour arrêter la propagation
des incendies; en tout cas il est souhaitable qu'en haut de
toutes les cages d'escalier, on établisse des orifices pour
l'expulsion de l'air vicié qui tend à s'accumuler à ces endroits. Les escaliers eux-mêmes seront de préférence en
pierre ou en fer : leur entretien sera plus facile que s'ils
étaient construits en bois et ils résisteront plus longtemps
au feu en cas d'incendie.

Les aires des paliers et des corridors seront imperméables mais il n'est pas nécessaire qu'elles soient en bois :
l'asphalte, le bitume, mieux encore les carreaux de faïence
seront avantageusement utilisés.

Le caporal ou brigadier de chambrée (art. 179 inf.,
203 cav.), le caporal ou brigadier de [semaine (art. 185
inf., 210 cav.), le sous-officier de semaine (art. 161 inf.,
188 cav.), le sergent de section (art. 174 inf.), ou le
maréchal des logis de section (art. 174 cav.), l'adjudant
de compagnie (art. 133 inf.), l'adjudant de bataillon ou
d'escadron de semaine (art. 89 inf., 88 cav.), le commandant de compagnie ou d'escadron (art. 89 inf., 88
cav)., l'adjudant major ou le capitaine de semaine (art.
28 inf., 107 cav.), le chef de bataillon ou d'escadron de
semaine (art 28 inf., 25 cav.) sont, chacun en ce qui le
concerne, indépendamment du médecin chef de service
(art. 67 inf., 47 cav.) qui doit observer « dans les diverses
parties du quartier ce qui intéresse la salubrité et l'hygiène », chargés de veiller à la propreté du quartier et de
ses abords.

VI. — COURS

Le sol des cours doit être entretenu avec un soin d'autant plus rigoureux que les cours seront plus étroites et plus encaissées. Toute accumulation de fumier ou d'immondices est interdite dans le voisinage des parties du casernement habitées (art. 356 inf., 349 cav.).

Jamais les eaux ménagères ne seront répandues dans les cours et tout sera disposé pour assurer la prompte évacuation des eaux de pluie. Une canalisation souterraine recevant ces eaux et les eaux ménagères, etc., est toujours nécessaire. Il semble que le pavage en bois qui supprime la boue, le bruit et la poussière y serait avantageusement installé.

VII. — CUISINES

Les cuisines sont trop souvent un local dont l'hygiène déplore la mauvaise installation. Elles sont fréquemment trop rapprochées des habitations ou des latrines, trop petites, mal aérées; leur sol non imperméable ou insuffisamment déclive, laisse séjourner les eaux ménagères dont il est prescrit d'éviter la « stagnation » ainsi que celle des « débris » (rat. 356 inf., 349 cav.).

Nos cuisines sont généralement situées au rez-de-chaussée. C'est leur place normale. Les Allemands les relèguent au sous-sol ce qui n'est pas sans de graves inconvénients.

D'une façon générale on peut dire que le mobilier des cuisines de nos casernes laisse à désirer et qu'il gagnerait à être remplacé par des modèles nouveaux qui permettraient de préparer quelque autre aliment que la soupe. Peut-être la *marmite norvégienne* ferait-elle réaliser économiquement ce grand progrès; des expériences faites au 35e de ligne à Belfort (1876) me portent à le croire. Dans les casernes de la garde républicaine, à Paris, des fourneaux récemment installés permettent actuellement la cuisson d'aliments variés, à l'instar de ce qui se passe dans les cuisines des casernes anglaises[1] qui sont munies d'appareils économiques disposés pour la cuisson des légumes, des viandes apprêtées, des rôtis, etc.

« Il est un point sur lequel il faut insister : c'est la nécessité d'une propreté rigoureuse tant du personnel que des locaux (des cuisines). Avoir des cuisiniers toujours propres dans une cuisine régimentaire est un idéal qu'il n'est possible d'entrevoir que dans les locaux convenablement aménagés. La responsabilité en cette matière est difficile à établir. Les cuisines sont souvent mal éclairées, les hommes n'ont qu'un local pour préparer les aliments et laver les ustensiles. Les cuisines sont envahies et souillées à plusieurs reprises dans le jour par les militaires qui viennent chercher leurs gamelles et qui entraînent avec eux les boues des cours. D'autre part le linge de cuisine est trop parcimonieusement distribué. Chaque employé devrait toujours avoir deux vêtements de travail : l'un, très propre au moment de la préparation des aliments, l'autre destiné à le vêtir lorsqu'il procède au nettoyage des gamelles ou à tel autre ouvrage de ce genre[2] ».

Les *annexes de la cuisine* (magasins pour les vivres,

1. Laveran, *Archives de méd. et de pharm. milit.*, t. IV, 1882, p. 213.

2. Antony, *Alimentation dans les corps de troupe*, in *Arch. de méd. milit.*, 1884, t. IV, p. 349.)

laverie, etc.) ont besoin d'une large aération et des soins minutieux de propreté seront également utiles pour la conservation des aliments et pour la salubrité du voisinage.

VIII. — ÉCURIES

Les écuries devraient toujours être bâties loin des bâtiments habités par les hommes, à l'encontre de ce qui existe dans la plupart des quartiers de cavalerie où elles occupent les rez-de-chaussée situés sous les chambres de la troupe. C'est là le *système mixte* auquel on a renoncé pour les casernes établies depuis 1874. La propreté, la désinfection des écuries (art. 359, 360, cav. 366, 367 inf. du décret du 28 décembre 1883) qui visent particulièrement la santé des animaux qu'elles abritent est loin d'être indifférente pour l'hygiène de nos soldats, dont les logements sont facilement influencés par les causes de méphitisme, d'infection ou de contagion que renferment ces locaux. Il est nécessaire (Voy. p. 43) que les fumiers soient rapidement enlevés et qu'ils soient momentanément recueillis sur un sol rendu étanche; que le purin provenant des écuries et des dépôts de fumier ne coule jamais à ciel ouvert.

IX. — LATRINES

Les latrines seront toujours l'objet d'une surveillance spéciale de la part de quiconque aura souci de la santé de la troupe.

Jusqu'à ce jour on a généralement installé les latrines exclusivement dans des pavillons isolés dans les cours, autant que possible à l'abri des vents dominants. C'est là une pratique à continuer, mais il faut éviter cependant de placer les latrines à côté des cuisines et veiller à ce que leur voisinage ne souille pas les eaux d'alimentation. La circulaire du 28 mars 1885 exprime le désir que « dans les projets en cours de réalisation on puisse comprendre l'organisation de *latrines de nuit* ». Afin d'éviter le déga-

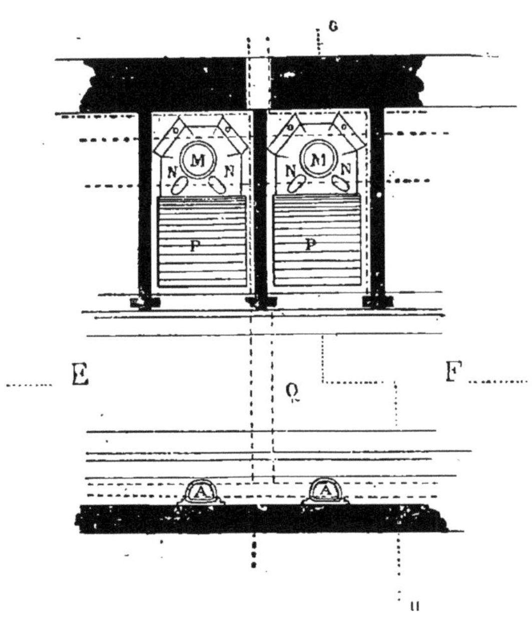

Fig. 5. — Plan des latrines de la caserne Schomberg à Paris.
M, orifice supérieur du pot aboutissant aux tuyaux d'évacuation, — N N, place des pieds, — O O, parois inclinées des cabinets, — P, grille sous laquelle coule de l'eau et destinée à empêcher la souillure du sol par les urines, — E Q F, couloir central, — A A, pots d'urinoirs.

gement des odeurs dans l'intérieur du casernement « il y a lieu d'adopter des pavillons isolés séparés des bâtiments d'habitation par un intervalle de 3 à 4 mètres et communiquant avec les divers étages au moyen de passerelles couvertes et fermées latéralement par des persiennes. Ces pavillons correspondraient aux cages d'escalier et il suffirait que dans chacun d'eux on installât par étage un *siège* et un *urinoir* organisés avec autant de soin que dans les·maisons particulières ».

Les cabinets de latrine bien installés seront : 1°ventilés;

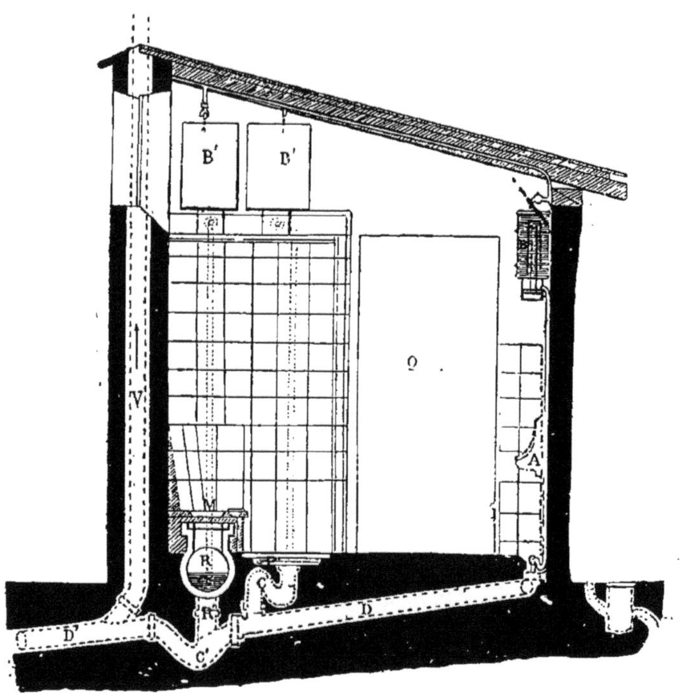

Fig. 6. — Coupe sur GH (de la figure 5) des latrines
de la caserne Schomberg.

D'un côté du couloir central Q se trouvent les lunettes à la turque, de l'autre les urinoirs. Toutes les parois des cabinets et le sol sont revêtus de lave émaillée, — M, orifice supérieur du pot R aboutissant au tuyau d'évacuation R' qui se rend dans le conduit D, D' lequel communique avec l'égout, — C' C' siphons hydrauliques interrompant toute communication entre le canal D D' et le cabinet. — P, grille sous laquelle circule de l'eau renouvelée, comme celle des siphons C' C', par le jeu des réservoirs de chasse B B', — A. pot d'urinoir en porcelaine avec son tuyau d'échappement dans le conduit O, son siphon obturateur C et son réservoir de chasse B (Voir le détail des réservoirs de chasse fig. 8, p. 86), — V, gaine ventilatrice du conduit D'.

2° pourvus de prises d'eau; 3° séparés de l'atmosphère de la fosse et de l'égout par un système d'occlusion hydraulique adapté au-dessus du tuyau de chute (siphon), les clapets (système Rogier-Mothes), même lorsqu'ils fonctionnent bien, ce qui est rare, étant absolument inefficaces pour s'opposer à l'échappement des gaz ; 4° ils auront des parois revêtues d'enduits imperméables : l'expérience a

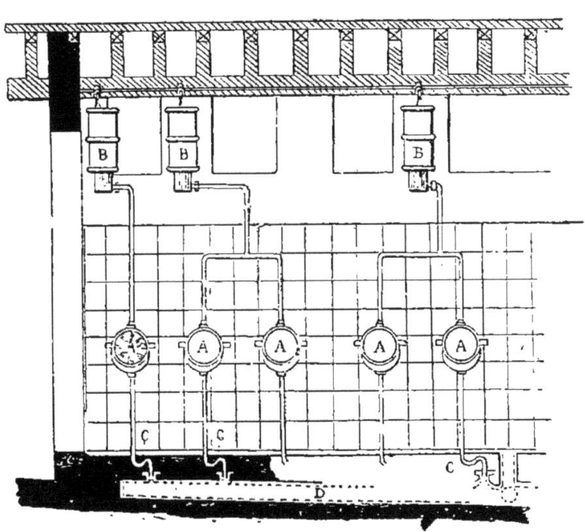

Fig. 7. — Urinoirs de la caserne Schomberg
(Coupe sur EF de la figure 5).

AAA, pots d'urinoirs en porcelaine émaillée appliqués le long de la paroi du cabinet faisant face à la paroi occupée par les lunettes, — CCC, siphons hydrauliques obturateurs, — B, B, B, réservoirs de chasse.

démontré la supériorité des carreaux de faïence ou de lave émaillée sur les bitumes, ardoises etc., qui ne résistent pas à l'imprégnation des urines; 5° ils présenteront des urinoirs distincts et des sièges.

Les figures 5, 6 et 7 sont des réductions de planches que nous devons à l'obligeance de MM. Durand Claye et Masson, elles représentent les latrines et les urinoirs de la caserne Schomberg. Il suffit de les examiner avec quelque attention pour se rendre compte de la supériorité de ces latrines sur celles généralement en usage dans nos casernes.

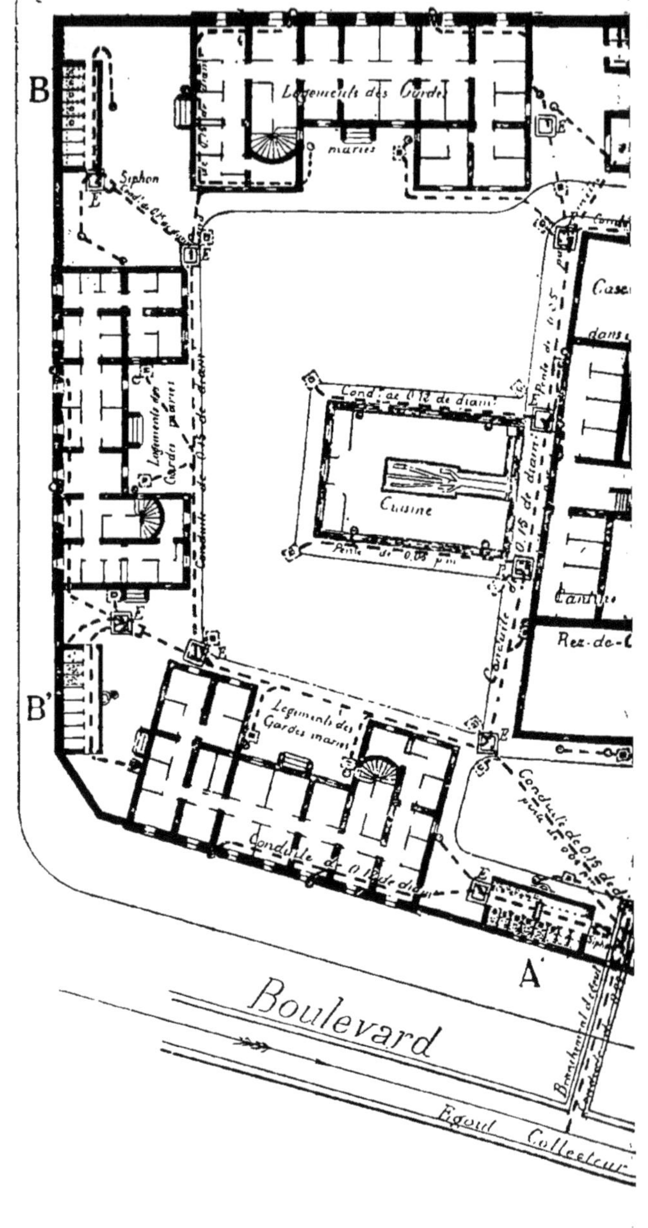

Fig. 9. — Plan de la caserne Schomberg à Paris.

(Cette figure est une réduction d'une planche publiée par MM. Durand-C
Les lignes formées de traits séparés - - - - indiquent la canalisation
reçoit les eaux de pluie, ménagères et tous les produits des latrines. — I
entrecroisement de conduites. — Les carrés dessinés à traits séparés s
sation est siphonée, aérée et nettoyée par des chasses automatiques.

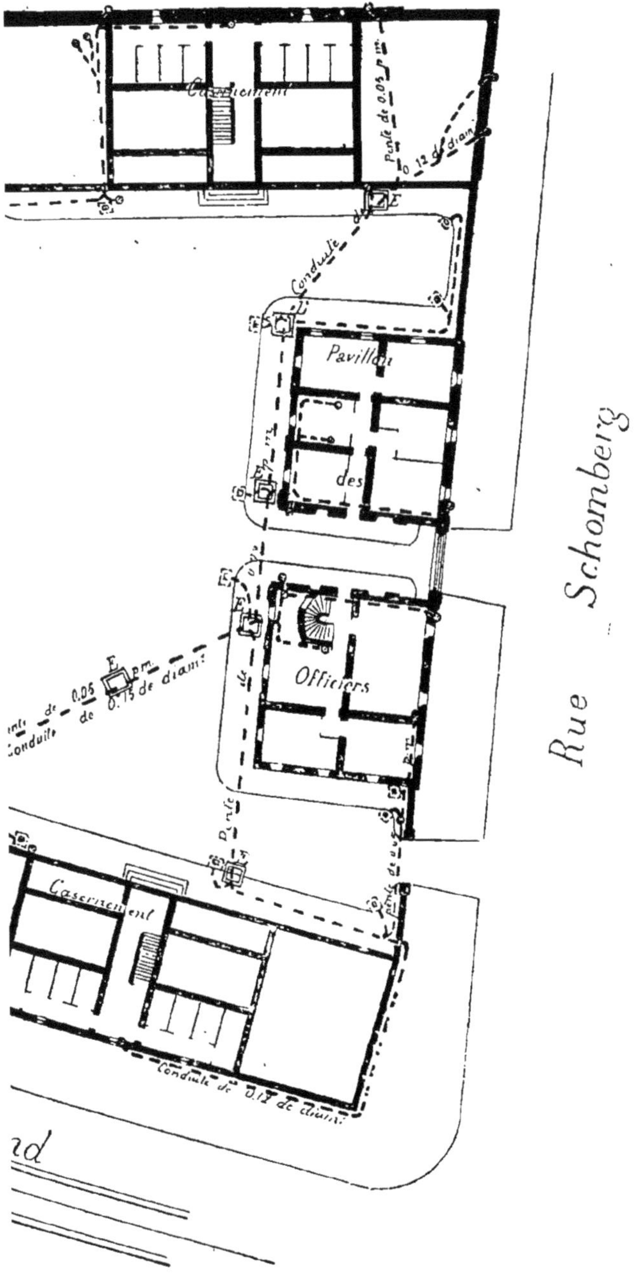

Bouvard, ingénieurs : MM. Durand-Claye et Masson.)

.) — A A', cabinets pour la troupe, — B B' cabinets pour les femmes. —
onstruite en tubes de faïence vernissée qui vient aboutir à l'égout et qui
és dessinés à traits pleins, marqués E, sont des regards disposés à chaque
d'eau : tuyaux d'évier, eaux collectées de pluie, etc. — Toute la canali-

On discute encore pour savoir s'il vaut mieux installer
dans les latrines des casernes de véritables sièges sur
lesquels les hommes seront forcés de s'asseoir ou s'il est
préférable de se contenter des latrines *à la turque*, constituées par un simple trou, ouverture du tuyau de chute.
Il nous paraît que les latrines *à la turque* valent mieux
pourvu que l'on adopte un dispositif assurant la propreté

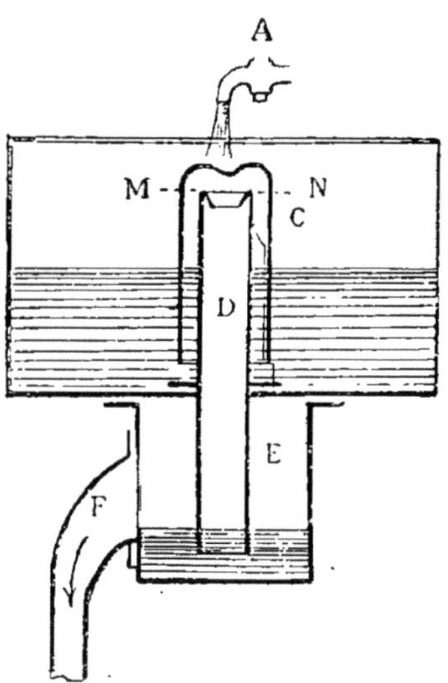

Fig. 8. — Réservoir d'eau pour chasses automatiques.
A, — robinet d'alimentation d'eau. Celle-ci monte dans le réservoir C en même
temps qu'à l'intérieur du tuyau concentrique à D et ouvert par le bas. Par-
venue au niveau MN, elle se précipite dans le tube D : le siphon est amorcé
et l'eau emmagasinée s'écoule en se précipitant en D, E, F.

des cabinets en empêchant la souillure du sol. A cet effet
on marque la place à occuper par les pieds et on construit
des parois ayant une forme telle qu'il est impossible de
prendre place ailleurs qu'à un endroit limité, ce qui assure
la disparition immédiate des matières solides dans le tuyau
de chute, tandis que l'urine est reçue dans un réservoir
d'eau séparé du sol par une grille (caserne Schomberg;
Nouvel hôtel des postes à Paris).

Selon qu'il s'agira de cabinets de jour continuellement visités ou de cabinets de nuit ouverts seulement à des heures déterminées, on assurera une alimentation plus ou moins abondante des siphons en calculant suivant les besoins. Les chasses d'eau fournies par des appareils automatiques dont le débit sera calculé suivant la nécessité qu'indiquera l'expérience (environ 10 litres par évacuation). La figure 8 empruntée à une planche éditée par MM. Durand-Claye et Masson fait voir un réservoir avec siphon de chasse pour l'eau destinée aux chasses automatiques.

On admet généralement qu'il y a lieu d'établir cinq lunettes pour 1000 hommes d'effectif dans les latrines de jour.

Quant aux *baquets* dits de *propreté*, leur usage sera évité autant que faire se pourra et jamais on ne les placera dans les chambres. Si l'on est obligé de s'en servir dans les locaux disciplinaires, les odeurs qui s'en dégagent seront corrigées par l'huile lourde de houille (art. 356 inf., 348 cav. du décret du 28 décembre 1883).

§ 4. — Éloignement des immondices

La propreté des latrines n'est à proprement parler qu'un point particulier de la très importante question d'hygiène de l'*éloignement des immondices* dont il importe de dire quelques mots.

Les ordures ménagères, eaux et débris, les produits des déjections humaines et animales doivent nécessairement être écartés des habitations, car ces matières plus ou moins riches en éléments organiques se putréfient rapidement. En outre, les germes de certaines maladies existent ou naissent facilement ou bien pullulent rapidement dans les déjections humaines qui deviennent ainsi le réceptable et le véhicule des principes des maladies épidémiques : le choléra, la fièvre typhoïde, peut-être la dysenterie, etc., la morve, le charbon, etc., sont des maladies plus ou moins contagieuses par les déjections, les débris et les émanations des individus atteints de ces affections.

Les ordures ménagères volumineuses des casernes (débris de légumes, os, etc.) sont généralement enlevées par les soins d'industriels qui passent des marchés à cet effet. Il en est de même d'une partie des eaux ménagères (eaux grasses) qui alors doivent être recueillies dans des récipients étanches.

Le reste des eaux ménagères de nos casernes s'écoule généralement dans les égouts. Ceux-ci seront étanches afin de ne pas souiller le sol voisin et les eaux potables, auront une pente suffisante, seront ventilés et parcourus par une quantité suffisante d'eau sous pression ; leurs bouches ne communiqueront pas avec l'atmosphère des habitations ou des cours des quartiers, mais en seront séparées par des systèmes obturateurs, bien construits. Les clapets sont absolument insuffisants et des siphons hydrauliques sont indispensables.

Les déjections humaines [$1^k,26$ par individu, dont $1^k,17$ (93 p. 100) liquides et $0^k,9$ (71 p. 100) solides (Frankland)], sont tantôt reçues dans des *fosses fixes* d'où les extraient des procédés plus ou moins imparfaits de vidange, tantôt emportées fréquemment dans des *tinettes mobiles,* ou bien enfin reçues en tout ou en partie par les *égouts* qui les charrient au loin.

Au point de vue de l'hygiène de la caserne le procédé qui conduira les déjections au loin et dans les meilleures conditions sera assurément le meilleur. Aussi la *fosse fixe* ne peut-elle être tolérée que comme un pis-aller et aux conditions suivantes : étanchéité de la fosse ; ventilation de la fosse à l'aide de tuyaux d'évent bien installés ; séparation complète entre l'atmosphère de la fosse et l'habitation à l'aide de siphons et par suite apport d'eau en quantité suffisante ; procédés perfectionnés de vidange pneumatique.

La fosse fixe est l'ennemie de l'eau dont l'abondance nécessite de fréquentes vidanges ; aussi le cabinet qui surmonte une fosse fixe sera-t-il toujours difficile à assainir complètement. De plus, le tuyau d'évent, dès que la pression atmosphérique sera forte, refoulera les gaz odorants dans l'habitation, dès qu'elle sera faible souillera l'atmosphère au-dessus des toits.

Dès 1860 le conseil d'hygiène de Bruxelles considérait les fosses mobiles comme indispensables dans les établissements publics à l'exclusion des fosses fixes [1] et en réalité les fosses mobiles devront être employées chaque fois que le *tout à l'égout* ne sera pas possible.

La *fosse mobile* nécessite des tinettes bien closes et désinfectées pour le transport (système Goux). On peut utiliser avantageusement dans les tinettes mobiles les propriétés désinfectantes de la terre, à condition de recevoir les urines dans des réservoirs spéciaux. *L'Earth-System* est appliqué dans beaucoup de casernes anglaises, en Autriche, etc. Nous l'avons vu fonctionner dans d'excellentes conditions à l'ambulance de la Grande-Gerbe (camp de Saint-Cloud 1871-1872) et Fée l'a installé à Biskra en 1877 [2].

La transformation ultérieure, dans de bonnes conditions hygiéniques, des produits collectés dans les fosses fixes ou mobiles est le corollaire indispensable de ces modes d'éloignement des immondices et, quoi qu'on ait fait, les usines dans lesquelles s'opère cette transformation ont toujours constitué des locaux insalubres et gênants.

1. *Archives belges de méd. milit.*, t. XXXV, 1860, p. 65. — Voyez aussi : Chevallier, *Annales d'hygiène*, 2e série, t. XXVII, p. 67.

2. *Recueil des mém. de méd. chir. et pharm. milit.*, 1875, 3e série, t. XXXI, p. 515.

La *projection à l'égout* (*tout à l'égout*), partout où ce mode d'éloignement des immondices sera applicable, paraît être le progrès souhaitable : il réalise ce desideratum de l'enlèvement continu et rapide et de la dilution immédiate des matières fermentescibles. Mais il n'est praticable que là où l'on dispose d'un approvisionnement suffisant d'eau [1] d'alimentation et de terrains aptes à l'épuration des eaux vannes et dans des conditions analogues à celles réalisées par la ville de Paris dans la presqu'île de Gennevilliers. On sait que les matières organiques déposées à des intervalles suffisants dans un sol perméable s'y oxydent, et que la nitrification a pour agents des proto-organismes spéciaux étudiés par Müntz et Schlœsing. Comme ces microbes, agents de l'épuration des eaux d'égout par le sol, se développent d'autant plus nombreux que les matières organiques qu'on leur fournit sont plus abondantes, on est bien certain qu'on ne saturera pas le sol où se font les épandages. L'expérience qui, depuis 1872, se fait à la prison des condamnés de Plotzensee près de Berlin prouve, entre autres exemples, l'innocuité, pour les populations agglomérées, du voisinage des champs d'irrigations fécondés par les matières de toute provenance : le terrain où se fabrique l'épuration est situé, dans la direction des vents dominants

---

1. On admet généralement que 150 litres à 200 litres d'eau par unité (homme ou animal) suffisent pour l'approvisionnement convenable d'une ville. « Il ne faut pas se figurer qu'une ville qui n'a pas de water-closets et ne pratique pas la vidange à l'égout ait bien moins besoin d'eau que les autres. Ce serait plutôt le contraire, attendu que, dans ces cités, dont Lille est un exemple, la rue est beaucoup plus sale qu'ailleurs, que les eaux ménagères languissent dans les ruisseaux de rue, et que les lavages en surface y sont plus urgents que dans les localités où les eaux sales vont droit à l'égout. Or le lavage en surface exige plus d'eau que celui d'un tube cylindrique ou ellipsoïde. » (Arnould, art. EAU, du *Dict. encycl. des sciences méd.*, 1885, p. 526.)

à 750 mètres des bâtiments où logent 2 000 personnes et ce voisinage n'a jamais paru ni insalubre ni même désagréable [1].

Le tout à l'égout à été réalisé dans un certain nombre de villes allemandes, notamment à Dantzig, à Berlin, à Breslau, dans cent trente-quatre villes anglaises [2], à Florence, etc., etc. La caserne Schomberg à Paris est assainie par ce système (Voy. fig. 9). Toutes les eaux pluviales et ménagères, les urines des hommes et des chevaux, les matières de vidange de toute nature y sont recueillies dans une canalisation souterraine qui les jette immédiatement à l'égout et qui est formée de tubes en terre vernissée, système Douglas-Dalton. Cette canalisation, largement munie d'eau et ventilée, se trouve partout où les communications avec l'atmosphère de la caserne pourraient se produire (tuyaux de chute des cabinets et urinoirs, éviers, regards, etc.), séparée de cette atmosphère par un siphonage hydraulique. Cette installation fait le plus grand honneur à M. Durand-Claye et à son collaborateur M. Masson, qui nous ont autorisé à publier la figure 9, qui n'est qu'une réduction d'une planche dessinée par eux. Peut-être cette installation a-t-elle été dispendieuse, mais « toute dépense faite au nom de l'hygiène est une économie » (Rochard). Le tout à l'égout, d'autre part, abolit les frais toujours renaissants que néces-

1. E. Richard, *Revue d'hygiène et de police sanitaire* 1885, t. VII, p. 588, d'après Baer, médecin en chef de la prison de Plotzensee, *Gefangniss-Hygiene*, in *Handbuch der Hygiene*.

2. Durand-Claye, *État de la question des eaux d'égout en France et à l'étranger*, Paris, 1882. Voyez sur cette question, outre les rapports et les publications de Durand-Claye, *Revue d'hygiène et de police sanitaire*, t. 1 à VII passim, et le *Rapport de la Commission législative chargée d'examiner le projet de loi ayant pour objet l'utilisation agricole des eaux des égouts de Paris*, rédigé en 1885 par Bourneville.

sitent les vidanges et n'est-ce point une économie que d'éviter les épidémies de fièvre typhoïde qui pèsent si lourdement sur le budget de la guerre?

L'emploi des désinfectants chimiques de toute espèce peut être utile, surtout en temps d'épidémie, pour détruire *in situ* des germes morbifiques, mais les désinfectants quels qu'ils soient (acide phénique, chlorure de zinc, sulfate de fer, etc., etc.), sont absolument incapables d'assainir complètement une installation vicieuse des cabinets ou des égouts. La circulaire ministérielle du 2 mars 1857 prescrit de laver les murs et le sol des latrines avec une solution au 1/100 de sulfate de fer, celle du 22 juin 1883, ordonne l'usage, dans les hôpitaux militaires, de l'huile lourde de houille en temps ordinaire et du chlorure de zinc (liquide de Saint-Luc) en temps d'épidémie; les articles 356 inf., 349 cav. du décret du 28 décembre 1883, prescrit de faire dans les latrines et urinoirs de fréquentes aspersions avec une solution de sulfate de fer ou avec de l'eau phéniquée. Les solutions du chlorure de zinc pourront aussi être utilisées [1].

A côté de l'enlèvement des immondices volumieuses il importe d'assurer, comme nous l'avons dit déjà, l'éloignement des matières qui, se détachant continuellement des organismes vivants, vont se déposer dans les habitations sous forme de poussière ou voltigent dans l'atmosphère des habitations : ce sont là assurément des immondices aussi dangereuses que celles des latrines et des égouts, et d'autant plus perfides qu'elles offensent moins les sens. Les procédés chargés d'assurer la propreté de l'habitation : lavages, balayages, ventilation et les agents désinfectants servent à nous prémunir contre ces ennemis invisibles et se reproduisant sans cesse.

1. Voyez E. Vallin, *Traité des désinfectants et de la désinfection,* Paris, 1883.

Pour étudier utilement la salubrité d'une caserne, on se servira très avantageusement de ce que les Allemands appellent la *statistique localiste* (Port, Rotter). La figure 10, empruntée à un travail de Rotter[1], représente une coupe de la façade sud d'une caserne de Nüremberg; elle montre de quelle façon on indiquera aisément soit à l'aide de teintes particulières, soit au moyen de signes déterminés, les différentes maladies qui élisent domicile dans les chambres. Nous n'avons reproduit que les inscriptions relatives à la fièvre typhoïde et à la diphtérie après une observation de cinq années (du 1er avril 1877, au 31 mars 1882), et un coup d'œil jeté sur la figure 10 montrera la fréquence de la première maladie dans les chambres situées au-dessus d'une des cuisines (probablement par imprégnation du sol par des matières fermentescibles) et la persistance de la seconde dans une même chambre successivement habitée par plusieurs ménages.

II. — CAMP PERMANENT

L'habitation dans les camps permanents diffère de l'habitation dans les casernes en ce que le logement est fourni, non plus par une construction en pierres à plusieurs étages située dans une ville, mais par une construction légère, se rapprochant plus ou moins de la baraque et le plus souvent élevée hors des villes. On a vu des camps permanents formés de tentes; mais l'hygiène souhaite que la tente soit réservée pour les installations temporaires.

Les camps permanents, habités été et hiver, ont en réalité été institués en France, au mois de juin 1871, alors que l'armée de Versailles fut logée dans les camps de

1. *Arch. f. Hygiene*, 1884, p. 86.

Villeneuve-l'Étang, Satory, Saint-Germain, Meudon, Rocquencourt, Saint-Maur. Pourtant à Boulogne (1803-1804), à Compiègne (1837), à Saint-Médard-en-Jalles près Bordeaux (1845), devant Sébastopol (1854-1856), à Boulogne (1854-1856), à Châlons (1857-1870), des essais de baraquement plus ou moins régulièrement et heureusement installés, avaient fait pressentir les avantages des camps permanents.

Aujourd'hui les camps des environs de Paris ne sont plus occupés, mais d'autres ont été créés, parmi lesquels celui d'Avor, de la Valbonne, etc.; de plus un certain nombre de baraques construites en 1871, pour l'armée allemande d'occupation, sont encore utilisées par nos troupes, et enfin à Bourges, à Châlons, à Autun, etc., on a élevé des casernements d'un système particulier, dit *système Tollet*, du nom de son inventeur.

Les *camps des environs de Paris* étaient des camps baraqués : les baraques étaient en bois et leur type variait un peu dans les différents camps. Celles de Villeneuve-l'Étang avaient 18^m,50 de long sur 5^m,50 de large ; la hauteur des petits côtés formant pignons était de 3^m,25 ; ces petits côtés étaient percés chacun d'une porte et chaque grand côté de cinq fenêtres. Plusieurs avaient des doubles parois en bois, d'autres étaient revêtues à l'intérieur de briques non cuites ou de bousillage.

Les hommes y couchèrent d'abord sur des lits de camp, puis sur de la paille de couchage nue ou renfermée dans des sacs tente-abri[1].

---

1. Les articles 352 inf., et 315 cav. du décret du 28 décembre 1883 portent que « la paille de couchage est due aux troupes campées, baraquées ou logées dans des locaux non pourvus de fournitures de couchage. La ration est renouvelée tous les quinze jours ou à chaque changement de position ; elle peut être diminuée de moitié lorsque le séjour ne doit pas dépasser trois jours ».

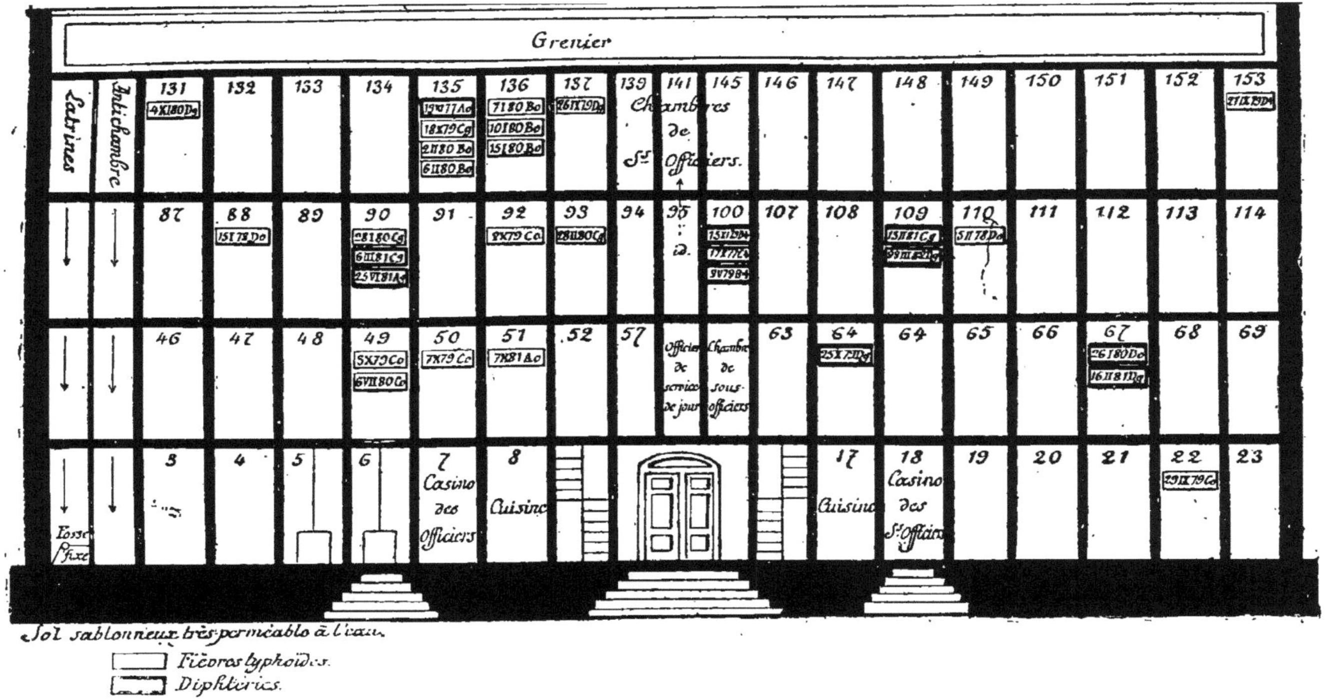

Fig. 10. — Coupe de la façade Sud de la caserne Deutschaus à Nuremberg. — Statistique localiste.

Les numéros d'ordre désignent les locaux de la caserne. Ceux qui ne portent pas de mentions spéciales sont des chambres pour la troupe. — Les rectangles représentent chacun un malade ayant habité la chambre où le rectangle est dessiné. Les rectangles formés d'un trait délié désignent les fièvres typhoïdes. Les rectangles formés d'un trait large les diphtéries. — Dans chaque rectangle on trouve inscrit : 1° la date de l'invasion de la maladie (les mois étant indiqués par les chiffres romains de I à XII); 2° la durée d'habitation de la caserne par le malade avant sa maladie ; 3° la terminaison de la maladie. Quant à la durée d'habitation on a admis quatre classes, savoir : A, durée d'habitation inférieure à un mois, — B, durée d'habitation de un à trois mois, — C, durée d'habitation de trois à douze mois. — D, durée d'habitation de plus d'un an. La terminaison de la maladie est notée à l'aide de trois signes : g, guérison, — o, congé, — + décès. Exemple : Chambre 131, un cas de fièvre typhoïde le 4 novembre 1880 après plus d'un an de séjour dans la caserne, guérison.

Ces camps présentaient les défauts suivants :

1° Les hommes étaient trop serrés dans les baraques ($6^{m3},3$ d'espace à Villeneuve-l'Étang, $9^{m3},25$ au camp de Saint-Germain);

2° Les différents types de baraques avaient tous plusieurs inconvénients : *a*) Ces baraques étaient trop peu élevées au-dessus du sol; *b*) les fenêtres étaient trop peu nombreuses et trop petites; *c*) aucun procédé de ventilation artificielle ne suppléait à ce vice; *d*) les parois n'étaient pas vernies à l'intérieur; *e*) les baraques étaient dépourvues de plancher; *f*) elles étaient insuffisamment chauffées en hiver;

3° Les cuisines installées dans des baraques spéciales et munies de l'outillage en usage dans les casernes étaient dépourvues d'un sol imperméabilisé et se laissaient imprégner par les eaux ménagères;

4° Le sol des camps n'avait pas partout été aménagé pour faciliter l'écoulement des eaux de toute provenance ;

5° Les camps n'avaient ni lavabos ni endroits pour donner des bains, ni lavoirs pour le linge.

6° Dans plusieurs camps les latrines (fosses fixes ou même mobiles) étaient d'une installation trop sommaire pour des camps *permanents*.

Les *baraques exigées par l'autorité allemande* et acceptées par une commission présidée par un médecin militaire présentent des dimensions beaucoup plus vastes, grâce à l'élévation du toit, que les baraques des environs de Paris. Toutes sont exhaussées au-dessus du sol, munies d'un plancher, de larges fenêtres disposées de manière à permettre un facile renouvellement de l'air, sans gêner le placement des lits. Les parois sont formées par une double rangée de planches avec couvre-joints, espacées d'une dizaine de centimètres. Le toit est revêtu de tuiles. Le chauffage en est cependant réputé difficile avec le nombre de poêles que nous y avons placés, au moins dans les garnisons froides. Dans ces baraquements, ainsi que dans les

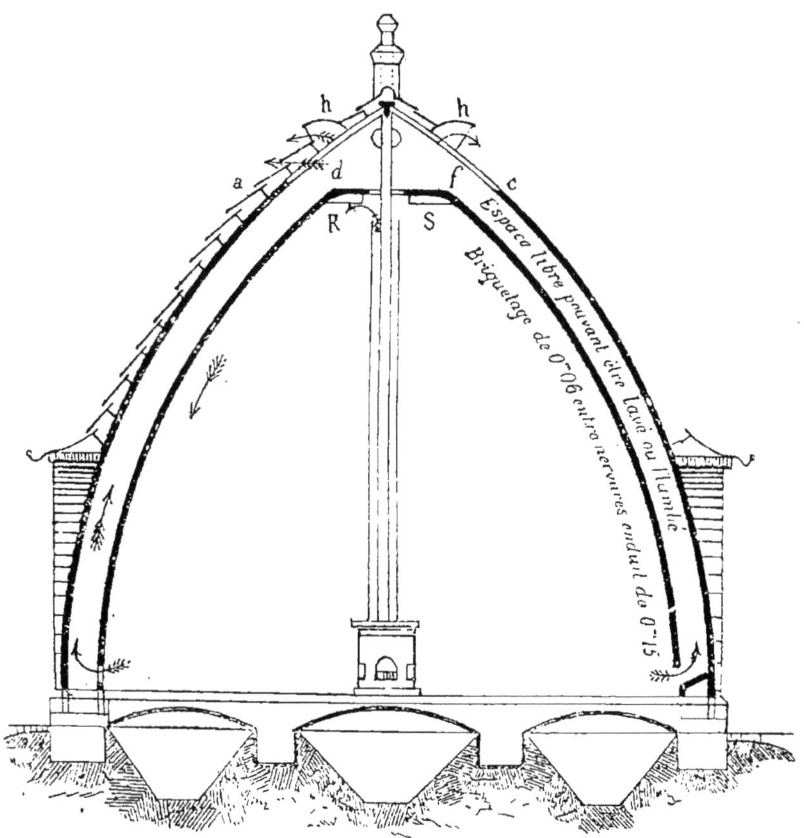

Fig, 11. — Coupe verticale d'un bâtiment *système Tollet* (pavillon d'hôpital.)
(D'après une figure emprunté a un travail autographié de M. Tollet. Paris, 1884).
Les flèches indiquent le sens de la ventilation favorisée par l'adaptation d'un
tuyau concentrique au tuyau d'échappement de la fumée, comme dans la
figure 12, — en *hh* sont des chattières grillagées. La partie la plus élevée de
la couverture *a*, *c* est revêtue alternativement de tuiles et de verre, la partie
horizontale *d*, *f*, du coffrage intérieur est vitrée. *R*, *S*, trappes à coulisses permettant à volonté le jeu de la ventilation ascendante et de la ventilation
renversée.

baraques Tollet, les hommes sont couchés sur des chalits
comme dans les casernes.

Le *pavillon Tollet* (Voy. fig. 11) est une construction de forme ogivale, à double paroi composée de fer et de briques, qui s'élève sur un sol asséché et surhaussé. Le coffrage ménage un vaste espace intérieur et les saillants

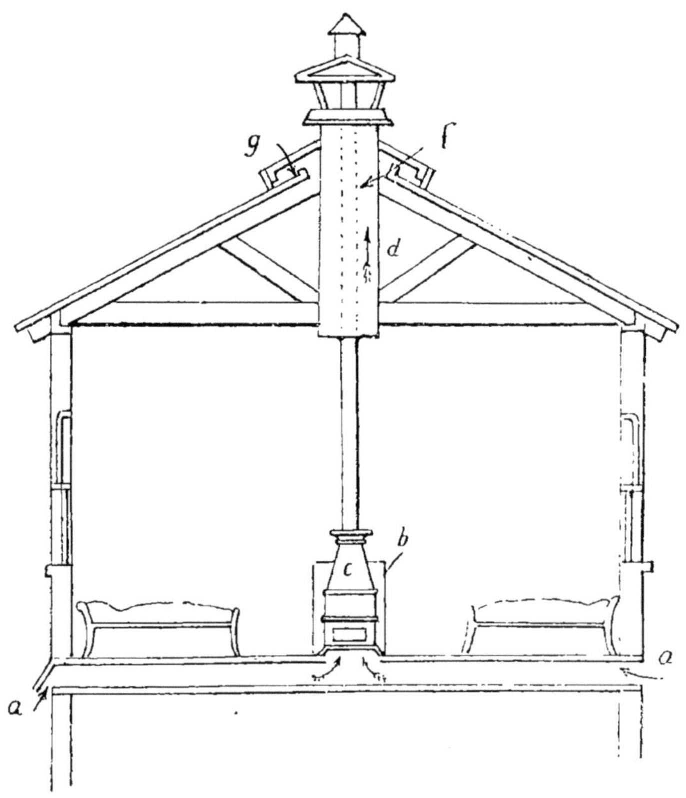

Fig. 12. — Coupe verticale de la baraque américaine[1].
a, a, gaines d'apport de l'air — *b*, chambre à air concentrique au poêle *c*, — *d*, gaine concentrique au tuyau d'évacuation de la fumée *f*, — *g*, double toit avec chassis mobiles.

et les rentrants en sont écartés. La ventilation y est assurée à la partie supérieure par des briques cellulaires dites *ventilatrices*. Chaque pavillon est destiné à vingt-six ou trente-six hommes.

1. D'après Morache. *Traité d'hygiène militaire*, Paris, 1874, p. 506.

Un autre type de baraque est la *baraque américaine* qui a été employée pendant la guerre de Sécession. Cette baraque est remarquable surtout par son système de ventilation dont la figure 12 donne une idée suffisante. Sous le sol sont ménagées des conduites d'air, lequel s'échauffe dans une gaine métallique *b* qui entoure le poêle *c*, circule dans la baraque et s'échappe par le conduit *d* concentrique au tuyau du poêle. De plus, dans le faîtage en *g*, grâce au double toit, il se fait un renouvellement de l'air intérieur.

Il est difficile de dire si les baraquements Tollet sont supérieurs aux baraques en planches; assurément leurs matériaux briques et fer sont moins facilement imprégnés par les miasmes que le bois, mais ces constructions comme celles en bois, sont trop chaudes en été et difficiles à chauffer en hiver.

Ce que l'on peut affirmer comme étant démontré par l'expérience, c'est que le baraquement des hommes, c'est-à-dire leur logement dans les locaux disséminés, sans étages et loin des agglomérations urbaines, a diminué la mortalité des troupes campées, tant que le sol qui était mal aménagé, n'a pas été infecté[1].

Or, si les baraquements médiocres des camps de Paris ont été favorables à la santé de la troupe, on conçoit combien plus lui seraient avantageux des baraquements bien

---

1. Voy. Marvaud, *Étude sur les casernes et les camps permanents*, Paris, 1873. — Morache, *Traité d'hygiène militaire*, Paris, 1874. — Ch. Viry, *Étude sur le baraquement des hommes au camp de Villeneuve-l'Étang, Bulletin de la réunion des officiers*, 1872. *Considérations sur l'hygiène des camps permanents*, in *Trib. méd.*, 1874. *Étude sommaire sur le logement permanent des troupes en France*, in *Gaz. hebd. de méd. et de chir.*, 1876. — Art. CASERNE et CAMP du *Dict. encycl. des sciences méd.* C'est à l'infection du sol que semble devoir être rapportée surtout l'épidémie récente de fièvre typhoïde du camp du Pas-des-Lanciers (1885).

construits. Le baraquement n'est en somme que le *block-system*, appliqué d'une manière économique, il est même supérieur au *block-system*, puisqu'il permet d'abandonner facilement un terrain devenu malsain par la souillure que lui aurait imprimée un séjour trop prolongé : la baraque est transportable, la maison en pierre est inamovible.

C'est en changeant leurs baraques hôpitaux de place, en les détruisant même par le feu, que les Américains ont eu, pendant la guerre de Sécession, des résultats chirurgicaux remarquables. L'installation des malades sous baraques, préconisée pendant la campagne de Crimée, par Michel Lévy a été la mesure hygiénique la plus salutaire de la campagne et l'impulsion donnée à ce mode d'hospitalisation a produit depuis, en maintes circonstances, des résultats excellents. (Hôpital baraque du Luxembourg 1870. Hôpital de la Société de secours aux blessés à Metz 1870. Hôpitaux baraques des Allemands, etc.)

III. — CASEMATE

La *casemate* est, dans nos forts, le logement normal des soldats.

Les casemates anciennes ne prenaient air et lumière que par les meurtrières ; beaucoup de casemates actuelles sont pourvues d'orifices d'aération percés à travers les murs, presque toutes sont munies d'un côté de larges fenêtres, donnant sur une cour tandis que de l'autre elles peuvent se ventiler par des ouvertures s'ouvrant sur un couloir souterrain plus ou moins bien aéré, de telle sorte qu'elles constituent, en somme, un logement très supérieur à l'ancienne casemate. Malheureusement les chambres casematées des nouveaux forts sont généralement très humides et l'on sait quelle est l'influence fâcheuse du froid humide qui cause si aisément des affections pulmonaires et rhumatismales.

En temps de siège la ventilation de la casemate serait amoindrie par le blindage d'un certain nombre d'ouvertures : il importerait alors, plus que jamais, de s'ingénier pour obtenir le renouvellement de l'air ; faute de cette précaution, le typhus ne tarderait pas à décimer les assiégés.

Le couchage des hommes dans les casemates sur des lits superposés et très rapprochés constitue une nécessité qu'impose la guerre mais crée assurément une cause d'encombrement qui s'ajoute aux précédentes.

HABITATION TEMPORAIRE

I. — CAMP TEMPORAIRE

Dans les camps temporaires l'abri habituel du soldat est la *tente*.

La *tente-abri* (sac-tente-abri avec support brisé) inventée pour les guerres d'Algérie (1850) n'est plus aujourd'hui distribuée que dans notre colonie où elle rend les plus grands services ; inutile en Europe elle a heureusement disparu du sac de nos troupiers (décision ministérielle du 15 juillet 1878) et l'on ne verra plus cet abri de *temporaire* devenir *permanent*, comme en Crimée et pendant le siège de Metz (1870) par exemple. L'article 29 du décret du 26 octobre 1883 appelle *bivouac* les lieux où l'on en fait usage. Lorsque l'approvisionnement actuel en sacs-tentes-abris sera épuisé on mettra en service pour les remplacer la tente *modèle Waldéjo*. Elle est constituée par une toile losangique qui seule peut abriter un homme de deux côtésen constituant, lorsqu'elle est supportée par un piquet, deux côtés d'une pyramide triangulaire; avec deux toiles on obtient une pyramide quadrangulaire fermée sur toutes les faces. Avec quatre, six, huit toiles on obtient une tente ayant la forme d'un solide dont la base est un hexagone irrégulier.

La *tente conique* dite aussi *turque* ou à *marabout* a une capacité de 30^{m3}, et un diamètre de 6^m; elle est destinée à 16 hommes.

Les officiers font usage de la *tente de marche* en forme de *bonnet de police*.

On a longtemps employé la tente elliptique à deux mâts ou *tente Taconnet* qui a disparu de nos approvisionnements à cause de son peu de stabilité.

Il importe que l'étoffe dont est faite la tente soit imperméable et mauvaise conductrice de la chaleur : les étoffes de coton (tente Waldéjo) sont préférables à celles de toile, et la laine (tente arabe) est supérieure au coton. La toile de la tente conique et de la tente de marche est en tissu de lin ou de chanvre.

Le sol sur lequel on élève la tente doit, autant que possible, être asséché et battu, « décapé »; on extrait les herbes et les racines, on creuse une rigole au pied de la tente pour l'écoulement des eaux et on ménage un rebord sur lequel on puisse étendre les effets quand il fait beau. (art. 360 inf., 343 cav. du décret du 28 décembre 1883).

Jamais on ne creusera le sol des tentes; les *taupinières* de Crimée ont été une des causes du typhus de notre armée et on ne perdra pas de vue que la *tente s'infecte comme une chambre* et que par conséquent il est indispensable de la ventiler. L'ouverture des auvents est généralement insuffisante. « Dès que le soleil paraît, les tentes sont ouvertes et relevées du côté du soleil; la paille de couchage est remuée et exposée au grand air; les effets sortis, étendus et battus, ainsi que les couvertures » (*Ibid.*).

Le sol non planchéié emmagasine très facilement les miasmes délétères : il est de la plus grande importance de déplacer souvent toutes les tentes ou au moins de les abattre momentanément pour mettre le sol au contact de l'air et du soleil ; le déplacement des tentes, d'après Baudens, sera prescrit tous les quatre jours au moins.

« Si de la paille est distribuée on la répartit également sur le sol intérieur, principalement sur la partie où les hommes doivent placer la tête. Si l'on n'a pas de paille, on ramasse de l'herbe sèche, de la mousse, du foin, des feuilles sèches, pour éviter le contact du sol. Il ne faut jamais se coucher sur des plantes aromatiques ou odorantes, ni sur des joncs ou plantes vertes qui croissent dans les endroits marécageux » (*Ibid.*).

Une tente peut se chauffer à l'aide d'un poêle ou d'une cheminée, surtout si les parois en sont doubles ; des rations journalières de chauffage sont attribuées aux troupes campées ou baraquées.

L'habitation sous la tente, pourvu qu'il ne fasse ni trop chaud ni trop froid, constituant en somme la vie en plein air, est favorable à la santé, à la condition que certaines règles soient observées.

Ce sont d'abord celles qui résultent de ce que nous venons de dire et qui ont trait à l'assainissement de la tente elle-même ; ce sont ensuite une série de recommandations applicables à tous les camps permanents ou temporaires :

1° Le sol du camp sera asséché et drainé ;

2° Les rues du camp seront entretenues comme celles d'une ville ;

3° Les immondices de toute nature seront enlevées : « la tente et les alentours sont balayés avec soin ; les ordures sont portées au loin, brûlées ou enterrées (art. 360 inf., 355 cav. du décret du 28 décembre 1883) ;

4° On veillera scrupuleusement pour empêcher l'infiltration du sol par les eaux ménagères, les urines » (art. 360 inf., 355 cav.) et les matières fécales;

5° Les latrines seront des fosses mobiles installées dans de bonnes conditions à moins qu'on ne puisse utiliser des égouts étanches pour installer le *tout à l'égout*. Si l'on a recours comme latrines *provisoires* aux *feuillées*, chaque jour on enfouira les matières excrémentielles et les feuillées, situées assez loin du camp, seront d'un accès facile et éclairées la nuit[1];

6° Les eaux de sources ou de fontaines seront captées et leur propreté sera surveillée. Le puisage, s'il y a lieu, sera réglé de telle façon que l'eau destinée aux hommes soit recueillie en amont de celle qui servira aux animaux et au lavage du linge;

7° Les hommes se souviendront qu'il est défendu « de sortir la nuit sans être entièrement vêtu et chaussé (Art. 360 inf., 353 cav.);

8° Il importe que les chevaux changent assez souvent de place pour que le sol ne devienne pas fangeux par le contact prolongé de leurs déjections;

9° Les boucheries et le parc des animaux seront situés à une certaine distance des habitations; les débris d'animaux seront enfouis et recouverts de chaux. La statistique de tous les camps démontre que lorsque les lois de l'hygiène ne sont pas méconnues, la santé s'améliore loin des ca-

---

1. Darcet (*Annales d'hygiène*, 1re série, t. XII, p. 390) a proposé, en 1834, d'installer les latrines provisoires des camps de la manière suivante. On forme un siège et un dossier à l'aide de deux poteaux fichés perpendiculairement dans le sol; on creuse la fosse en contenant les terres, s'il en est besoin, avec des planches étrésillonnées, puis on abat le fossé dans toute sa longueur du côté des poteaux formant le siège et on pose quelques planches en avant de ce siège pour en faciliter l'accès (M. Lévy et Boisseau, art. CAMP du *Dictionnaire encyclop. des sciences médicales*).

sernes : la mortalité diminue et c'est à peine si de loin en loin, on note un décès par phthisie. La vérité de cette observation est constante : elle a été vérifiée aux camps de Boulogne (Perrier[1]), au camp de Châlons (Larrey[2], Goffres[3], Morin[4]), dans nos camps des environs de Paris (Marvaud[5], Viry), en Angleterre[6], aux États-Unis (Vigo-Roussillon[7]) en Russie (Heyfelder[8]), en Allemagne, aux Indes et en Perse (Tholozan[9]).

Quelques auteurs ont proposé, avec Morache, de caserner les hommes l'hiver et de les faire camper l'été. Cette solution, excellente en théorie, est passible en pratique de plus d'une objection : l'amélioration des casernements, en prenant pour type le *block-system* et en veillant à l'éloignement rapide et régulier des immondices, semble devoir être l'objectif de l'hygiéniste plutôt que ne le serait la création pour le soldat d'une habitation d'été et d'une habitation d'hiver.

1. Périer, *Service de santé du camp de Châlons*, in *Recueil des mém. de méd. chir. et pharm. milit.*, 3e série, t. 1er.

2. Larrey, *Rapport sur l'état sanitaire du camp de Châlons en* 1858, *Ibid.*, 2e série, t. XXI.

3. Goffres, *Ibid.*, 3e série, t. XIV.

4. Morin. *Le camp de Chalons*. Paris, 1859.

5. Marvaud. *Étude sur les casernes et les camps permanants.* Paris, 1873. — Ch. Viry, *mémoires cités.*

6. La commission royale de Londres chargée d'étudier les causes de la phthisie dans l'armée et à laquelle l'Angleterre doit la réforme de son casernement admet, comme étiologie principale de la tuberculose, l'insuffisance de l'aération et la viciation de l'air par la réunion d'un grand nombre d'hommes.

7. Vigo Roussillon, *Puissance militaire des États-Unis d'après la guerre de Sécession* (1861-1865), Paris, 1866.

8. Heifelder, *Das Lager von Krasnoë Selo im Vergleich mit dem von Châlons*, Berlin, 1866.

9. Tholozan, *De l'excès de la mortalité due à la profession militaire*, in *Gaz. méd. de Paris*, 1859.

II. — LOGEMENT CHEZ L'HABITANT ET CANTONNEMENT

« En cas d'insuffisance des bâtiments militaires destinés au logement des troupes, il y est suppléé au moyen de maisons ou d'établissements loués, reconnus et acceptés par l'autorité militaire ou au moyen du logement des officiers et des hommes de troupe chez l'habitant.

« A défaut de bâtiments militaires le logement est fourni de la même manière dans les villes, villages, hameaux et maisons isolées aux troupes détachées ou cantonnées, ainsi qu'aux troupes de passage et aux militaires isolés.

« Le logement chez l'habitant comporte l'installation des hommes, des animaux et du matériel dans les parties des maisons, écuries, remises ou abris des particuliers reconnues, à la suite du recensement, comme pouvant être affectés à cet usage et fixées en proportion des ressources de chaque particulier ; les conditions d'installation afférentes aux militaires de chaque grade, aux animaux et au matériel se rapprochent autant que le permettent les circonstances locales » (art. 340 inf., 333 cav. du décret du 28 décembre 1883) des conditions normales du casernement.

Quand des militaires allemands logent chez l'habitant pendant [plus de [six mois, ils ont droit à des chambres propres, bien closes, munies de fenêtres, d'un accès facile ; près des chambres doit se trouver un local où les hommes puissent s'habiller.

Le *cantonnement* est aujourd'hui l'habitation temporaire habituelle des troupes en campagne ou pendant les manœuvres. « L'établissement du cantonnement doit être aussi fréquent que possible (art. 42 du décret du 26 décembre

1883 sur le service des armées en campagne). Il diffère du logement chez l'habitant, proprement dit, en ce que « il n'est pas tenu compte des conditions d'installation attribuées en ce qui concerne le logement aux militaires de chaque grade, aux animaux et au matériel ; mais on utilise dans la mesure du nécessaire, la contenance des locaux sous la réserve que les propriétaires ou détenteurs conservent toujours le logement qui leur est indispensable (art. 341 inf., 334 cav. du décret du 28 décembre 1883).

Dans le logement chez l'habitant et dans le cantonnement il y a lieu d'appliquer les règles générales relatives à l'aération et à la propreté des habitations. Il faudra éviter à tout prix les dangers de la contagion des maladies transmissibles, prohiber l'accumulation des matières putrescibles et veiller à ce qu'il n'y ait jamais d'encombrement dans les locaux habités.

A l'intérieur toute troupe logée et cantonnée a droit en toutes circonstances *au feu et à la chandelle* (art. 16 de la loi du 3 juillet 1877) et tout logeur est tenu de fournir à ses hôtes (art. 25 de l'ord. m^{elle} du 17 mars 1882) soit place au feu, soit un nombre de rations de combustible égal au nombre des hommes logés.

Les hommes couchent généralement sur de la paille, du foin, des copeaux. On ne doit se déshabiller complètement que si l'on dispose d'un lit, mais « il faut se couvrir avec la calotte de coton en l'enfonçant jusque sur les yeux » (art. 359 inf., 352 cav. du décret du 28 décembre 1883). En campagne les troupes de passage cantonnées chez l'habitant peuvent recevoir, à *titre exceptionnel* et sur l'ordre du commandant de corps d'armée, une ration ou une demi-ration de paille de couchage. Les troupes cantonnées sur un même point pendant plus de trois jours ont droit à la paille de couchage, 5 kilogr. par homme.

III. — BIVOUAC

On entend « par bivouac le lieu où les troupes s'établissent pour un séjour généralement très court, sous des abris improvisés ou en plein air et dans certains cas sous la petite tente » (art. 39 du décret du 26 octobre 1883). Dans ce mode d'habitation temporaire la petite tente (tente-abri) préserve nos hommes du refroidissement nocturne si funeste surtout dans les pays chauds ; à défaut de la tente, les hommes peuvent être autorisés à se construire des abris (brisevents, gourbis), auprès des feux. Ceux-ci sont alimentés autant que possible à l'aide des rations spéciales de chauffage attribuées en toute saison aux troupes bivouaquées et que l'officier d'approvisionnement se procure par achat ou réquisition.

On construit aisément et rapidement un abri léger pour quelques hommes à l'aide de deux fourches fichées en terre et supportant une traverse horizontale sur laquelle s'appuie une toiture de branchages, de paille, etc. Ces abris peuvent se disposer circulairement autour d'un feu. « Autant que possible les bivouacs sont établis sur des terrains secs, abrités et à portée des ressources en eau, en bois et en fourrage. » (Art. 63 du décret du 26 novembre 1883.) Dans certaines conditions les hommes pourront confectionner, avec des branches, des sortes de *claies de couchage*, qui les isoleront du sol.

Les chefs de corps sont tenus de veiller à l'entretien des fontaines et abreuvoirs et « prennent toutes les mesures nécessaires pour maintenir l'ordre et assurer la propreté dans les bivouacs (*Ibid.*, art. 64). Des feuillées devront toujours être installées. Les troupes qui sont obligées de se bivouaquer l'hiver par un froid excessif ne doivent pas se livrer au sommeil qui amène trop souvent la mort. On pourrait conseiller en pareille circonstance des onctions sur le corps et surtout sur les pieds avec des matières huileuses ou des graisses en usage chez les peuples du Nord. «La vie au bivouac exige des précautions très grandes : il faut se garantir les pieds le plus possible du froid et de l'humidité, et la nuit se tenir les pieds près du feu. » (art. 360 inf., 353 cav. du décret du 28 décembre 1883.)

CHAPITRE III

ALIMENTATION DU SOLDAT

On a comparé avec raison le corps humain à une machine à vapeur qui, pour produire du mouvement, a besoin d'oxygène et d'éléments combustibles. L'oxygène est fourni à notre organisme par la respiration, les combustibles nous sont donnés sous forme d'*aliments*.

Les *aliments* sont des substances qui, introduites par la bouche, sont susceptibles de devenir parties intégrantes de notre être.

Le plus souvent elles doivent subir à cet effet, c'est-à-dire pour être *assimilées*, certaines modifications qui résultent de leur *digestion*.

Le règne inorganique nous fournit directement ou par l'intermédiaire des animaux ou des plantes dont nous nous nourrissons, l'*eau*, le *chlorure de sodium* qui se trouve dans presque tous les liquides de l'économie (le sang en contient 4,5 p. 100 ; les muscles, 2 p. 100 ; les os, 2,5 p. 100, etc.), les *sels de chaux*, notamment le *phosphate* et le *carbonate* qui entrent pour 550 pour 1000 parties dans la composition du squelette, les *sels* de *soude*, de *potasse*, de *magnésie* et de *fer* utiles à des degrés divers à la constitution des tissus.

Le règne végétal donne à l'homme : *a*) des substances composées d'oxygène, de carbone et d'hydrogène, substances ternaires qui sont l'*amidon*, les *sucres*, les *graisses*, et en outre *b*) les matériaux composés des trois corps précédents auxquels s'ajoute de l'azote (*gluten*, que l'on rencontre dans beaucoup de graines, mais surtout dans celles des céréales et dans les parties tendres des plantes ; *albumine végétale* et *caséine végétale* ou les *gommes* que contiennent en assez grande abondance les graines des plantes).

Les aliments que nous procure le règne animal sont des corps albuminoïdes ou azotés très nombreux (*albumine, fibrine du sang, fibrine des muscles* ou *syntonine, caséine, hémoglobine*, etc.), et des substances non azotées : la *graisse*, le *sucre de lait*, etc.

On appelle *aliment complet* celui qui renferme tous les principes nécessaires à notre organisme (œuf, lait), *aliment respiratoire* celui qui sert principalement à entretenir les combustions qui se passent surtout dans l'intimité des tissus (graisse qui, une fois introduite dans le sang, est en partie brûlée, en partie emmagasinée, soit dans le tissu adipeux sous-cutané soit dans le foie) ; *aliment plastique* celui qui sert particulièrement à remplacer les tissus usés (aliments azotés dont l'importance se démontre par le simple énoncé des parties du cops vivant où les substances azotées prédominent : sang, muscles, tissus unissant les os, etc.).

§ 1er. — Conditions d'une bonne alimentation

Les conditions d'une bonne alimentation sont au nombre de deux principales. Il faut :

1° *Que les aliments contiennent tous les éléments nécessaires à l'entretien de la vie des organes, et que ces principes soient absorbés en quantité suffisante* pour fournir à tous les besoins de l'organisme : calorification, entretien, croissance (pendant une certaine période de l'existence), déchets produits par le travail ou d'autres causes ;

2° *Que les aliments soient facilement digestibles*, et que *l'appareil digestif fonctionne convenablement.*

1° Pour arriver à la détermination des quantités de substances alimentaires nécessaires à l'entretien d'un individu, Payen a calculé les pertes journalières d'un adulte et admis qu'un adulte du poids de 74 kilogrammes perd par jour :

Azote	20gr,00	par l'urine......................	14gr.50
		par les selles et par la sueur.	5, 500
Carbone	310gr,00	par la respiration..............	250, 00
		par les excrétions.............	60, 00
Eau.			2530, 00
Sels, surtout du chlorure de sodium.............			25 à 30 gr.

Il y a lieu de restituer régulièrement ces quantités perdues. Mais de plus, quand l'individu travaille, c'est-à-dire fait de la chaleur, du mouvement et par conséquent se brûle, il est nécessaire, pour que l'équilibre indispensable à la santé et même à l'existence se maintienne, que l'organisme reçoive une quantité de substances alimentaires proportionnelle aux dépenses produites par le travail. C'est ainsi que de Gasparin accorde :

	Az.[1].	C.
Ration d'entretien....................	12^{gr},51	264^{gr}.
— de travail....................	12, 50	45
Totaux.	25, 01	309

D'autres auteurs ont admis des chiffres un peu différents, généralement inférieurs. Cependant la solution de la question n'est pas seulement dans la fixation de ces moyennes, mais aussi dans une juste pondération dans le choix des principes alimentaires dont nous nous nourrissons.

L'alimentation purement animale, c'est-à-dire presque exclusivement composée d'albuminoïdes, substances quaternaires, suffit théoriquement à notre entretien; mais pour trouver dans la viande les 310 grammes de carbone de la ration d'entretien (Payen), on serait obligé d'absorber 1183 grammes de viande : un tel mode d'alimentation aurait les plus grands inconvénients (en supposant qu'on parvînt à s'y soumettre) au point de vue de l'économie domestique et surtout parce qu'il imposerait un travail exagéré à notre appareil digestif.

L'alimentation purement végétale, au contraire, pour nous fournir de l'azote en suffisance, exigerait l'absorption d'un poids énorme d'aliments que notre tube digestif ne saurait élaborer sans souffrance, notre intestin n'ayant ni les dimensions ni la conformation de celui des animaux herbivores. « Le foin, dit Voit, renferme aussi de l'albumine

---

1. 1 gramme d'azote équivaut à 6^{g},5 d'albumine ; 44^{g},44 de carbone représentent 100 grammes d'amidon ; 1 gramme de graisse (substance hydrocarbonée) est équivalent à 1^{g},7 d'amidon.

et du carbone, mais notre organisme ne sait pas s'en accommoder. »

Il est donc nécessaire de combiner les deux genres d'alimentation. Il est du reste bien établi qu'aucune substance alimentaire prise seule pendant un temps prolongé ne suffit à la nourriture complète de l'homme, ni quelquefois même à l'entretien de la vie.

Les physiologistes ont étudié et étudient encore l'équivalence calorifique ou plastique des aliments et on pourrait croire tout d'abord qu'il est aisé de substituer, en tenant compte de leurs calculs, les substances alimentaires les unes aux autres : l'expérience a prouvé qu'il n'en est rien et que le fonctionnement des organes de la digestion et de l'assimilation est soumis à des lois plus complexes que celles qu'a fixées jusqu'à ce jour l'expérimentation dans les laboratoires. D'une façon générale, on peut admettre que la richesse en azote détermine la valeur nutritive d'un aliment, et pourtant il résulte des travaux récents que la graisse est le principe alimentaire dont les travailleurs se passent le moins aisément : en tout cas, la graisse est, parmi les substances hydrocarbonées, la plus importante à considérer.

Le régime alimentaire doit subir des modifications dans sa quantité selon que l'individu travaille peu ou beaucoup et dans sa qualité selon les climats. L'habitant des climats chauds mange peu de viande : son régime comporte surtout l'usage des légumes, des fruits sucrés et légèrement acides, il doit redouter les liqueurs alcooliques ; l'habitant des climats froids, au contraire, aime les aliments azotés et les graisses : l'action tonique du froid, imprimant aux fonctions digestives une activité plus grande, permet d'accumuler les matériaux nécessaires pour la production du calorique, qui met le sujet à même de résister à l'action d'une basse température.

2° Les aliments sont d'autant plus digestibles qu'ils se convertissent plus promptement en chyme, de telle sorte que les albuminoïdes sont les plus digestibles; les végétaux se digèrent moins rapidement : ce sont les légumes, en effet, qui fournissent le plus de parties difficilement assimilables, telles que les enveloppes de certains fruits ou de graines et surtout la cellulose ou fibre végétale. Les corps gras introduits dans le tube digestif en trop grande quantité ne s'assimilent que faiblement.

Si l'on veut mettre l'appareil digestif dans des conditions favorables à son fonctionnement, il ne faut pas perdre de vue : *a*) que l'exercice modéré favorise la digestion, tandis que l'exercice violent, tout aussi bien que la vie sédentaire et le travail intellectuel la troublent; *b*) que les aliments pris avec plaisir se digèrent mieux, toutes choses égales d'ailleurs, que ceux absorbés avec répugnance ou dégoût; *c*) qu'il est d'expérience que les animaux nourris avec un seul et même aliment, fût-il complet, maigrissent, ce qui prouve une mauvaise digestion et une assimilation insuffisante. « L'usage persistant et invariable des mêmes préparations alimentaires amène graduellement dans les organes digestifs un état ou de langueur ou d'irritation et toujours de satiété si ce n'est de dégoût, qui nuit à la bonne élaboration des aliments et par suite à la nutrition et à l'entretien des forces[1]; » *d*) que l'absorption d'une trop grande quantité d'aliments trouble les fonctions digestives; *e*) que la mastication des aliments est une condition indispensable à la facilité de leur élaboration ultérieure; *f*) que le mode de cuisson et d'assaisonnement favorise ou entrave la digestion ; *g*) que l'*habitude* joue un grand rôle dans la facilité de la digestion.

---

1. Instruction du conseil de santé du 5 mars 1850, à l'effet de guider les troupes sur la composition de leur régime alimentaire.

« Les personnes qui s'observent bien elles-mêmes ont la sensation de la faim satisfaite et connaissent par l'expérience la quantité précise d'aliments qui seront le mieux digérés. Cela varie suivant les individus. Chez les adultes, une alimentation trop substantielle et abondante est la cause, lorsqu'elle se prolonge, d'un engraissement précoce, d'un alourdissement des membres et de l'esprit. Après un repas copieux, on a plus envie de dormir que de travailler. A la longue, se développent la goutte, les maladies de l'estomac, du foie, quelquefois aussi des congestions cérébrales[1]. »

§ 2. — Rations alimentaires du soldat

a. Le *régime alimentaire du soldat français en garnison et à l'intérieur* est, depuis le 1er juillet 1873, ainsi fixé :

	Poids.	Az.	C.	Graisse.
Pain 1 kilogramme (750 gr. de pain de munition bluté à 20 p. 100 et 250 gr. de pain de soupe)......	kil. 10,00	gr. 12,00	gr. 300,00	15,0
Viande 300 gr. (désossée 240 gr.)	0,300	5,41	19,80	3,6
Légumes frais (choux, carottes, etc., approximativement 100 gr.)....	0,100	0,24	5,60	0,1
Légumes secs (haricots, fèves, etc., 30 gr.)......................	0,030	1,02	12,60	0,6
Totaux....	1,430	18,67	338,00	19,3[2]

Cette ration semble théoriquement suffisante comme ration d'entretien, surtout si l'on considère que souvent il

---

1. Cornil, *Cours élémentaire d'hygiène.* Paris, 1876, p. 106.

2. Cette analyse est empruntée à Kirn, *Alimentation du soldat,* Paris, 1885.

s'y ajoute du café. Bouchardat et les hygiénistes contemporains la souhaiteraient plus riche en graisse, le rôle de la graisse dans l'alimentation du travailleur semblant, pour ces auteurs, primer celui des albuminoïdes; de plus elle est une ration *moyenne*, inapplicable par conséquent à tous les individus.

Néanmoins, ce qui constitue son défaut capital, c'est sa monotonie. L'article 258 du décret du 28 décembre 1883 conseille de varier l'*ordinaire*, et en réalité des tentatives nombreuses ont été faites dans ce sens dans ces dernières années. Kirn (*loc. cit.*) propose de diminuer la ration de pain, d'accord avec Morache et le général Lewal (qui estime à 1/4 la quantité de pain de munition vendu ou gaspillé), de remplacer de temps en temps la viande par du lard et une fois par semaine par de la morue, et il arrive ainsi à établir un menu varié pour chacun des jours de la semaine; le système causerait de plus, selon l'auteur, une véritable économie. Les *menus variés* ont été expérimentés dans la 19e, puis dans la 4e division, grâce à l'impulsion donnée à cette question par le général Davout, et la circulaire ministérielle du 31 octobre 1879 (non insérée au *Journal militaire officiel*) indique les dépenses qu'entraînent des repas variés faciles à préparer avec les ressources actuelles des compagnies et combinés de telle façon que la soupe ne serait plus distribuée qu'une fois par jour, le second repas étant formé par haricot de mouton, bœuf mode, ragoût de mouton ou de bœuf, salade, légumes de saison, hachis de viande aux pommes de terre, au macaroni ou aux haricots, avec une dépense moyenne de 0f,1834 par ration et par jour. Antony a démontré de son côté[1] que, grâce aux bonis des ordinaires, on peut arriver à donner au soldat autre chose que de la soupe, tout en

1. Antony, *loc. cit.*

7.

fournissant une ration « à peu de chose près suffisante pour un service actif ». Les menus variés sont en usage en Angleterre, en Allemagne, en Suède, et ils pénètrent peu à peu dans nos casernes. Dans bien des corps de troupes, des essais plus ou moins heureux permettent d'espérer que la variété du régime alimentaire ne tardera pas à obtenir une consécration réglementaire. Schindler[1] vient encore d'en prouver la nécessité : il la croit possible même avec un versement à l'ordinaire de $0^f,20$ par homme.

Les sous-officiers et quelques hommes (ordonnances, etc.) prennent leurs repas dans les *cantines* où les menus sont variés. Ces repas vaudront ce que les fera la surveillance exercée par les adjudants-majors et les médecins des corps de troupe.

b. La *ration de campagne* qui devrait être donnée chaque fois qu'on exige des hommes un travail supplémentaire, pendant les grandes manœuvres par exemple, ne diffère pas essentiellement de la ration en temps de paix. D'après le règlement de 1867, la ration de campagne comprend :

			Az.	C.
Vivres-Pain ...	Pain de munition...	750gr		
	Pain de soupe......	250		
	ou Pain biscuité....	700	1200gr	300gr,00
	ou Biscuit..........	580		

			Az.	C.
Vivres-Viande..	fraîche	200gr	5gr,40	19gr,80
	ou de conserve(gelée ou bouillon compris)............	200		
	ou lard salé........	240		
	ou bœuf salé.......	300		

---

1. Schindler, *L'alimentation variée dans l'armée*, in *Archives de méd. et de pharm. milit.*, 1885, t. V, p. 365, 414, 462.

			Az.	C.
Petits vivres...	Riz (2 jours sur 3)..	30^{gr}	1 ^{gr},08	24 ^{gr},60
	ou légumes secs (haricots, lentilles, pois, etc. (1 jour sur 3)	60	2 ,60	28 ,60
	Sel................	16		
	Café { torréfié en grains......	16	0 ,20	2 ,00
	ou vert......	19		
	Sucre.............	21		9 ,00

Quand on distribue des liqueurs alcooliques on alloue :
0^l,25 de vin ou 0^l,15 d'eau-de-vie ou 0^l,50 de cidre.

Notre ration de campagne réglementaire est insuffisante
en campagne : il faut arriver à 500^{gr} de viande fraîche par
jour[1] ou 300^{gr} de viande de conserve ou bœuf salé, ou
240^{gr} de lard salé. Aussi l'article 95 du décret du 26 octobre
1883 porte-t-il que lorsqu'une armée doit entrer en campagne, le ministre de la guerre détermine le tarif des rations qui devra lui être appliqué et que le général en chef
peut apporter au tarif les modifications que les ressources
rendent nécessaires et ordonner des distributions extra-
ordinaires lorsque l'état de fatigue des troupes l'exige.

D'après les décisions ministérielles du 19 avril 1879 et
du 1er décembre 1879, les troupes emportent au départ de
la garnison : deux jours de pain, deux jours de biscuit, quatre
jours de vivres (dont trois de riz et un de légumes secs)
une boîte de viande de conserve (soit 5 rations). Les deux
jours de pain sont consommés pendant le trajet sur les voies
ferrées, puis renouvelés de manière à servir avec deux
des quatre jours de petits vivres restants : alors le poids
des vivres de sac est de 2^k,756.

Dans les expéditions lointaines nous avons su souvent

---

1. C'était le chiffre fixé pour la ration du fantassin par l'ordonnance
du 13 juillet 1727 ; le dragon recevait 750 grammes de viande et
l'homme de taille plus élevée 1000 grammes.

mettre l'alimentation d'accord avec les efforts demandés à nos hommes, en nous rappelant que « le meilleur régime militaire sera celui où la viande entrera pour la plus forte part[1] ». « Au Mexique, c'est certainement grâce à l'abondance de la viande fraîche, dont chaque soldat pouvait toucher près de 600 grammes, que nos colonnes ont pu franchir des espaces considérables dans un état sanitaire excellent. En Italie, même abondance, mêmes effets, même état sanitaire. En Crimée, c'est tout autre chose, et la scène pathologique offre un décor bien différent. Les soldats sont misérablement installés; les distributions sont irrégulières; les rations sont insuffisantes et pas assez variées; la viande distribuée donne l'idée des vaches transparentes de Pharaon, selon l'expression de l'inspecteur Baudens, aussi les épidémies éclatent et la mortalité devient considérable »[2].

Il est évident que l'alimentation en campagne devra varier suivant les climats ainsi que nous l'avons déjà dit.

Le biscuit (Voy. p. 148) et les conserves (Voy. p. 144 et 151) jouent toujours un rôle important dans l'alimentation en campagne.

Nous empruntons à Kirn les indications suivantes sur les rations alimentaires de quelques armées étrangères.

ARMÉE ANGLAISE (KIRN)

		Az.	C.
Pain 1 livre 1/2 ou........	679 gr.		
Biscuit 1 livre........	453	8gr,15	203gr,7
Viande fraîche ou salée (1 livre).	453	8, 15	29, 0
Café 1/2 once........	9	0, 10	0, 8
Thé 1/6 once........	4,5	0, 04	0, 5
Sucre 2 onces........	56	0, 00	24, 0
Sel 1/2 once........	14	0, 00	0, 0
Poivre 1/36 once........	0,7		
		16, 44	258, 9

1. Morache, *loc. cit.*

2. Tarneau, *Leçons élémentaires d'hygiène militaire. Journal des sciences médicales* et tirage à part, Paris, 1875, p. 74.

Le poids de cette ration varie de 990^{gr} à 1216^{gr}, selon qu'on emploie le biscuit ou le pain; elle est insuffisante de l'avis de tous les auteurs anglais, même en temps de paix, mais l'Angleterre fixe des tarifs spéciaux pour chaque campagne, en tenant compte des localités et des climats.

ARMÉE AUTRICHIENNE (MEINERT)

Ration de guerre		correspondant à	Vivres de sac pour trois jours.		
Biscuit.....	100 ^{gr}				
Farine.....	714		Pain......	175 ^{gr}	
Bœuf......	280		Biscuit....	250	
Viande salée			Semoule de		
ou lard..	170	146 ^{gr} d'album[1].	viande..	245	
Pommes de		47 de graisse.	Riz.......	585	2^k,445
terre....	250	645 d'hydrocar-	Sel.......	8,75	
Pain......	150	bures.....	Café et su-		
Gruau.....	140		cre.....	84	
Choucroute.	150		Tabac. ...	57	
Graisse....	30				

ARMÉE ITALIENNE

Vivres de campagne			Vivres de sac ou ration sèche de guerre		
Pain.......	750 ^{gr}				
Viande	300				
Riz ou pâte	120	représentent	Biscuit....	660 gr.	soit
Sel........	15	16^{gr},97 d'azote	Fromage ..	75	par
Lard......	15	325 ,64 de car-	Lard......	75	jour
Café......	15	bone	Café	9,3	822^{gr},9
Sucre	20		Thé.......	3,6	
Vin 27 centi-					
litres....	262				

1. Pour obtenir le poids d'azote il suffit de diviser par 6,5 le chiffre indiquant le poids de l'albumine.

Armée allemande. — On distingue, dans l'armée allemande, trois rations : celle de garnison, celle des grandes manœuvres, celle de guerre. Les *Portionen* ne concernent que le repas de midi. « En temps de paix le soldat déjeune le matin d'un bol de café au lait ou de café noir, selon les localités, et le souper, le soir à sept heures, se compose généralement d'une soupe en hiver et d'un morceau de fromage en été » (Kirn). Le pain de munition est un pain de seigle bluté à un dixième. Grâce au fonctionnement de la *Menagen-Commission* présidée par le chef du bataillon (major) et dont sont membres un capitaine, un lieutenant et le médecin du bataillon, on arrive à varier considérablement l'alimentation.

Les instructions ministérielles du 9 septembre 1878 et du 15 décembre 1884 sur l'administration des ordinaires (*Menage-Fonds*) recommandent cette variété. Les bonis ne doivent jamais dépasser 120 marks (150 francs) pour 100 hommes.

La grande ration de guerre qui est employée en campagne, autant que faire se peut, comporte 500 grammes de viande sans os, 750 grammes de pain ; mais les tarifs établis par les règlements du 4 juillet 1867 ne constituent que des indications pour le commandement et l'on se souvient, qu'en pays ennemi, les réquisitions fournissent au soldat allemand une alimentation copieuse. Les vivres de sac (*eiserne Portion*) sont les suivants :

Biscuit	500 gr.	
Riz	125	
Viande pressée ou salée	250	Ensemble 0k,875
Lard	170	ou 0,955
Sel	25	selon les aliments
Café vert	30	distribués.
Café torréfié	25	

Meinert a établi que la composition des rations de campagne en principes alilibes est la suivante :

		Albumine.	Hydrocarbures.	Graisse.
France		139	574	31,0
Allemagne	Petite ration avec viande.	133	471	34,5
	— — lard ...	86	471	145,0
	Grande ration (viande)..	191	678	45,2
Autriche...	Viande	146	645	47,0
	Lard	109	645	135,0
Russie (viande)		166	701	28,0
Italie		127	613	45,0
États-Unis		160	490	4,15
Suisse		123	350	5,05
Hollande		125	704	4,60
Turquie		110	359	4,70

Nous pouvons ajouter qu'en Suède, où les repas variés sont la règle, bien qu'on cherche encore à les perfectionner, les chiffres correspondants sont : albumine 137, hydrocarbures 565, graisse 36.

§ 3. — Fourniture et réception des denrées alimentaires.
Repas

Avant 1879, les corps de troupes touchaient leurs vivres chez des fournisseurs désignés comme adjudicataires à la suite de marchés passés entre l'État et eux. Une circulaire du 15 mai 1879 a autorisé les compagnies à traiter directement, à titre d'essai, avec les fournisseurs de viande, et une nouvelle circulaire du 13 novembre 1880 a rendu cette mesure définitive ; aussi le décret du 28 décembre 1883 autorise-t-il les corps à se procurer les denrées alimentaires nécessaires à l'alimentation des hommes vivant à l'ordinaire de trois façons différentes : « 1° par des achats de gré à gré par chaque compagnie, à la diligence du capitaine et de ses agents ; 2° par des achats effectués soit par l'adjudication, soit de gré à gré par toutes les compagnies du corps et du détachement, par une commission dite commission des ordinaires ; 3° en recourant à la commission des ordinaires pour l'achat de toutes les denrées à l'exception de la viande que chaque compagnie achète directement ou que fournit l'administration militaire » (art. 394 inf., 389 cav.). Il appartient donc à chaque corps et à chaque compagnie de décider le mode qui, dans chaque garnison, assurera selon les ressources de l'ordinaire, des vivres de meilleure qualité.

Les marchés que les compagnies passent avec les fournisseurs doivent être tels que les droits et l'hygiène soient sauvegardés. La circulaire du 13 novembre 1881, en stipulant que les corps doivent se conformer aux règles générales relatives à la passation des marchés, laisse subsister les conditions de qualités des denrées qu'exigeait le règlement du 14 décembre 1861 sur la gestion des ordinaires et que rappellent les cahiers des charges parus ultérieurement, notamment celui du 20 novembre 1876.

« Dans toutes les places où il est fourni des approvisionnements ou fait des distributions, des commissions sont constituées pour juger les contestations qui peuvent s'élever entre la partie prenante d'une part et l'administration ou l'entrepreneur de l'autre » (art. 383 inf., 277 cav. du décret du 28 décembre 1883). Pour le service des vivres (vivres pain, vivres de campagne, vivres viande, liquides), la composition de cette commission comprend un médecin. Les articles 377 à 386 inf., 371 à 397 cav. du décret précité indiquent les règles à suivre pour les réceptions ou refus des denrées alimentaires[1].

---

1. Depuis le 1er avril 1883, il existe à Metz une *Boucherie militaire de garnison ;* elle fait des achats de bétail pour le compte des corps

Au régiment, les vivres sont reçus par un capitaine délégué par la commission des ordinaires ; les attributions de cette commission, parmi les membres de laquelle on est surpris de ne pas trouver un des médecins du régiment sont définies par les articles 394 à 397 inf., 389 à 392 cav., du décret du 28 décembre 1883.

En été on fait d'ordinaire deux distributions par jour. En général la viande est distribuée douze heures après l'achat ; si la distribution a lieu plus tôt, on augmente le poids des rations de 3 p. 100.

En campagne et pendant les grandes manœuvres la distribution des vivres et le réapprovisionnement du train régimentaire soit en puisant aux convois administratifs ou aux magasins désignés, soit au moyen d'achats, appartiennent aux officiers d'approvisionnement (Instruction ministérielle du 17 mars 1882). En temps de guerre, lorsque les achats n'ont pu donner un résultat favorable, on a recours à la réquisition, conformément aux prescriptions de la loi du 3 juillet 1877 et du décret du 2 août 1878. La viande fraîche est en principe distribuée directement aux troupes par les services administratifs de la division ou du quartier général, mais l'officier d'approvisionnement peut aussi recevoir l'ordre de requérir ou d'acheter du bétail sur pied ou de se procurer sur place de la viande abattue par le commerce local (Instruction ministérielle du 17 mars 1882, art. 24).

Lorsqu'il est prescrit de vivre chez l'habitant, la nourriture est déterminée par les ordres de réquisition et, à

---

de troupe, auxquels elle livre ensuite, presque au prix coûtant, la viande et les saucisses dont ils ont besoin. Les produits de cette boucherie sont toujours de première qualité. Il y aurait peut-être là un exemple à suivre pour arriver à l'amélioration du régime alimentaire de nos soldats.

défaut des aliments réglementaires, les troupes reçoivent des denrées de substitution (*Ibid.*, art. 26).

Dans toutes ces circonstances, une surveillance rigoureuse sera exercée sur les denrées alimentaires et sur leur préparation par les officiers d'approvisionnement, par la commission des ordinaires, les commandants de compagnie ou d'escadron (art. 90 cav., 89 inf. du décret du 28 décembre 1883) qui jouent dans cette question un rôle capital, le chef de bataillon ou d'escadron de semaine (art. 28 inf., 22 cav.) et le médecin major (art. 67 inf., 47 cav.).

En garnison, nos hommes font deux *repas* principaux par jour. L'intervalle entre le repas du soir et celui du matin serait trop long si le café du matin ne venait pas presque toujours couper cette période de jeûne; autant que possible, les hommes doivent avoir pris le café avant le travail du matin (art. 358 inf., 351 cav. du décret du 28 décembre 1883).

Nous avons dit déjà combien il est regrettable, au point de vue de l'hygiène du logement, que le soldat n'ait pas de réfectoire; la chose n'est pas moins déplorable au point de vue de l'hygiène de l'alimentation. Si encore il avait une table ou s'asseoir et poser sa gamelle! La rapidité des repas n'est pas favorable à la digestion et « si le festin avait meilleure mine on le festoierait davantage », au grand bénéfice de la réparation de l'organisme.

L'article 427 inf., 417 cav. du décret du 28 décembre 1883 détermine que, dans les routes à l'intérieur, la soupe, au gîte d'étape, se fait autant que possible par escouade dans les logements des caporaux ou brigadiers, les hôtes étant tenus de fournir pour les hommes « la place au feu et à la lumière et les ustensiles nécessaires pour faire et manger la soupe ». Quand il est impossible d'agir autrement, on la prépare dans chaque logement. Le fantassin emporte sa viande froide pour la manger le lendemain à la grande halte, le cavalier ne fait pas de repas en route.

En campagne, on se rapprochera autant que possible des habitudes prises dans les garnisons quant aux heures des repas. Dans les marches de guerre, il n'est pris de repos en route que lorsque la colonne doit faire une longue marche, franchir par exemple 40 à 50 kilomètres en marchant le jour et la nuit : outre la grande halte, qui n'a pas lieu d'ordinaire en campagne, on donne à la troupe un repos de trois à quatre heures pendant lequel on prépare les aliments (art. 142 et 143 du décret du 26 octobre 1883). « Si l'on ne peut pas préparer la soupe, on fait griller la viande du repas du soir et on s'assure qu'elle est parfaitement cuite, particulièrement la viande de porc, qu'il ne faut pas craindre de faire cuire une seconde fois (Voy. p. 137). Autant que possible on ne part pas à jeun. » (Art. 359 inf., 352 cav. du décret du 28 décembre 1883.)

§ 4. — Des aliments du soldat considérés isolément

A. *Viande fraîche*. — L'importance capitale de la viande dans l'alimentation du soldat découle de ce que nous venons de dire. La viande essentiellement formée de principes albuminoïdes (fibrine, albumine, hémoglobine, etc.), et d'une certaine quantité de graisse ne saurait être remplacée par aucune autre substance dans l'alimentation de l'homme de guerre.

Les viandes en usage dans l'armée proviennent des espèces bovine, ovine et porcine ; exceptionnellement on a distribué de la viande de cheval.

Nous dirons d'abord quelques mots des viandes les plus rarement usitées, pour nous étendre plus longuement sur les viandes fournies par l'espèce bovine, et quelques-unes des remarques que nous ferons à propos de la viande de bœuf seront applicables aux autres viandes.

1° *Viande de cheval.* — On a souvent, en campagne, fait usage de viande de cheval. Vallin estime qu'à la suite d'une bataille, par exemple, les chevaux blessés ou tués seraient avantageusement utilisés comme viande de boucherie. « Alors que le soldat épuisé par des marches rapides et un travail excessif a tant besoin de réparer ses forces par une alimentation richement animalisée et qu'il est si difficile de se procurer des vivres, on ne comprend pas qu'il abandonne à la putréfaction une masse énorme de viande fraîche, provenant de chevaux bien nourris, en excellent état d'entretien et qui, quelques heures avant, ont été abattus en pleine santé par un projectile, de la même manière, pour ainsi dire, qu'un animal de boucherie à l'abattoir. » (Congrès d'hygiène de Turin, 1880.) La viande de cheval est plus riche en azote que celle du bœuf (3,48 p. 100), elle constitue un aliment agréable pourvu que l'animal dont elle provient soit sain et d'un embonpoint convenable. Ces conditions favorables disparaissent lorsque, comme pendant le siège de Metz, en 1870, les chevaux distribués ont cruellement souffert de la faim.

2° *Viande de porc.* — La viande de porc est indigeste; elle n'entre dans l'alimentation des troupes que d'une façon exceptionnelle, sauf sous la forme de lard ou de salaisons dont nous nous occuperons plus bas (Voy. p. 144).

Les animaux abattus doivent être âgés de plus d'un an.

3° *Viande de mouton.* — L'âge où les moutons sont en état de fournir la meilleure viande est compris entre trois et six ans. Cependant, avec des soins particuliers, on peut les rendre propres à la boucherie dès dix-huit mois ou deux ans.

La viande de mouton de bonne qualité doit être recouverte « d'une couche de graisse, variable en épaisseur, sur ses deux surfaces. Cette graisse, surtout celle des rognons et de la surface interne, doit être ferme et blanche.

» La chair est dense et d'un rouge foncé; le grain en est fin, serré, marbré; elle ne laisse pas écouler de liquide quand on l'incise [1]. »

4° La *viande de veau*, beaucoup moins nutritive que celle de bœuf, n'est distribuée que d'une façon exceptionnelle. « Le bon veau se reconnaît à la blancheur en quelque sorte nacrée et à la densité de sa chair, qui est à la fois ferme et élastique, à l'aspect mat de sa graisse qui tranche un peu sur celui des muscles, à l'apparence de sa moelle qui est consistante, avec un reflet légèrement rosé. Par l'effet d'une nourriture autre que le lait et les farineux, qui seule lui donne ces qualités, le veau peut offrir des nuances plus accentuées dans sa chair et dans sa graisse, sans cesser pour cela d'être bon, savoureux et nutritif.

» Le veau âgé de moins de six semaines n'est pas propre à l'alimentation. On le reconnaît au peu de développement des cavités thoracique et abdominale, au volume exagéré des articulations, au peu d'adhérence des cartilages articulaires de revêtement, de ceux de prolongement des côtes et des cartilages intervertébraux. La chair est molle et humide; la graisse, grisâtre et incomplètement formée; la moelle des os longs, en pulpe sanguinolente et liquide. Les veaux destinés à l'abatage doivent être âgés de trois à cinq mois [2]. »

5° *Viande de bœuf et de vache*. — La viande de bœuf est de toutes les viandes de boucherie la préférable.

La manière la plus sûre d'apprécier la qualité de la viande est l'inspection du bétail sur pied.

---

1. *Formulaire pharmaceutique des hôpitaux militaires* approuvé par le ministre de la guerre le 17 septembre 1884. Paris, 1884, *Instruction générale*, p. 342.

2. *Formulaire, loc. cit.*

« Les ruminants qui se portent bien ont l'œil doux, les oreilles et les cornes chaudes, les naseaux humides, le poil brillant et net, sans croûtes ni pustules : on ne leur trouve pas d'engorgement ganglionnaire ; leur respiration est sans fréquence, leurs selles molles sans fluidité ; ils n'ont pas de soif immodérée, mangent avec appétit et au repos ruminent[1]. »

Quand l'animal abattu est livré par moitié ou par quartiers, « il faut exercer un contrôle d'autant plus sévère que les artifices mis en jeu pour dissimuler la mauvaise qualité sont nombreux et souvent difficiles à saisir. Le soufflage doit être prohibé, parce que l'air injecté dans les espaces intercellulaires et jusque dans la trame des organes sert à tromper l'œil du consommateur, à favoriser l'évaporation et à hâter la décomposition des tissus.

» Les plèvres et le péritoine doivent être intacts. Si ces membranes ont été enlevées ou grattées, il y a lieu de croire à une maladie dont on a voulu faire disparaître les traces[2] », aussi le fournisseur ne fera jamais les prélèvements auquel il a droit qu'en présence de l'officier chargé de la réception.

Les viandes de *bonne qualité* fournies par les espèces bovines ont les caractères suivants :

La viande de bœuf a une couleur d'un rouge vif peu foncé, une odeur particulière un peu fade ; elle est fine et légèrement marbrée de graisse blanche ; à la coupe, qui doit être nette, elle laisse transsuder une humeur sanguinolente ; la fibre ainsi que la graisse, qui est plus ou moins abondante, doit être ferme ; elle doit pénétrer les interstices musculaires et donner l'aspect *persillé* ou *marbré ;* la moelle des os longs est ferme, solide, d'un blanc mat, légèrement rosée ou blanchâtre.

1. Arnould, *loc. cit.*, p. 731.
2. *Formulaire, loc. cit.*, p. 339.

La viande de vache diffère de celle du bœuf, en ce qu'elle est un peu plus pâle, à fibres musculaires plus fines, à graisse plus jaunâtre; les côtes sont moins minces et plus larges.

Les viandes sont classées en boucherie en trois *qualités*.

Celles de *première qualité* sont exigées pour les fournitures des hôpitaux militaires : elles sont données par des bœufs châtrés dans leur jeune âge et n'ayant pas plus de quatre à huit ans, systématiquement engraissés et pesant

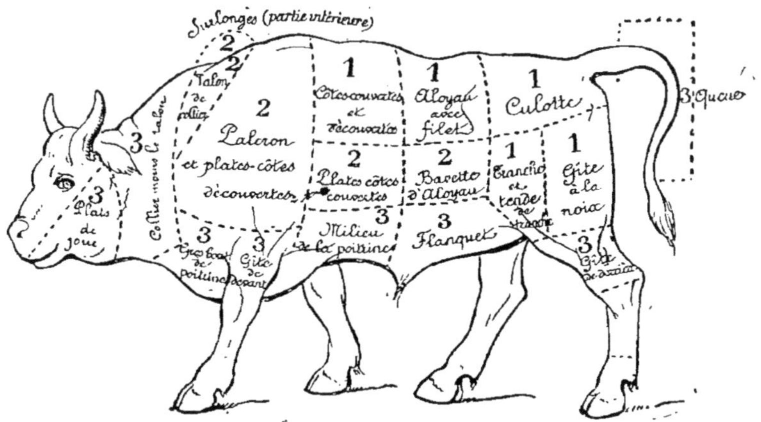

Fig. 13. — Débit du bœuf et distribution des morceaux en trois catégories (les numéros les indiquent) suivant l'usage de la boucherie de Paris.

environ 250 kilos, par les vaches ayant moins de cinq ans, engraissées, d'un poids oscillant autour de 150 kilos.

Les viandes de *seconde qualité*, qu'on recevra le plus souvent pour l'alimentation de la troupe, proviennent de bœufs ayant travaillé jusqu'à l'âge de huit ou de dix ans, de vaches plus ou moins âgées.

Quant aux viandes de *troisième qualité*, on s'efforcera de ne point en recevoir : elles sont dues à des bœufs épuisés par le travail, à de vieilles vaches amaigries par la lactation, à des taureaux ayant longtemps fait la monte.

On reconnaît la *viande de taureau* à son grain qui est

gros, à sa couleur rouge brune et souvent à son odeur pénétrante. Lorsque, exceptionnellement, on admet la fourniture de cette viande, l'animal doit être âgé de six ans au plus et n'avoir pas servi à la reproduction.

Chacune de ces *qualités* de viande se subdivise en *catégories* déterminées par la région anatomique qui les a fournies.

La figure 13 montre le débit détaillé du bœuf au point de vue de la boucherie : les numéros indiquent les trois *catégories* de viande, selon la nomenclature admise à Paris.

La viande de *troisième catégorie*, mais de *première et de deuxième qualité* est généralement préférable, pour l'alimentation de la troupe, à la viande de *première catégorie* mais de *troisième qualité*.

La viande de *mauvaise qualité*[1] est d'un rouge pâle, livide ; la chair est flasque, maigre et visqueuse ; sous la pression du doigt, elle adhère à l'épiderme ; la graisse, s'il en existe, a la consistance de l'huile figée ; la moelle est presque liquide et remplit imparfaitement les os longs. Si la viande provient d'un animal trop vieux, elle est longue, fibreuse, sèche et dure, de couleur foncée. Si l'animal est trop jeune, elle est d'un rose pâle, courte, molle et spongieuse ; la moelle a peu de consistance.

Toute viande de mauvaise qualité doit être rejetée ; mais l'expert appelé à recevoir ou à juger une distribution ne doit pas oublier que, d'après la plupart des marchés, l'entrepreneur de la fourniture de viande peut être autorisé à prélever à son profit non seulement le filet, l'aloyau, la langue, mais de plus, pour les moutons, les gigots. Toutefois on ne tolérera l'ablation de cette dernière partie qu'autant

1. Règlement du 26 mai 1866 sur le service des subsistances militaires. Notice sur les vivres viandes.

que le poids net de l'animal entier en viande distribuable sera de 20 kilogrammes au moins.

On appelle *viande distribuable* celle dont on a enlevé la tête (à l'exception, pour le bœuf et la vache, des bajoues); la fressure (comprenant tous les organes et viscères entiers), les mamelles, les suifs, les jambes coupées à $0^m,10$, au-dessus du milieu des articulations du genou et du jarret pour le bœuf et la vache et $0^m,05$ pour le mouton; la peau, les cornes, la queue et toutes les autres parties impropres à l'alimentation. C'est ainsi qu'on rejetterait les bas morceaux qui bien qu'admissibles isolément seraient présentés dans une distribution pour une proportion supérieure à celle que comporteraient les autres parties de l'animal comprises dans la même distribution.

Pour qu'une viande soit acceptable, son rendement en viande bouillie et désossée doit être de 46 p. 100 au moins du poids à l'état cru.

L'expert devra porter son attention non seulement sur la qualité de la viande, mais encore sur la *proportionnalité entre les morceaux*.

L'examen de la proportionnalité est facile. « Les os formant le canal de la moelle épinière indiquent assez les morceaux d'encolure. La joue est reconnaissable à son défaut d'os et aux traces de la muqueuse buccale blanchâtre et comme parsemée d'épines. Les morceaux des côtes avec leurs os plats et apparents sont connus de tout le monde. Ceux de paillasse (muscles de l'abdomen) sont reconnaissables à leurs muscles très longs, peu épais et séparés les uns des autres par d'épaisses couches de graisse. Enfin l'on reconnaît facilement les gîtes où l'on trouve les os des membres ronds et longs[1]. » Le tableau suivant[2] indique le

1 et 2. *Des viandes de boucherie dans l'armée*, in *Bulletin de la réunion des officiers*, 1885, p. 431. Cet article fait connaître un type

rendement des différents morceaux sus-énoncés d'après un assez grand nombre d'expériences.

MORCEAU DE :	POIDS VIF.	VIANDE CUITE.	POIDS des os.	VIANDE CUITE nette.
	kil.	kil.	kil.	kil.
Collier..........................	7,400	5,650	1,150	4,500
Côte............................	3,500	2,600	1,007	1,593
Articulation (scapulo-humérale).	6,200	4,750	2,000	2,750
Paillasse.......................	2,900	2,100	0,270	1,830
Jonc............................	1,970	1,270	»	1,270
Totaux............	21,970	16,370	4,427	11,943

C'est-à-dire que la distribution du matin ou du soir d'un escadron, d'une batterie ou d'une compagnie étant à peu près égale à 22 kilogrammes, celui de la viande cuite et désossée est de $11^k,940$ ce qui donne un rendement de 48 à 50 p. 100. D'autre part, le poids des os étant égal à $4^k,427$, on a à peu près le cinquième du poids vif en os.

Entre les viandes de bonne qualité et celles de mauvaise qualité se placent les viandes *douteuses*, provenant d'animaux surmenés ou maltraités ou de vaches récemment vêlées. Leurs caractères sont les suivants, d'après l'instruction insérée au *Formulaire pharmaceutique des hôpitaux militaires* de 1884, p. 340 et 341.

« *Viandes d'animaux maltraités.* — Les contusions violentes, les tamponnements sur les chemins de fer, les chutes dans l'échaudoir au moment de l'abatage, déter-

de marché adopté par plusieurs régiments, au bénéfice de l'hygiène alimentaire de ces corps de troupe.

minent, dans les viandes de toutes qualités, des épanche-
ments sanguins, des infiltrations séro-sanguinolentes dans
les muscles et leurs intestices et sur d'autres parties du
corps. Ces lésions, appelées *guiches*, en terme de boucherie, sont fréquemment confondues avec des lésions
morbides. »

« *Viandes provenant de vaches récemment vêlées.* —
La viande des vaches abattues immédiatement après un
part laborieux, ou pendant la paraplégie consécutive au
part, est toujours un peu molle et d'une odeur laiteuse ;
mais après qu'elle a été découpée en morceaux et exposée
à l'air, elle se raffermit et perd à peu près complètement
son odeur au bout de quelques heures. Cette viande qui
n'est pas considérée comme dangereuse, doit néanmoins
être refusée ».

Peut-on manger la viande d'animaux morts spontanément? Lorsque la mort de l'animal n'est pas due à un trau-
matisme, elle a été causée par la maladie ou la vieillesse
et la viande alors sera médiocre ou mauvaise. Lorsque la
mort aura été le résultat d'un accident, il sera toujours à
craindre que l'animal ait été mal saigné, ce qui diminuera
la valeur de la viande mais ne permettra pas de la rejeter
comme malsaine.

Quand une bête a été traitée par le vétérinaire pendant
sa maladie, outre la dépréciation qu'amène la maladie, il
est possible que sa chair renferme des éléments toxiques
dus aux médicaments absorbés [1].

Quand on coupe transversalement la viande provenant
d'un *animal malade*, la tranche reflète plusieurs nuances,
il s'écoule du sérum, elle est molle à la main et a une
apparence pulpeuse.

Les viandes *tuberculeuses* peuvent être dangereuses et

______

1. Arnould, *loc. cit.*, p. 736.

doivent être rejetées (Chauveau) au moins comme suspectes. « Ces viandes sont fermes, plus ou moins pâles. La graisse jaunâtre est agglomérée dans les mailles du tissu cellulaire devenu friable. » (*Formulaire des hôpitaux militaires.*)

Les viandes *ladres* c'est à dire infectées par des cysticerques de ténias sont à rejeter.

On rencontre assez souvent : *a*) chez le porc, le *cysti-*

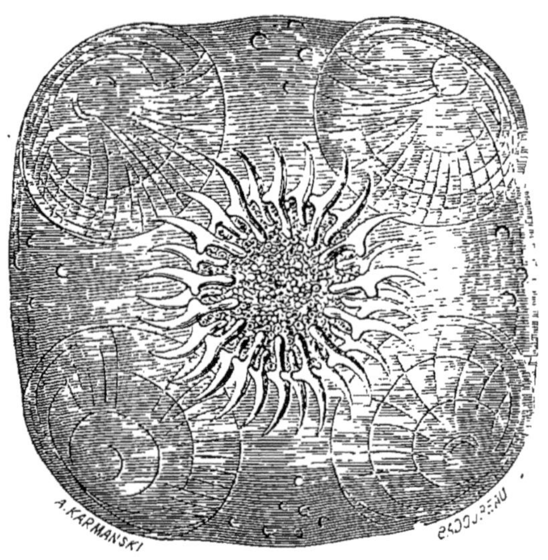

Fig. 14. — Tête de tœnia solium (ou cysticerque) montrant les crochets et les quatre ventouses qui le caractérisent.

cerque de la cellulosité qui, en se développant, produit le *tœnia solium* dont il représente, à proprement parler la tête, *b*) chez le bœuf ou le veau, le *cysticercus tenuicollis* dont le développement donne naissance au *tœnia mediocanellata* ou *inermis* [1].

1. On sait que l'embryon fourni par les anneaux du tœnia étant absorbés par un animal sur lequel il peut se développer, passe chez cet animal à l'état de *cysticerque* qui s'enkyste dans les muscles de son

« La *ladrerie* (Voy. fig. 14 et 15) se reconnaît à l'œil nu et au premier degré de l'affection, à la présence de petits kystes du volume d'un grain de millet à celui d'une grosse lentille, épars et peu nombreux dans les parties riches en tissu cellulaire, telles que le dessous de l'épaule, les ars (région sterno-humérale), les aines. Quand la maladie est plus avancée, les kystes ont envahi les muscles, notamment ceux qui constituent les jambons, le filet et le contre-filet. A ce degré, ils sont devenus plus ou moins indurés et sont le signe d'une viande tout à fait insalubre » (*Ibid.*). Le microscope permet d'affirmer l'espèce de cysticerque auquel on a affaire.

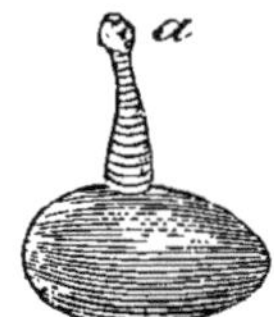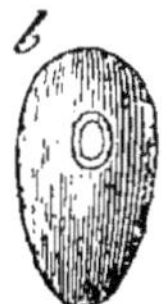

Fig, 15. — Cysticerque de la cellulosité.

a, Cysticerque faisant saillie hors de la vésicule qui le loge. — *b*, Enveloppe ou kyste servant de demeure au cysticerque.

La *trichine* (Voy. fig. 16) est un parasite des muscles du porc, du rat et de la souris, qui n'atteint son développement parfait que dans le tube digestif de l'animal qui mange de la chair renfermant des trichines musculaires enkystées. Le suc gastrique de l'homme dissout les parois du kyste qui enveloppe la trichine, celle-ci acquiert rapidement des organes génitaux et donne naissance à une quantité énorme de jeunes trichines qui percent les parois du tube digestif et vont s'enkyster dans les muscles (diaphragme, muscles inter-

hôte temporaire et n'atteint son développement complet que lorsqu'il arrive dans l'intestin d'un nouvel hôte favorable à son évolution définitive en ver rubané.

8.

costaux, langue, etc.) en produisant une maladie souvent
mortelle.

Le microscope seul fait reconnaître la viande trichinée
qui nous vient ou d'Allemagne ou d'Amérique et doit être
absolument rejetée de l'alimentation.

Les viandes *charbonneuses* sont capables d'amener des
accidents mortels (Voy. fig. 32). Dans la trame et l'inters-
tice des muscles d'animaux morts de maladies charbonneuses ou typhoïdes, on aperçoit des taches noirâtres dif-

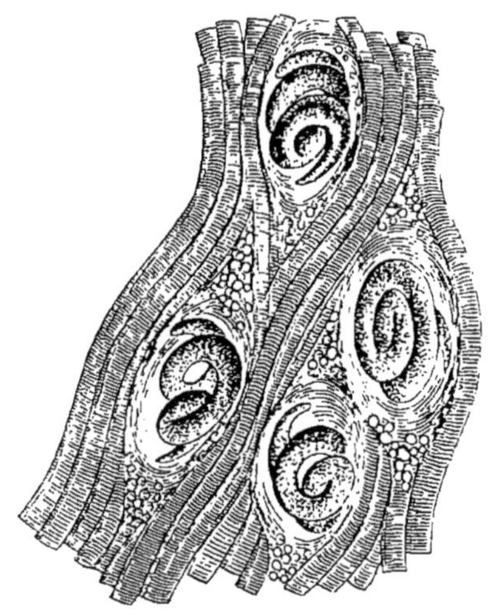

Fig. 16. — Trichines enkystées dans un muscle.

fuses et il y a une odeur montante plus ou moins ammo-
niacale.

Les viandes d'animaux atteints de maladies *virulentes*
(clavelée, rage, morve, farcin, typhus, etc.) doivent être
rejetées aussi de toute distribution. On peut citer, il est
vrai, des cas dans lesquels la viande farcineuse par exemple
n'a pas été nuisible à ceux qui l'ont mangée, mais rien ne
dit qu'on n'a pas eu affaire à des individus particulièrement
peu disposés à contracter la maladie, et si le farcin n'est

pas transmissible par les voies digestives, il l'est certainement par inoculation.

Les viandes provenant de bétail affecté de maladies qui
ont pour principe des *altérations des liquides* sont
humides et décolorées. La graisse est peu ferme, jaunâtre,
renfermée dans un tissu cellulaire infiltré et elle est facilement impressionnée par les agents atmosphériques. Le
typhus seul donne à la viande une couleur acajou foncé.
Ces viandes seront refusées.

B. *Préparation de la viande.* — Le mode de préparation
de la viande est loin d'être indifférent au point de vue de
la valeur alimentaire de la viande et de sa digestibilité.

La *viande crue* n'est usitée qu'en thérapeutique, son
emploi constituerait un mode avantageux d'alimentation, si
l'on n'envisageait que l'utilisation des principes alimentaires, s'il ne répugnait pas à nos mœurs, si tous les
estomacs étaient capables de digérer la chair saignante et si
la viande non cuite ne pouvait pas contenir plusieurs parasites dangereux.

Le *rôtissage* conserve à la viande tous ses principes
nutritifs, mais comme la température de la partie centrale
du rôti demeure beaucoup moins élevée que celles des
parties périphériques (120° à 150° à la surface d'un gigot
et 30° à l'intérieur), il ne détruit pas certains parasites
(trichines).

Il semble que le rôtissage ou le *grillage* devraient être le
mode habituel de la préparation de la viande, alors qu'on
prévoit que le temps manquera pour la cuisson de la soupe;
c'est du reste ce que prescrit ainsi que nous l'avons déjà
dit (p. 127) le décret du 28 décembre 1883 (art. 359 inf.,
352 cav.). Néanmoins le rôti et la viande grillée ont été
jusqu'à ce jour à peu près inconnus de nos soldats et il y a
lieu de le regretter, car la viande grillée est celle qui
offre le plus d'éléments assimilables.

Les *viandes en ragoût* sont quelquefois données au soldat. Les ragoûts qui « peuvent être faits avec le bœuf frais ou déjà bouilli, le mouton, le porc frais ou salé, substances auxquelles on ajoutera toujours des légumes nourrissants et des assaisonnements convenables, doivent être préparés de telle sorte que les viandes, divisées par morceaux, y soient parfaitement cuites et que les légumes y aient été pénétrés des sucs et des principes aromatiques de ces viandes[1] ». La circulaire du 31 octobre 1879 indique comment il est facile de préparer des ragoûts et des hachis.

Cependant le plus souvent le soldat mange la viande *bouillie* et la *soupe*, dont la base est le *bouillon*.

« Pour la préparation de la soupe, il convient que la viande soit mise d'abord dans l'eau froide et le feu poussé de manière à ce que la marmite entre aussi vite que possible en ébullition. Alors on enlève avec l'écumoire ce qui arrive à la surface de l'eau. Après cette opération, il faut ajouter le sel, et le feu doit être ralenti, de manière à ne plus produire qu'un léger frémissement dans le liquide. C'est une très grande erreur que de penser obtenir une cuisson plus rapide en faisant bouillir promptement une marmite. L'eau n'élève jamais, à l'air libre, sa température au delà de 100°; c'est à ce degré que la cuisson s'opère quand on fait bouillir fortement la marmite, l'eau, sans devenir plus chaude, s'évapore plus vite et entraîne avec elle les éléments aromatiques du bouillon, c'est-à-dire ce qui lui donne la sapidité qui constitue une de ses principales conditions. Quatre ou cinq heures sont nécessaires pour faire une bonne soupe. Après la première heure au plus tard, selon leur nature, on ajoute les légumes à la marmite. De ces légumes, les uns ont pour objet d'aroma-

---

1. Instruction du conseil de santé du 5 mars 1850. — Voyez aussi Schindler, *loc. cit.*

tiser, de colorer le bouillon, de le rendre plus sapide et plus agréable (oignons ou carottes brûlés ou séchés au four, persil, clous de girofle, ail, poireau, panais, carottes fraîches), les autres d'ajouter leurs éléments nutritifs à la soupe. La quantité d'eau à mettre à la marmite est fixée dans les hôpitaux militaires à 2^l,75 au maximum par kilogramme de viande; en tout cas, on la calculera de façon à ce que, pendant la cuisson, la réduction soit d'un tiers et laisse à l'homme une quantité raisonnable de bouillon pour tremper sa soupe. Jamais il ne faut ajouter, après la cuisson, de l'eau à la marmite pour augmenter la quantité de bouillon. Cette pratique nuisible fait perdre à l'aliment ses meilleures qualités. La soupe ne doit être ni trop épaisse ni trop claire. Le bouillon versé bouillant sur le pain doit l'avoir pénétré et ramolli dans toutes ses parties, sans lui avoir fait perdre sa forme et toute sa consistance. C'est à l'instant où l'on va tremper la soupe que le poivre doit être jeté sur le pain en proportion telle que le goût s'en fasse sentir, mais sans âcreté et sans échauffer la bouche et le gosier. [1] »

Les os n'ajoutent que fort peu d'éléments nutritifs au bouillon. Jamais ils ne seront fragmentés, de peur qu'avalés ils ne causent des accidents qui ont été quelquefois mortels. Une circulaire du 4 mai 1843 enjoint du reste de passer le bouillon « à travers une passoire en fer blanc » pour éviter ces malheurs.

Dans la fabrication du bouillon, la viande cède à l'eau, par l'intermédiaire de la chaleur, le plus grand nombre de ses principes utilisables. Si par un procédé quelconque, en coupant la viande menu, par exemple, (procédé Percypuis, Piedagnel et Liebig) ou en augmentant la proportion de viande relativement à l'eau (thé de bœuf), on obtient un bouillon plus riche en principes nutritifs, il reste une

1. Même instruction.

viande bouillie plus épuisée. De telle sorte que la valeur alimentaire du bouillon et du bouilli varie beaucoup suivant le mode de préparation. Un bon bouillon doit avoir une densité voisine de 1012, mais la dégustation seule donne une idée à peu près exacte de sa richesse en matières organiques (Fonssagrives). Le total des éléments véritablement nutritifs contenus dans le bouillon et le bouilli est toujours inférieur au chiffre des matières alibiles primitivement contenues dans la viande : une partie s'est évaporée; de plus « lorsque la viande a été transformée en bouilli, sa musculine n'est plus qu'un produit d'altération qui par cela même, a perdu une grande partie de ses propriétés primitives » (Malagutti).

Le bouillon en outre demande un long temps pour sa préparation (5 heures environ) et aigrit vite, surtout en été. Il a l'avantage, il est vrai, de légèrement stimuler l'estomac, de présenter un grand volume et de permettre l'emploi d'une quantité variable de légumes dont la cuisson se fait en même temps que la sienne. « Il est réglementairement le seul procédé de cuisson de la viande mis en usage, le seul pour lequel sont prises toutes les dispositions, en sorte que pendant 365 jours de l'année ou 730 repas successifs » (Morache) il constitue comme élément essentiel de la *soupe*, la nourriture exclusive de nos hommes.

Les cuisines de nos casernes sont aménagées pour la seule confection de la soupe; il est devenu nécessaire de les pourvoir de fours à rôtir à l'instar des casernes anglaises et allemandes. Dans quelques régiments, on supplée actuellement à l'absence de fours par des abonnements, pour la cuisson des rôtis, chez les boulangers du voisinage. Le matériel nécessaire par compagnie, pour préparer les menus indiqués par la circulaire du 31 octobre 1879, et qu'on peut préparer sur les fourneaux actuellement réglementaires ne comprend que quelques terrines, bidons, et cuillers en bois d'une valeur totale de 5^f,85. Cette même circulaire recommande de n'éplucher les légumes que le matin et de ne commencer à remplir les gamelles que 25 minutes avant l'heure du repas.

En campagne le cuisinier militaire se sert dans toutes les armes autres que la cavalerie de la *marmite pour quatre* dont le couvercle muni d'une poignée peut former casserole, de la *gamelle de campement* et de *seaux en toile* (quatre par escouades). Certains auteurs voudraient que le matériel de campement fut individualisé, comme en Allemagne, et réduit à des dimensions analogues à celles de la gamelle, du bidon (un litre) et du quart que porte chaque soldat allemand, lequel peut à la rigueur se suffire à soi-même; mais d'autre part il faut remarquer que la viande découpée en trop petits morceaux, avant sa cuisson, donne un bien faible rendement. Cependant les décisions ministérielles du 12 mars 1884 et 23 juillet 1884 ont supprimé la marmite pour quatre dans la cavalerie où elle est remplacée par la *marmite individuelle* décrite au *Journal militaire officiel* du 6 novembre 1884.

Les articles 392 inf. et 385 cav. du décret du 28 décembre 1883, d'accord avec le décret du 22 mai 1873 qui a inauguré cette réforme, décide que le soldat chargé dans chaque compagnie de remplir les fonctions de cuisinier pendant trois mois consécutifs touchera son prêt franc et sera secondé par un aide de cuisine relevé toutes les semaines. C'est là un acheminement vers l'institution de cuisiniers permanents qui existent dans l'armée anglaise.

Nous avons dit ce que nous pensons de la propreté des cuisines. Ajoutons seulement que la malpropreté des instruments peut causer des accidents graves et qu'il y a lieu de veiller à ce que les prescriptions ministérielles du 1er janvier 1881 soient scrupuleusement observées, quant à la composition des récipients en étain ou étamés.

C. *Conserves de viande.* — La difficulté qu'on éprouve en campagne à faire la soupe, le grand avantage pour les villes bloquées de recevoir, au lieu de bestiaux difficiles à nourrir, des principes alimentaires sous une forme réduite et facilement maniable, le bénéfice d'une grande mobilité qu'acquièrent les troupes munies d'aliments riches en principes alibiles demandant peu de préparations et faciles à transporter ont engagé à avoir recours aux viandes conservées.

Les conserves les plus anciennement utilisées dans l'armée française sont les *salaisons.* Les viandes salées se conservent pendant assez longtemps et constituent un aliment utile, pourvu qu'elles ne soient pas distribuées à l'exclusion de viande fraîche et de légumes (ce qui amènerait le scorbut), et qu'elles ne soient pas altérées par un commencement de putréfaction.

Le *lard* (graisse du tissu cellulaire sous-cutané du (porc fumé et salé est très utile par sa richesse en graisse (94 p. 100) mais il contient peu d'albuminoïdes (1,7 p. 100) et ne saurait remplacer la viande d'une façon continue.

Le règlement du 26 octobre 1866, sur le service des subsistances militaires indique les qualités que doivent présenter les salaisons et le lard.

Nous avons, depuis 1866, une *viande de conserve*, c'est de la viande de bœuf renfermée dans des boîtes métalliques cylindriques renfermant chacune 1 kilogramme de viande, soit 5 rations de 200 grammes. La boîte pèse 320 grammes. Cette conserve peut servir à faire la soupe et se mange alors chaude, mais elle peut aussi être consommée sans préparation préalable. Il y a lieu cependant de chercher mieux et il semble que les poudres de viande, expérimentées en Allemagne et en Belgique, présenteraient toutes les qualités désirables pour une conserve de viande :

bon marché : pouvoir alimentaire énorme (73 p. 100 d'éléments albuminoïdes), facilité de conservation, de transport et de divisibilité sous un très petit volume ; associées à des farines de légumineuses (Kirn) elles seraient supérieures à l'*Erbswurtz* dont les Allemands faisaient usage dès avant 1870, mais que nos soldats n'acceptent pas à cause de son mauvais goût et qui semble devoir être remplacé lui-même en Allemagne par des conserves supérieures récemment expérimentées[1]. Voici, d'après Ritter, la composition du saucisson de pois de l'armée allemande :

Un kilogramme contient :

	1re qualité. Officiers.	2e qualité. Soldats.
Matière albuminoïde.............	163,15	157,33
Amidon......................	116,26	122,60
Graisse.....................	297,00	297,00
Sels.......................	142,00	121,72

Les *sardines à l'huile* sont regardées dans la marine comme une excellente conserve pouvant remplacer la viande pendant plusieurs jours.

La *morue salée* serait avantageusement distribuée de temps en temps. Cet aliment plus riche en azote que la viande est fort apprécié dans les armées suédoise et espagnole, mais mal accepté par nos hommes.

Les *saucisses* sont souvent altérées ou constituées par des débris de viande gâtée ; elles ont causé, en Allemagne surtout, des accidents d'empoisonnement, aussi la *charcuterie* débitée dans les cantines sera-t-elle spécialement

1. Voy. *Revue militaire de l'étranger*, 1885, p. 62, et *Archives de médecine et pharmacie militaires*, 1885, t. V, p. 164.

surveillée. Les empoisonnements attribuables aux viandes altérées (*botulisme*) ont pour agents probables des alcaloïdes toxiques formés dans ces viandes (*ptomaïnes*).

D. *Blé et ses dérivés.* — (a). On trouve dans le commerce trois sortes principales de blés : les blés tendres, les blés durs et les blés demi-durs. « Les blés durs sont un peu plus riches en azote que les blés tendres (14 à 20 p. 100, au lieu 10 à 12 p. 100).

» Le blé doit être sonore, lisse, bien plein, compact, fauve ou d'un blanc jaunâtre, suivant qu'il est dur ou tendre. On doit rejeter les blés qui ont une rainure trop profonde, une odeur désagréable, une couleur brune ou d'un roux foncé, qui sont rongés par les insectes, échauffés ou fermentés. On rejettera également ceux qui ne sont pas convenablement criblés, qui sont atteints de la rouille ou charançonnés et ceux qui renferment du sable, de la paille ou des graines étrangères. Le poids de l'hectolitre de blé varie entre 71 kilogrammes et 83 kilogrammes. Les blés les plus pesants étant généralement plus riches en gluten (substance azotée) ou contenant moins de son, devront être préférés [1]. »

(b). *Farine.* — La farine de bonne qualité est d'un blanc jaunâtre et assez éclatant, douce et fraîche au toucher; elle adhère aux doigts et se laisse réduire en boulettes par la compression et le frottement; elle a une odeur et un goût agréables *sui generis*; pétrie avec le tiers ou la moitié de son poids d'eau, elle forme une pâte homogène, longue, élastique et non adhérente aux doigts.

Non épurée, la farine contient 25 p. 100 de son, lequel renferme encore un millième de matières assimilables

---

1. *Formulaire des hôpitaux militaires*, 1884.

et dont la présence, dans de certaines limites, facilite la digestion.

La falsification la plus habituelle de la farine est son mélange avec des farines de qualité inférieure (orge, seigle, maïs, fécule de pommes de terres, etc.); le microscope sert à déceler ces mixtures que démontre aussi le dosage du gluten, une bonne farine en contenant au moins 11 p. 100.

(c). Le *pain de munition* du soldat français est, depuis 1853, fabriqué avec de la farine blutée à 20 p. 100. Bien préparé il se conserve cinq jours en été et huit jours en hiver. Il doit avoir la forme d'un disque aplati sur une de ses faces et bombé sur l'autre, être, autant que possible, sans baisures, « avoir environ 270 millimètres de diamètre et 95 millimètres en hauteur. Lorsqu'il est bien confectionné, et qu'on a employé de bonnes farines de blé tendre blutées à 20 p. 100, il a une couleur franche, uniforme, tirant sur le jaune foncé; sa nuance est intermédiaire entre celles du pain de première et de deuxième qualité de la boulangerie civile; son odeur est douce, sa saveur agréable; la croûte est bien cuite, lisse et adhérente à la mie, qui, pétrie entre les doigts, ne s'y attache pas. Il est bien levé, d'une élasticité convenable, se gonfle dans l'eau et se dessèche parfaitement au contact de l'air chaud. Enfin la mie est d'un blanc légèrement jaunâtre, spongieuse, parsemée de trous d'une forme inégale et se relève lorsqu'on l'a pressé[1] ». On refusera le pain mal cuit ou brûlé, lourd, brun, compact, ayant une odeur et une saveur désagréables. Le pain de munition pèse 1ᵏ, 500 vingt-quatre heures après qu'il a été retiré du four et forme deux rations de 750 grammes chacune.

---

1. *Formulaire des hôpitaux militaires*, 1884, p. 332.

« Le pain préparé avec des farines altérées par la carie et le charbon a une couleur brune, une saveur amère et une odeur désagréable. Les blés avariés par le charançon, par l'eau ou une cause quelconque, fournissent un pain brun, amer, peu nourrissant et par conséquent impropre à l'alimentation du soldat[1]. »

Le pain est quelquefois altéré par des champignons ou des infusoires qui lui donnent des colorations spéciales : il est alors à rejeter, tout aussi bien que le pain qu'on a fait lever à l'aide du sulfate de cuivre.

Le pain de munition de notre soldat est le meilleur qui soit fourni aux troupes européennes : le blutage de la farine qui sert à sa confection est combiné de telle façon qu'il est nutritif et suffisamment blanc; il se digère facilement pourvu qu'il soit un peu rassis.

Le *pain de soupe* est choisi parmi des pains plus blancs. Il est généralement acheté directement par les ordinaires en temps de paix et toujours en campagne. Il est moins nutritif que le pain de munition, car une petite proportion de son (outre que le son renferme de l'azote) communique au pain une substance aromatique et surtout une résistance à une dissolution digestive trop rapide, ce qui favorise l'assimilation.

(d). *Biscuit*. — Le biscuit n'est qu'un pain incomplètement levé et peu riche en eau, capable de se conserver plus longtemps que le pain ordinaire. « On reconnaît que le biscuit de munition est bien préparé aux caractères suivants : il a une couleur fauve pâle, une odeur et une saveur agréables; sa surface présente plusieurs trous et n'est pas boursouflée; il est sonore, cassant, parfaitement sec, serré et uni et comme feuilleté, il ne présente pas les cavités que l'on remarque dans la mie du pain, la croûte

----

1. *Formulaire des hôpitaux militaires*, 1884.

est peu épaisse; le biscuit de bonne qualité a une cassure nette, ne s'émiette pas et se gonfle dans l'eau; il est parfaitement cuit dans toute son épaisseur sans être brûlé. Les galettes ont une forme carrée; le poids est environ de 200 grammes; il peut varier de 185 à 215 grammes. Le biscuit est préparé généralement avec la farine de blé tendre blutée à 20 p. 100 [1] ». Trois et demi à quatre galettes font une ration de 735 grammes comprenant le biscuit de table et celui de soupe.

Le biscuit est d'une digestion plus difficile que le pain : il ne doit jamais être pris qu'après ramollissement dans un liquide; son usage continu amène fréquemment la diarrhée. Il est moins mauvais quand il est mêlé à la décoction de café (*turlutine*).

« Il est convenable, surtout pour des hommes à qui la guerre a fait éprouver des privations, de n'ordonner la distribution des biscuits qu'une fois sur trois jours [2]. »

(e). Le *pain biscuité* est un intermédiaire entre le pain et le biscuit. Il se conserve de quinze à vingt jours et se transporte sous forme de pains formant deux rations de table.

Le pain ou ses analogues ne saurait longtemps faire défaut à une armée en campagne, aussi l'approvisionnement en blé, farine ou pain et la cuisson du pain constituent-ils un des plus graves soucis de l'administration militaire pendant les guerres. C'est pourquoi l'hygiène ne peut trop approuver les tentatives vraiment heureuses faites dans ces dernières années pour munir nos armées d'un matériel de boulangerie en campagne. Nous possédons aujourd'hui un four en fer et tôle démontable, *transportable* par voi-

---

1. *Formulaire des hôpitaux militaires*, 1884.

2. Scouteten, *Rapport sur l'emploi du biscuit*, in *Mémoires de méd. chir. et pharm. milit.*, 1re série, t. XVIII, 1856, p. 406.

ture ou par mulets et un four *locomobile*, sortis tous deux des ateliers de MM. Geneste, Herscher et Somasco.

E. *Légumes*. — On entend par ce mot la plupart des plantes en usage dans l'alimentation. On peut distinguer : (a) les *légumes féculents* et (b) les *herbacés*.

(a). Les graines des légumineuses sont riches en azote, mais leur enveloppe ne laisse que difficilement pénétrer l'eau dans leur intérieur, ce qui rend leur cuisson difficile, et comme cette enveloppe est réfractaire à l'action digestive, ils sont souvent péniblement assimilables ; il appartient néanmoins aux commandants de compagnie, tant pour améliorer que pour varier le régime alimentaire de leurs hommes, de faire entrer les légumes féculents en quantité aussi grande que possible dans les distributions. Les *haricots*, les *pois*, les *fèves*, les *lentilles* appartiennent à cette catégorie. On doit y ranger aussi le *riz*, auquel on a attribué une valeur nutritive supérieure à celle qu'il a réellement mais qui est néanmoins très utile en campagne. On ne le cuira jamais assez pour qu'il ait perdu sa forme.

Les *pommes de terre*, riches en amidon mais pauvres en azote, ne sont pas très nutritives ; mais elles sont très avantageusement associées à la viande ou au laitage.

(b) Les *légumes herbacés*, tous très riches en eau, contiennent de l'albumine, de la légumine, du sucre, de la dextrine, des sels et des acides qui aident la digestion. Leur distribution régulière empêche le scorbut : aussi le règlement dit-il que, « autant que possible, on fait usage de légumes rafraîchissants ». Il importe cependant de ne pas oublier qu'ils sont bien moins riches en azote que les légumes secs.

« Dans le midi de la France, les pommes de terre et les légumes frais sont de médiocre qualité de la fin d'avril à la fin de juin, aussi les ordinaires n'en achètent-ils presque plus. En juillet ils abondent de nouveau, tandis que dans les régions du nord, ils deviennent mauvais et rares. En raison des facilités actuelles de transport, ne pourrait-on pas exiger des fournisseurs d'assurer partout une ration de bonne qualité, à toutes les époques de l'année[1] » ?

Les *champignons* sont très nourrissants mais la densité des tissus qui les composent les rend indigestes. La détermination des espèces vénéneuses exige une connaissance pratique très approfondie.

Les *conserves de légumes* usitées dans les hôpitaux militaires, dans des circonstances exceptionnelles, ne sont pas encore entrées dans l'alimentation normale des troupes françaises en campagne. Les Allemands ont fait usage dans leurs dernières campagnes de l'*Erbswurtz* (saucisson de pois) (Voy. p. 145). Ils distribuent avantageusement de la *choucroute*, conserve économique à introduire dans nos casernes.

F. *Fruits.* — Les fruits n'entrent pas dans le régime alimentaire du soldat, mais il se fait trop souvent aux environs des casernes un commerce de fruits insuffisamment mûrs dont officiers et médecins se préoccupent chaque année.

Les fruits arrivés à maturité et pris avec modération sont très utilement ajoutés aux repas : par leurs acides, ils facilitent la digestion et sont, pour leur pouvoir alimentaire, généralement comparables aux végétaux herbacés ; mais pris avec excès, surtout lorsqu'ils n'ont pas atteint leur complète maturité, ils causent des entérites et même de véritables dysenteries.

G. *Condiments.* — Ce sont des substances qui, mêlées aux autres aliments, en facilitent la digestion, en rendant plus active la sécrétion des sucs digestifs.

Le plus important d'entre eux est le *sel de cuisine* (chlorure de sodium) qui doit être pris à doses modérées

---

1. Antony, *loc. cit.*

(15 à 20 grammes par jour), mais dont l'abstinence cause un état de langueur particulier et une des privations les plus pénibles qu'on puisse imaginer, comme l'ont constaté tous ceux qui en ont manqué pendant le siège de Metz en 1870.

Le *sucre* est un condiment et en même temps un aliment respiratoire ; pris en excès, il fatigue l'estomac, consommé avec modération, il facilite la digestion.

Les condiments sucrés, acides ou aromatiques, ont tous leurs avantages, pourvu que leur usage ne dégénère pas en abus capables d'amener des inflammations des voies digestives.

On peut encore ranger parmi les condiments l'*axonge* ou *saindoux* et le *beurre*. L'axonge doit être blanche, légèrement grenue, de consistance ferme, variable suivant le climat et la saison, sans odeur forte et sans saveur marquée. Il ne faut jamais la laisser séjourner dans des vases de cuivre. — Le beurre de bonne qualité est jaune mat, d'une odeur agréable et d'un goût délicat. On le falsifie de bien des façons, notamment en y incorporant de la margarine (Voy. *Formulaire pharmaceutique de 1884, p. 347*).

H. Le *café*, depuis nos dernières campagnes, est tout à fait entré dans les habitudes de notre armée. On en distribue régulièrement le matin (soupe de café) et la plupart des corps de troupe *transforment* en café l'indemnité représentative d'eau-de-vie qu'ils touchent en été. Cette allocation est permanente en Algérie et l'on peut dire toujours perçue sous forme de café, car c'est surtout dans les pays chauds et marécageux qu'il est utile : il rend l'homme moins sensible à l'action des miasmes palustres et l'aide à supporter la chaleur. Cependant une décision présidentielle du 10 mars 1877 réduit à six semaines (du 15 juillet au 31 août) pour les garnisons du Midi, l'allocation représentative d'eau-de-vie qu'on avait coutume de faire en été.

Le café renferme 9^{gr},06 de matières azotées pour 100 grammes de café torréfié et joint à son action stimulante les qualités d'un véritable aliment; de plus il diminue les combustions organiques et mérite le nom d'*aliment d'épargne* (Marvaud). L'installation réglementaire dans les cuisines de nos casernes, depuis 1876, des *percolateurs*, indique l'importance que le café a prise dans l'alimentation du soldat.

« La bonne qualité du café cru se reconnaît aux caractères suivants : les grains doivent être pleins, entiers, égaux, secs, durs, sonores, lisses et difficiles à casser sous la dent, d'une couleur franche et uniforme, d'une odeur parfumée, d'un goût sans âcreté, fortement herbacé, participant de l'arôme qui doit se développer abondamment par la torréfaction. Le café ne doit pas être torréfié au four et ne doit pas être grillé plus de huit jours avant sa consommation » (art. 386 inf., 380 cav. du décret du 28 décembre 1883).

I. Le *thé* est très en usage chez les peuples du Nord, dans l'armée russe et dans l'armée anglaise. Sir Garnet Wolseley, dans son expédition contre les Ashantis, a absolument substitué son emploi à celui des liqueurs alcooliques. En Tunisie, les compagnies ont été autorisées à percevoir du thé fourni par le service des subsistances : on y ajoutait de l'alcool, mais l'emploi du thé seul eût été préféré par les médecins du corps expéditionnaire. Tous ont loué les avantages d'une boisson aromatique qui, à l'instar du café, est non seulement un stimulant mais encore un aliment d'épargne.

J. *Lait, fromages, œufs*, etc. — Le *lait*, qui n'entre qu'accidentellement dans le régime du soldat, est un aliment complet, généralement très bien digéré, mais malheureusement souvent falsifié et pouvant être le véhicule des germes morbides (fièvre typhoïde), etc. : ce qui nécessite une assez grande surveillance dans son emploi.

Les *fromages frais* ou non fermentés diffèrent peu de la crème. Les *fromages fermentés* sont riches en azote et peuvent être utilisés comme aliments pour des estomacs robustes. Le *fromage de gruyère* renferme 5 p. 100 d'azote alors que la viande n'en contient que 3 p. 100. Ils devraient être plus souvent donnés aux hommes.

Les *œufs* fournissent un aliment nourrissant et excellent dont la cherté prive malheuresement nos soldats.

Le *macaroni* est un féculent très facilement utilisable.

Le tableau inscrit à la page 155 est emprunté à Payen : il indique la composition en principes élémentaires des principaux aliments.

§ 5. — Boissons

Nous étudierons sous ce titre : *L'eau envisagée comme boisson* et les *liqueurs alcooliques*.

A. *Eau*. — Toutes les eaux peuvent être classées en :

1° Eaux douces $\begin{cases} \alpha \text{ courantes.} \\ \beta \text{ stagnantes.} \end{cases}$

2° Eaux de mer;

3° Eaux minérales[1].

Nous n'avons à nous occuper que des eaux douces.

(a). *Eaux douces en général*. — Les *eaux de pluie* coulent à la surface du sol ou le pénètrent plus ou moins profondément pour ensuite reparaître à la surface sous forme de sources. Suivant la profondeur à laquelle les eaux auront pénétré, suivant les terrains qu'elles auront traversés, la température et la composition chimique des *eaux*

______

1. A. Proust, *Traité d'hygiène publique et privée*, Paris, 1877, p. 412.

TABLEAU INDIQUANT LA VALEUR NUTRITIVE
DE DIFFÉRENTS ALIMENTS.

DÉSIGNATION.	AZOTE[1].	CARBONE.	GRAISSE[2].	EAU.
Viande de bœuf sans os	3.000	11.00	2.00	78.00
Bœuf rôti	3.528	17.76	5.19	69.89
Morue salée	5.020	6.00	0.38	47.02
Sardines à l'huile	6.000	7.00	9.36	46.04
Harengs salés	3.110	23.00	12.72	49.00
Œuf de poule	1.900	13.50	7.00	80.00
Lait de vache	0.660	8.00	3.70	86.50
Fromage de Brie	2.930	35.00	25.73	45.25
Fromage de Gruyère	5.000	38.00	21.00	40.00
Fromage de Hollande	4.800	43.54	27.54	36.10
Fèves	4.500	42.00	2.50	15.00
Haricots	3.920	43.00	2.80	9.90
Lentilles	3.870	43.00	2.60	11.50
Pois secs ordinaires	3.660	44.00	2.10	8.30
Blé dur du Midi	3.000	41.60	2.10	12.00
Blé tendre	1.810	39.00	1.75	14.00
Farine blanche de Paris	1.640	38.50	1.80	15.00
Farine de seigle	1.750	41.00	2.25	15.00
Orge d'hiver	1.900	40.00	2.20	13.00
Maïs	1.700	44.00	8.80	12.00
Sarrasin	2.200	42.50	2.84	12.00
Riz	1.800	41.00	0.80	13.00
Pain de munition ancien[3]	1.070	28.00	1.50	41.00
Pain de munition nouveau[4]	1.200	30.00	1.50	35.00
Pain de farine de blé dur	2.200	31.00	1.70	37.00
Pommes de terre	0.330	11.00	0.10	74.00
Ignames, patates de l'Algérie	0.390	13.00	0.30	77.00
Carottes	0.510	5.50	0.15	88.00
Châtaignes ordinaires	0.640	35.00	4.10	26.00
Café (infusion de 200 grammes[5])	1.100	9.00	0.50	975.00
Thé (infusion de 20 grammes)	0.200	2.10	0.04	995.00
Chocolat	1.500	58.00	26.00	8.00
Bière forte	0.080	4.50	»	90.00
Alcool pur à 100°	»	52.00	»	»
Eau-de-vie commune	»	27.00	»	49.00
Vin	0.015	4.00	»	90.00
Couscous des Arabes	3.000	42.00	2.00	12.00
Beurre ordinaire	0.640	83.00	82.00	14.00
Huile d'olive	Traces.	98.00	96.00	2.00
Lard	1.180	71.14	71.00	20.00

1. Les nombres de cette colonne multipliés par 6.5 donnent le poids
en matière azotée.
2. La quantité de graisse varie de 2 à 20 p. 100.
3. Avec le blutage, à 12 p. 100.
4. Avec le blutage à 20 p. 100.
5. Infusion de 100 grammes de café torréfié à la couleur blonde.

de sources seront variables, de telle sorte que c'est en réalité la connaissance de cette composition qui déterminera la valeur de l'eau de source comme boisson. Il en est de même de l'eau fournie par les *puits artésiens* qui ne sont que des sources artificielles.

L'eau qui coule du haut des montagnes, provenant de la *fonte des glaces et des neiges*, est généralement mauvaise en haut de la montagne, où elle n'est ni assez aérée ni assez minéralisée ; elle peut devenir bonne durant son parcours ou se trop charger de principes étrangers.

Les *rivières* comme les *fleuves* ont pour origine des eaux de sources ou provenant de la fonte des neiges, mais ces eaux subissent de nombreuses modifications pendant leur cours : les terrains qu'elles traversent, les impuretés de tout genre qu'elles reçoivent, font singulièrement varier leur composition, et c'est encore à l'analyse chimique qu'il appartient de fixer les limites de leur utilisation, après que l'hygiène publique aura cherché à les rendre potables sur la plus grande partie de leur trajet.

L'*eau de citerne* est généralement très riche en matières organiques : elle s'en est chargée sur les toits qu'elle a balayés sous forme d'eau de pluie. A la campagne, les *puits* suffisamment éloignés des fumiers, etc., fournissent souvent une bonne eau potable, mais à la ville, l'eau de pluie est généralement saturée de toutes les impuretés des terres voisines ; l'eau d'*étang* est le plus souvent très riche en matières organiques.

Il y a donc lieu, chaque fois que l'on veut déterminer la valeur d'une eau comme boisson, d'en faire l'analyse complète. L'*analyse chimique* indiquera sa richesse en sels et en gaz. L'*analyse micrographique* (grossissement nécessaire : 1000 à 1200 diamètres) dévoilera notamment les bactéries qui révèlent toujours un certain degré d'impureté, les œufs d'entozoaires, les filaires de Médine, etc.

et, à un grossissement bien moindre, les sangsues si communes en Algérie et qui, avalées à l'état filiforme, pourront se fixer au pharynx et amener une anémie parfois grave ou des symptômes d'asphyxie. *L'analyse biologique* permettra de doser les germes des proto-organismes dont la connaissance importe tant à l'hygiéniste; le lecteur en trouvera les principes exposés dans un mémoire de A. Proust[1], et dans un travail récent de Vallin[2].

Au point de vue de l'analyse chimique, d'après Parkes, l'eau *pure et salubre* renferme 0^{gr},114 de matières fixes par litre, sauf le carbonate de chaux qui peut s'élever à 0^{gr},2. Le sulfate de chaux, les nitrates et l'ammoniaque doivent ne s'y trouver qu'à l'état de traces, les nitrites ne pas s'y rencontrer. Quand les matières fixes sont de 0^{gr},43 par litre, représentées par le carbonate de chaux et de soude, le sulfate de soude et de magnésie, avec quelques traces d'ammoniaque, de nitrates et de nitrites, l'eau est encore *utilisable*. Elle est *suspecte* quand les matières fixes dépassent 0^{gr},43 par litre et que les réactions décelant les matières azotées sont bien nettes; elle est *impure* quand il y a plus de 0^{gr},7 de matières fixes.

Il importe de surveiller d'une façon particulière les eaux amenées par des conduites en plomb; plus l'eau est pure, plus elle attaque le plomb, et elle se charge alors d'un carbonate de plomb toxique.

L'eau potable n'est pas l'eau pure; elle doit au contraire renfermer quelques sels qui lui donnent de la saveur et de l'air qui la rend digestible.

En marche ou en campagne les analyses sont impos-

1. A. Proust, *Appréciation de la valeur des eaux potables à l'aide de la culture dans la gélatine.* Mémoire lu le 31 octobre 1884 à l'Académie de médecine.

2. E. Vallin, *L'analyse biologique des eaux potables. Revue critique* in *Revue d'hygiène et de police sanitaire*, 1884, t. VI, p. 922 et 1024.

sibles, il sera prudent au moins de s'en référer à la connaissance qu'ont généralement de la valeur des eaux les habitants du pays et de se rappeler les qualités physiques généralement requises par les auteurs pour permettre de déclarer que l'eau dont il s'agit est potable; au besoin on devra la purifier par des moyens à sa portée.

« L'eau est potable quand elle est limpide, aérée, douce, froide en été, tiède en hiver, sans odeur, d'une saveur fraîche, vive, agréable; elle ne doit être ni fade, ni piquante, ni salée, ni douceâtre, ni acerbe, ni sulfureuse; elle doit bouillir sans se troubler, ni former de dépôt; cuire les légumes secs et les viandes sans les durcir, dissoudre le savon sans former de grumeaux; elle ne doit occasionner aucune pesanteur ni trouble dans les digestions » (Michel Lévy).

La limpidité de l'eau semble exclure l'idée qu'elle renferme en suspension une quantité considérable de matières organiques; néanmoins, une eau limpide peut contenir une proportion de ces matières suffisante pour qu'elles soient nuisibles; la saveur ou l'odeur en est alors généralement désagréable et le résidu résultant de l'évaporation dépasse un demi-millième. La qualité de bien cuire les légumes prouve que l'eau ne renferme pas une trop grande quantité de sels de chaux dont la combinaison avec les principes albumineux des plantes forme un composé insoluble qui ne laisse pas l'eau pénétrer complètement les légumes. Quand, avec le savon, il se forme un précipité grumeleux, c'est encore que l'eau est riche en sels de chaux dont la base a déplacé la potasse ou la soude du savon pour former un savon insoluble de chaux. Le trouble par l'ébullition est dû le plus souvent à l'expulsion de l'acide carbonique, grâce à la présence duquel des carbonates généralement calcaires étaient tenus en solution. Ces eaux sont dites *dures* ou *crues*.

On donne le même nom et le nom de *séléniteuses* aux eaux riches en sulfate de chaux et de magnésie. L'eau est *saumâtre* quand elle contient plus de $0^{gr},50$ de sels de soude par litre.

Les eaux très séléniteuses et surtout magnésiennes, comme le sont celles des oasis du Sahara, irritent le tube digestif et amènent des entérites ; les eaux mal aérées se digèrent péniblement. Mais les éléments étrangers les plus dangereux de l'eau prise comme boisson sont les matières organiques. On a accusé l'eau puisée dans les marais de causer la fièvre palustre ; les travaux de Colin et Arnould font penser que cette eau engendre seulement la dysenterie. Cependant l'eau a pu être le véhicule de germes morbides du choléra, de la fièvre typhoïde, etc., lorsqu'elle a été souillée par les déjections de malades, les infiltrations provenant de latrines, d'égouts, etc. Dans des conditions analogues l'eau peut aussi se charger d'œufs de ténias et d'autres parasites.

(*b*). *Rôle biologique de l'eau et règles hygiéniques relatives à son emploi.* — L'eau fait partie de tous les tissus, de toutes les humeurs du corps humain qui en renferme environ 60 p. 100. Elle est absolument indispensable à la vie ; c'est l'eau qui dissout toutes les matières qui pénètrent dans l'organisme et qui les transporte à la cellule vivante ; elle sert à l'imbibition de tous les tissus sans laquelle ceux-ci n'auraient ni souplesse, ni élasticité, ni imperméabilité, ni conductibilité électrique ; enfin par son évaporation à la surface de la peau elle est le régulateur de la chaleur animale.

Un adulte rejette en moyenne par jour 2500 grammes à 3000 grammes d'eau en parties à peu près égales par les urines d'une part, la peau et les poumons d'autre part. La moitié de l'eau ainsi perdue est généralement restituée par les aliments, l'autre doit l'être nécessairement par l'eau de boisson. Les aliments herbacés diminuent le besoin d'eau de boisson, tandis que les substances salées et même sucrées l'augmentent, tant par la nécessité de leur dissolution que par leur action irritante sur la muqueuse digestive.

« De tous les liquides, l'eau est certainement celui qui amortit le mieux la soif, surtout lorsqu'elle est assez fraîche; prise en quantité modérée, elle stimule l'estomac, mais si sa température est trop basse, elle agace les dents, détermine dans l'arrière-gorge et à l'épigastre une sensation de froid, se confondant presque avec celle que donnerait une brûlure; la réaction ne se fait pas attendre chez les individus vigoureux, mais chez les malingres elle provoque des congestions durables dans différents organes et peut déterminer des pleurésies, des pneumonies, des néphrites, etc. En été, lorsque la température générale est élevée, que les hommes sont en pleine transpiration, l'ingestion d'une certaine quantité d'eau froide ou même relativement tiède détermine une vive irritation de tout l'appareil gastro-intestinal, avec diarrhée, vomissements; souvent même, si les évacuations sont abondantes, on observe la cyanose, les crampes et toute la série des phénomènes cholériformes, quelquefois mortels. Dans l'armée ces accidents sont excessivement fréquents; ils se produisent pendant les marches, au retour de l'exercice, etc.; les hommes se précipitent sur les pompes, les puits, les mares d'eau saumâtre même, se gorgent d'eau et ne tardent pas à ressentir les effets de leur imprudence. On comprend sans peine que les officiers et sous-officiers doivent veiller attentivement sur leurs hommes, les mettre en garde contre les dangers auxquels ils s'exposent et user de toute leur autorité pour les prévenir. Au besoin, des factionnaires, placés auprès des prises d'eau, auront la consigne d'interdire à un même individu d'en recueillir plus d'une quantité donnée. Lorsque l'estomac contient des aliments, l'ingestion d'eau froide est moins dangereuse; elle agit alors moins directement sur la muqueuse et s'échauffe par son mélange avec la masse chymeuse. Dans tous les cas, il est bon de ne la boire qu'à petits coups et de la conserver dans la bouche un certain temps pour l'échauffer. L'eau tiède est fade, ne désaltère pas, elle frappe d'atonie la muqueuse gastrique, ralentit la digestion et par son usage prolongé détériore tout le tube digestif. Il est vraisemblable que beaucoup de diarrhées, d'embarras gastriques observés chez les militaires, sont causés par l'ingestion de l'eau conservée dans les chambres de caserne ou par celle des camps. L'eau chaude et non aromatisée est presque impossible à boire, elle n'est jamais ingérée comme boisson[1]. »

La température de l'eau la plus favorable pour l'usage est celle qui se rapproche de la température moyenne annuelle du lieu et ne s'en écarte jamais sensiblement (9° à 11°). On supporte à la rigueur de l'eau d'une température variant entre 5° et 15°. Au-dessous de 5° l'eau est offensive pour beaucoup d'estomacs. Au-dessus de 15° elle ne rafraîchit pas et provoque la nausée[2]. L'action de l'eau froide ou glacée est d'autant plus marquée que les individus sont plus surmenés.

L'eau doit *rafraîchir*, et alors elle produit une légère stimulation de l'organisme, mais ne jamais *refroidir*. Les Chinois arrivent à cette stimulation par l'absorption du thé très chaud (Morache).

L'eau est la seule boisson habituelle du soldat. On peut vivre et fournir du travail en n'usant pas d'autre boisson

1. Morache, *loc. cit.*, p. 831.
2. Arnould, *loc. cit.*, p. 897 et article EAU du *Dictionnaire encyclopédique des sciences médicales.*

que de l'eau, mais les dangers provenant de son usage mal réglé ont engagé à faire prescrire, pour les corps de troupes, des boissons dites *hygiéniques*. « Pendant la saison des chaleurs, l'eau que les hommes boivent doit être assainie au moyen d'eau-de-vie ou remplacée par une boisson rafraîchissante ou tonique » (art. 358 inf., 351 caval., du décret du 28 décembre 1883). Nous avons fait remarquer (p. 132) que le plus souvent l'indemnité pour achat d'eau-de-vie concédée aux troupes en été leur sert à acheter du café. Le général Lewal a proposé une boisson préparée de la façon suivante : quand les marcs de café sont encore chauds, on y ajoute 400 grammes de café frais pour un bataillon et l'on y verse de l'eau; dès que l'ébullition a eu lieu, on décante dans les barils en y mêlant 100 grammes de réglisse, 5 citrons ou un peu d'acide citrique ou d'alcool, puis on remplit d'eau de manière à avoir un litre par homme. La boisson préconisée par le Comité d'hygiène de France (rhum 40 grammes, teinture alcoolique de gentiane 4 grammes pour un litre d'eau) ou une solution de $0^{gr},50$ par litre d'eau bouillie ou non de glycérhizate d'ammoniaque nous semble préférable au *sirop de Calabre* souvent employé dans les régiments.

En tout cas, il importe à la bonne éducation militaire, surtout pour les troupes en expédition dans les pays chauds, que le soldat prenne l'habitude de boire rarement et sache résister à la soif. « Cette résistance est possible dans des limites raisonnables, avec la volonté. Quelques-uns y ajoutent le palliatif d'un brin d'herbe ou de bois mâchonné pour exciter la salivation. » Il est utile de faire boire régulièrement les soldats à intervalles convenables, réglés sur la saison (Arnould). Pendant la guerre de 1870-1871, lorsqu'il s'agissait de renouveler sans désordre la petite provision d'eau potable que transportait une troupe allemande en marche, « des détachements commandés par un officier étaient envoyés en avant dans les localités et faisaient remplir des seaux que l'on plaçait de chaque côté de la route. Les flanqueurs remplissaient en passant le couvercle de la marmite et le passaient aux hommes du centre[1] ».

(c). *Correction et purification de l'eau.* — Dans les pays chauds, et chez nous en été, il est souvent utile d'abaisser la température de l'eau ; les *alcarazas* ou *gargoulettes*, ou bien des procédés analogues basés sur le froid produit par l'évaporation (bouteille entourée d'une chemise de laine maintenue humide, etc.) sont les plus économiques.

L'addition de glace est en usage dans nos villes et, pourvu que l'eau glacée soit prise pendant les repas et à petites doses, elle n'a pas grand inconvénient sur la plupart des organismes; chez quelques sujets cependant l'usage de la glace amène de l'entérite.

Lorsque l'eau est troublée par des corps solides tenus en suspension, il est nécessaire de la *filtrer*, c'est-à-dire de lui faire traverser des substances poreuses capables d'arrêter les impuretés au passage. Les filtres sont *clarifiants* lorsqu'ils sont composés de corps agissant d'une façon exclusivement mécanique, comme les grès, le sable, le gravier, des masses poreuses de laine dégraissée par l'ébullition dans la lessive, des éponges, etc.; ou *purifiants* lorsqu'ils utilisent les propriétés purificatrices du charbon ou d'un autre agent.

Un filtre fréquemment employé en campagne est celui qu'on fabrique à l'aide d'une couverture pliée et suspendue en forme d'entonnoir. C'est un mode de filtration rapide mais évidemment imparfait.

1. Zuber, *Histoire médicale de la guerre de* 1870-1871 (*armée allemande*) d'après le *Sanitätsdienst bei den deutschen Heeren im Krieg gegen Frankreich*, 1870 (*Archives de méd. et de pharm. milit.*, 1884, t. IV, p. 318).

L'instruction du 12 septembre 1881 du Conseil de santé, *sur les moyens de corriger l'insalubrité des eaux potables*, indique le mode suivant de *filtration lente*.

« On place un tonneau défoncé debout sur un chantier assez élevé. Ce tonneau est percé à sa partie inférieure d'un trou dans lequel on enfonce un roseau qui sert de tuyau de décharge. On remplit à moitié le tonneau de cail-

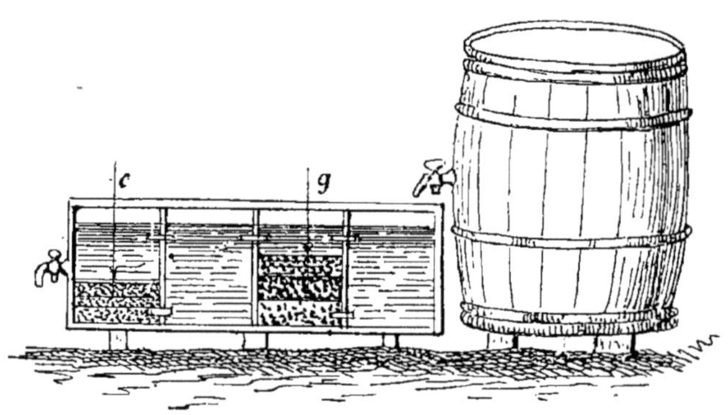

Fig. 17. — Filtre de campagne donnant deux filtrations successives. L'eau à filtrer s'écoulant du baril, passe dans une caisse dans laquelle sont ménagés quatre compartiments communiquant le premier avec le deuxième et le troisième avec le quatrième par un orifice inférieur, tandis que les deux moyens communiquent entre eux par un orifice supérieur. La filtration s'opère de bas en haut dans les compartiments *g* et *c* où sont placés du gravier et du sable.

loux de plus en plus petits et on termine par une couche de sable fin de rivière. » On peut rendre cet appareil plus actif « en interposant dans la couche de cailloux un lit de charbon de bois concassé, ou plus simplement en laissant flotter ce charbon dans l'eau qui remplit la partie supérieure du tonneau, qu'il est bon de munir d'un couvercle ».

Les figures 17 et 18, empruntées au *Traité d'hygiène militaire* de Morache, font connaître des filtres de campagne souvent utilisés.

Tous les filtres ont besoin d'être lavés fréquemment.

L'exposition d'hygiène de Londres de 1884 a mis en

relief deux filtres supérieurs à tous les autres, le *filtre Chamberland* et le *filtre Maignen*.

Dans le premier, l'eau passe à travers des cylindres (bougies) de porcelaine dégourdie ou biscuit et l'on sait, par les expériences de Pasteur, que cette substance arrête les microbes. Ce filtre serait parfait s'il n'exigeait pas une certaine pression (1 à 4 atmosphères), si le passage de l'eau n'était pas très lent et si la porcelaine dégourdie

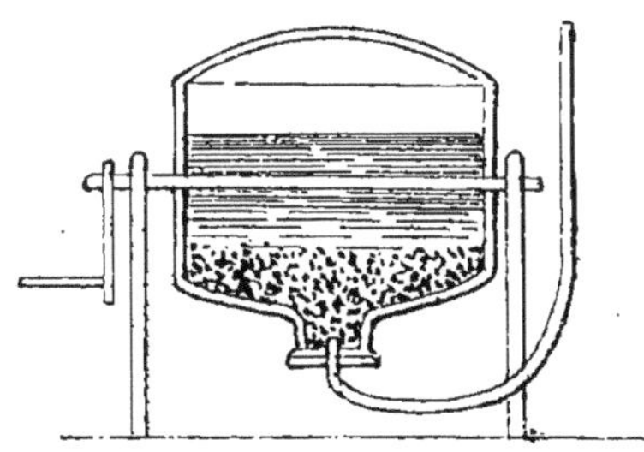

Fig. 18. — Filtre de campagne mobile sur son axe.
La filtration s'opère de bas en haut. Pour laver les masses filtrantes on enlève le tuyau de conduite, on ferme l'appareil et on lui imprime quelques mouvements de rotation.

n'était pas très fragile. En tout cas ce filtre n'est utilisable que dans les installations fixes [1].

Les principales dispositions du filtre Maignen sont indiquées par les figures 19 et 20. La filtration a deux agents : *a)* une poudre (carbo-calcaire) de charbon préparée d'une façon particulière, réduite en particules impalpables ; — *b)* une toile d'amiante, dont le tissage représente un assemblage énorme de fibres, d'où résulte une surface filtrante extrêmement considérable : si bien que le filtre Maignen offre cette particularité, de ne pas laisser passer les solutions des sels métalliques (sans qu'il entrave cependant le

1. Voy. Miquel: *Rapport sur le filtre Chamberland* in *Revue d'hygiène et de police sanitaire*, t. VII, 1885, p. 536.

passage des solutions des sels terreux). Ce fait prouve la puissance du filtre, mais on conçoit que cette séparation des sels en dissolution dans l'eau ne saurait durer long-temps sans lavage de l'appareil. Ce lavage est du reste facile et l'amiante étant incombustible, la purification anti-

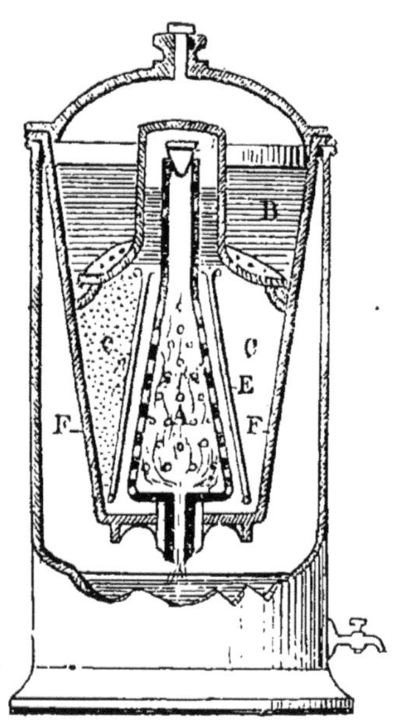

Fig. 19. — Filtre Maignen.
(Filtre de ménage utilisable dans les installations militaires sédentaires.)
A, entonnoir en porcelaine percé de trous et revêtu de toile d'amiante E, — B, espace où l'on verse l'eau à filtrer dans le vase F, — C, espace occupé par la poudre carbo-calcaire laquelle ne tarde pas à se loger en partie dans les mailles de la toile d'amiante.

microbienne peut être parfaite. MM. Maignen ont donné à leur filtre des formes diverses utilisables dans les armées en campagne; en Égypte, l'armée anglaise se sert des filtres Maignen depuis 1883; il en est sous formes de réservoirs, transportables par des voitures; d'autres modèles peuvent être chargés à dos de mulets (Voy. fig. 20), et sont destinés aux ambulances, etc., ou constituent des filtres individuels commodes pour les hommes et les officiers.

En Allemagne on fait usage du *filtre Jacob* (*Sanitätsbericht* de 1878). Il est formé d'un tonnelet de bois qui con-

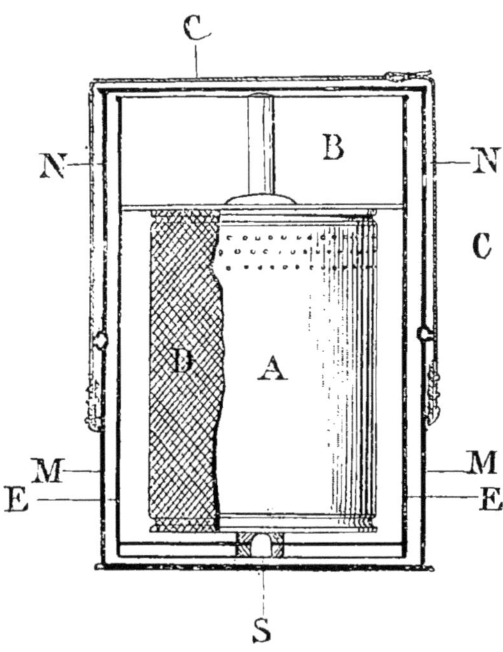

Fig. 20. — Filtre Maignen. — Modèle dit *filtre à baquets*, transportable à dos de mulet, utilisable dans les ambulances, les corps de troupes, etc.

L'appareil est représenté en coupe, emboîté dans deux baquets métalliques M et N, pouvant être saisi et amarré à l'aide de la corde [C, ou mieux encore placé dans un panier en osier qui le protègera entre les chocs.

Pour s'en servir on déboîte les baquets M et N : l'un d'eux est placé en dessous de l'orifice S de sortie de l'eau filtrée, l'autre sert à verser l'eau à filtrer dans l'espace E du récipient B, en fer blanc étamé qui reçoit aussi la poudre carbocalcaire. A est un châssis métallique creux revêtu de la toile d'amiante D. Ce filtre pèse 8 kilogrammes ; il peut filtrer de 25 à 40 litres par heure.

tient des couches de pierres, du charbon, du coke, de la craie et du gravier. La filtration se fait de bas en haut. L'eau à filtrer passe préalablement à travers un tuyau bourré d'éponges qu'on lave à fond tous les huit jours.

A défaut de filtrage, on peut quelquefois *clarifier* les eaux par le repos. Pour hâter la clarification, on fait usage de l'alun (250 grammes pour 500 litres d'eau) : le carbonate de chaux contenu dans l'eau se décompose, il se forme du sulfate de chaux et d'autre part l'acide carbonique et l'albumine se précipitant entraînent les substances suspendues.

« Pour permettre la cuisson des légumes avec des eaux séléniteuses, on ajoute une pincée de cristaux de soude (carbonate de soude) ou de cendres par litre. Si l'eau séléniteuse doit servir de boisson, on peut, pour en favoriser la digestion, l'additionner d'un peu de liqueur alcoolique qui remédie à sa crudité. Il est probable que l'addition d'une proportion convenable de carbonate de soude l'améliorerait considérablement[1]. »

Nous ne répéterons pas ce que nous avons dit (p. 162) des boissons dites *hygiéniques*.

B. *Boissons alcooliques*. — On donne ce nom à toutes les boissons qui renferment de l'*alcool* dans une proportion plus ou moins considérable. Elles se divisent en deux groupes selon que l'alcool est le résultat 1° de la fermentation : *liqueurs fermentées*, ou 2° de la *distillation*, liqueurs *spiritueuses*.

Les boissons alcooliques doivent toutes une partie de leurs propriétés à l'*alcool*, qui a sur l'organisme une action spéciale.

L'alcool a été envisagé longtemps comme le type de l'aliment respiratoire : il se brûlait, disait-on, tout entier dans l'organisme et était éliminé sous forme d'acide carbonique. Les expériences de Perrin, Lallemand et Duroy (1860) ont démontré que, au contraire, l'alcool passe dans le foie, les parenchymes, le système nerveux et est en partie éliminé en nature. Son élection pour le

____

1. Instruction du 12 septembre 1881.

système nerveux qu'il excite d'abord puis sidère ensuite, fait de lui un agent utile parfois et souvent dangereux.

L'alcool est mieux supporté par les peuples du Nord que par ceux du Midi et il importe, pour que l'acclimatation se fasse bien en Algérie, que l'Européen y imite la sobriété de l'Arabe. L'alcool n'est cependant pas inoffensif dans les pays froids, surtout lorsqu'il est pris avec excès et à jeun. « Lorsque, pendant la retraite de Russie, l'armée, exténuée de fatigues et de privations, arrivait dans une ville, les soldats naguère si disciplinés n'écoutaient plus la voix de leur chefs ; ils forçaient les portes des magasins et mettaient lés provisions au pillage. Cela eut lieu en particulier à Wilna ; la plupart des hommes firent un usage immodéré d'eau-de-vie, ce qui multiplia, dit Larrey, le nombre des malades, fit développer la gangrène des extrémités et causa la mort de plusieurs [1]. »

L'action irritante de l'alcool sur l'estomac à jeun fait désirer que le *petit verre du matin* disparaisse absolument des usages militaires : la soupe de café le remplace très avantageusement.

L'abus de l'alcool amène l'*ivresse* qui, se répétant, mène à l'*ivrognerie*. L'*alcoolisme* est la maladie produite par l'abus de l'alcool : anatomiquement caractérisée par la dégénérescence graisseuse de tous les tissus, cette maladie, qui débute par des troubles gastriques, peut se manifester par des accidents aigus (*delirium tremens*) ou par une marche essentiellement chronique, se manifestant d'abord par des troubles digestifs et dont les termes ultimes sont la folie et la mort. L'alcoolisme se montre assez souvent chez des individus qui ne se sont jamais enivrés mais se sont empoisonnés lentement par l'usage journalier et continu d'une certaine dose d'alcool.

---

1. A. Laveran, *loc. cit.*, p. 73.

L'alcoolisme est un mal grave, dont s'émeuvent avec raison tous ceux qui s'occupent de sociologie : non seulement 20 p. 100 des aliénés de nos hospices sont des alcooliques, mais les alcooliques donnent naissance à des rejetons peu aptes à soutenir la vigueur des races.

L'alcoolisme a été longtemps une maladie militaire et l'armée française a compté bien des alcooliques parmi les remplaçants et les rengagés. Le nouveau mode de recrutement de nos soldats, la vie plus occupée de nos officiers, les progrès de l'éducation nationale tendent à faire diminuer l'ivresse aiguë et l'ivrognerie dans l'armée ; espérons que l'alcoolisme lui aussi disparaîtra, qu'il « ne pourra trouver place dans cette vie d'entraînement à laquelle l'armée doit s'astreindre [1] ».

La loi du 23 janvier 1873, qui classe l'ivresse publique parmi les contraventions ou les délits, trouve sa sanction dans la décision ministérielle du 6 mai 1873, qui édicte des punitions disciplinaires contre les militaires en état d'ivresse.

Nous indiquons page 262 les soins à donner à l'homme ivre, qui doit être considéré comme un malade, malgré le peu de sympathie qu'inspire la cause même de sa maladie.

Nous verrons, à propos des différentes liqueurs alcooliques, quelles sont les limites dans lesquelles elles peuvent être utiles ou nuisibles.

1° (*a*). *Vin*. — Le vin, outre une quantité variable d'alcool, renferme de l'eau, du sucre, de la gomme, de l'acide acétique, du tannin, du tartrate de potasse, de chaux et de soude, des chlorures de potassium et de sodium, des matières grasses, des éthers qui lui donnent son bouquet.

1. Morache, *loc. cit.*, p. 870.

Les vins sont de qualités diverses, suivant la latitude du pays où ils sont récoltés, l'exposition du terrain et la nature du cépage. D'une façon générale, les vins des pays chauds sont plus alcooliques que ceux des climats froids; les vins blancs sont plus riches en alcool que les vins rouges.

Le vin est malheureusement trop souvent adultéré. Outre les maladies propres du vin, dues presque toutes à des parasites (Pasteur) et que des soins particuliers savent éviter ou guérir, le vin **est** coupé avec d'autres vins, fréquemment falsifié par un plâtrage exagéré [1], par un vinage trop élevé, par un souffrage mal fait, etc., mais surtout par le mouillage ou par la substitution au vin d'un liquide qui n'en a que l'apparence extérieure.

Ce sont ces fraudes que le chimiste cherche à découvrir et que l'hygiène combat par tous les moyens dont elle dispose, car si le vin est utile, le vin frelaté ou artificiel n'est que de l'alcool dilué et a tous les inconvénients des liqueurs spiritueuses, sans offrir aucun des avantages réels du vin.

« Le vin ne doit avoir reçu aucune mixtion, même d'esprit-de-vin ou de toute autre substance employée quelque-

---

1. On doit refuser tout vin qui par litre contient plus de 4 grammes de sulfate de potassium : « Poggiale a rendu cette détermination très facile ; on dissout $4^{gr},781$ de chlorure de baryum dans de l'eau aiguisée par de l'acide chlorhydrique (1 cent. cube de liqueur correspond à $0^{gr},004$ de sulfate de potassium). Il suffit maintenant d'ajouter à 10 cent. cubes de cette solution, 10 cent. cubes de vin ; le liquide filtré ne doit plus précipiter par une nouvelle addition de liqueur titrée sans quoi la limite de tolérance est dépassée » (Ritter, *Manuel de chimie pratique*, Paris, 1874, p. 267). Voy. *Formulaire pharmaceutique des hôpitaux militaires*, p. 312. — La détermination de la richesse alcoolique d'un vin se fait aisément à l'aide de l'appareil de Salleron. — Voy. aussi Armand Gautier. *De la sophistication des vins* (3e édition, Paris 1884).

fois pour lui donner une force, une couleur ou une qualité apparentes. Il doit être droit en goût et parfaitement limpide » (art. 386 inf., 380 cav., du décret du 28 décembre 1883.)

On doit rejeter les vins acides ou plats ainsi que ceux dont la saveur alcoolique persiste seule après la dégustation.

Le vin pur ne désaltère pas mais irrite la soif. Très étendu d'eau, il constitue une boisson extrêmement désaltérante. Pris en quantité modérée, il stimule l'organisme et facilite la digestion. Sa valeur stimulante, il la doit non seulement à l'alcool, mais encore aux autres principes qu'il contient. Ce n'est pas un aliment, il soutient sans nourrir et la stimulation qu'il produit est variable suivant les espèces. Les vins peu alcooliques, ceux du Bordelais, par exemple (6 à 13 p. 100 en volume d'alcool) stimulent peu. Les plus alcooliques au contraire, comme ceux de la Bourgogne et surtout de la vallée du Rhône, du Roussillon, qui contiennent de 11 à 16 p. 100 d'alcool, sont plus excitants. Les vins mousseux (15 à 17 p. 100 d'alcool) sont très excitants et ne doivent être pris qu'en petite quantité; ils joignent à l'action de l'alcool l'influence stimulante de l'acide carbonique qu'ils contiennent.

« Parmi tous les agents auxquels l'homme peut s'adresser de préférence, le vin est sans nul doute l'un des plus avantageux : il contient, mais à des doses modérées, un agent qui, pris isolément, est un véritable toxique, il le contient combiné avec d'autres éléments et combiné dans des conditions que la science n'a pu encore reproduire : en outre, il est un véritable aliment, car il renferme quelques portions d'azote et de plus notables de carbone. Le vin, pour les populations qui en font un usage modéré, remplace toutes les autres boissons stimulantes auxquelles, sans lui, elles auraient recours ; peut-être d'une façon inexplicable, mais bien vraie cependant, il agit même sur leur intelligence, sur leur caractère. On peut sans doute faire excès de vin, mais plus difficilement que des autres boissons alcooliques; les populations qui font un usage régulier du vin ne sont point celles où l'on observe l'alcoolisme, ce grand fléau des peuples civilisés; ceci est un fait d'observation[1]. »

C'est à cause de ses qualités que la plupart des hygiénistes militaires souhaiteraient voir le vin entrer dans le régime normal du soldat. Morache estime à environ 16 425 000 francs par an la dépense qui en résulterait pour une armée de 450 000 hommes et suppose que cette dépense serait bien réduite par la diminution des frais de maladies et surtout par le bénéfice qu'en retirerait la population tout entière.

Depuis quelques années, le vin est donné à nos troupes moins exceptionnellement qu'autrefois; en Algérie nos soldats en reçoivent fréquemment : quand il y a menace d'épidémie le commandement en concède volontiers, sur la demande des médecins, dans le but d'augmenter la résistance aux influences morbides, et le décret du 28 décembre 1883 prescrit aux capitaines d'en distribuer « toutes les fois que les fonds de l'ordinaire le permettent » (art. 358 inf., 351 cav.), la ration journalière est, dans toutes les circonstances, de 0ˡ,25.

Il sera toujours préférable de distribuer du vin ou d'autres boissons alcooliques aux hommes surtout pendant les marches, que de leur permettre d'en acheter, soit chez les cantiniers, soit surtout chez les débitants qui accompagnent l'armée : malgré la surveillance dont on ne se départira jamais sur la qualité de la marchandise livrée par les uns ou les autres, des fraudes et des excès peuvent aisément se commettre.

---

1. Morache, *loc. cit.*, p. 842.

(*b*). *Bière.* — La bière est une liqueur fermentée utilisable dans certaines conditions, pour remplacer le vin à distribuer aux troupes : c'est un aliment tonique et stimulant, très apprécié dans le Nord, mais qui, pris en excès, cause une ivresse lourde et finit par amener l'obésité, des maladies du foie, de l'estomac et des reins.

(*c*). Le *cidre* et le *poiré* pourraient aussi, dans des circonstances déterminées, être donnés à la troupe, mais leur digestion est difficile et leur valeur nutritive et stimulante est inférieure à celle du vin et de la bière.

2° Les *boissons alcooliques spiritueuses* les plus importantes sont les suivantes :

(*a*). Les *eaux-de-vie* devraient être fabriquées par la distillation du vin, mais sont obtenues le plus souvent en étendant d'eau les alcools provenant de la distillation des grains ou des pommes de terre et qui n'ont pas subi une rectification suffisante. Ces préparations de goûts divers et d'une richesse alcoolique variable (30 à 50 p. 100), mais beaucoup plus considérable que celle du vin, doivent leurs propriétés à l'alcool et aussi aux éthers qu'elles contiennent, dont quelques-uns (éther amylique) ont sur le système nerveux une action particulièrement funeste. Généralement irritantes pour l'estomac, elles ont tous les inconvénients de l'alcool et sont de plus très souvent frelatées par l'introduction de substances telles que poivre, piment, acide sulfurique, destinées à donner plus de montant à la liqueur et à masquer l'eau dont elle est étendue.

Néanmoins l'eau-de-vie de bonne qualité employée avec modération peut avoir quelque utilité dans les pays froids ou humides et est souvent un médicament précieux ; elle est distribuée aux troupes dans certaines circonstances (art. 359 inf., 352 cav., du décret du 28 décembre 1883). Elle doit alors être transparente, droite en goût et parfaitement limpide. Quand on frotte quelques gouttes entre

les mains, l'évaporation s'opère promptement et laisse un
parfum aromatique (art. 386 inf., 380 cav.). Prise à jeun
le matin, elle est toujours pernicieuse.

Dans l'armée russe, la ration journalière est de 140
grammes Schmulerritoct, au congrès de Copenhague (1884),
a fait admettre le vœu que les prestations de liqueurs spiritueuses soient supprimées dans les armées européennes.
Depuis le 12 septembre 1885 tout débit de boisson
alcoolique autre que la bière est interdit dans les casernes
belges.

(*b*). L'*absinthe* doit à des huiles essentielles provenant
de la distillation d'une plante, l'*artemisia absinthium*, son
action excitante spéciale. Très souvent elle est falsifiée par
des essences diverses, parfois elle contient de l'indigo,
de la gomme gutte ou du sulfate de cuivre, substances
vénéneuses.

L'absinthe (même lorsqu'elle n'est pas adultérée) produit une certaine excitation de l'estomac, d'où sa réputation
comme apéritif; elle corrige l'âcreté d'une eau de mauvaise qualité, et, dans les marches d'Algérie, elle a, lorsqu'on en usé avec une extrême modération, rendu de réels
services : malheureusement l'abus est près de l'usage, et
tel qui débute par quelques gouttes d'absinthe finit par en
prendre une dose quotidienne de plusieurs verres. Par sa
composition spéciale plus que par son alcool, cette liqueur
produit une action particulière sur le système nerveux :
c'est d'abord une ivresse passagère plus ou moins marquée,
puis « l'habitude émousse cette influence aiguë de l'absinthe, mais peu à peu l'on voit se manifester les formes
les plus graves de l'alcoolisme, avec localisation spéciale des accidents dans les fonctions intellectuelles. L'intelligence et la mémoire s'alourdissent; à des périodes de
stupeur succèdent des périodes d'une excitation plus ou
moins vive : le buveur d'absinthe recherche sa liqueur

favorite pour ces excitations même, elles lui deviennent nécessaires pour que son cerveau travaille et que son intelligence puisse être appliquée à un labeur quelconque : bientôt cette intelligence elle-même ne fonctionne plus que par éclairs, pour ainsi dire, et passant par-dessus toute la série des phénomènes morbides de l'alcoolisme chronique, le buveur d'absinthe saute à pieds joints dans les accidents ultimes, dans la folie, avec ses manifestations les plus dangereuses, le suicide, le crime[1]. »

L'absinthe a été une des plaies de notre armée algérienne, aussi, dès 1845, la vente de cette liqueur a-t-elle été interdite dans les camps et les cantines et cette mesure n'a pas été abrogée ; l'expérience a malheureusement montré qu'elle était insuffisante pour éviter tous les malheurs qu'a causés cette pernicieuse boisson.

(c). Le *vermouth* est une infusion dans du vin blanc suralcoolisé de plantes excitantes. Le *bitter* et les autres boissons dites *apéritives amères* sont préparés par infusion dans l'alcool, d'anis, d'écorces d'oranges, de baies de genièvre, de sauge, de menthe, etc., et ont les inconvénients de l'alcool auxquels s'ajoutent ceux des irritants de l'estomac.

Nous en dirons presque autant de la plupart des autres *liqueurs* (mélanges d'alcool, d'eau, de sucre et d'essences) : prises après le repas et avec une grande modération, elles sont cependant peut-être un peu moins dangereuses que les apéritifs eux-mêmes.

1. Morache, *loc. cit.*, p. 864.

CHAPITRE IV

DU VÊTEMENT DU SOLDAT

L'homme se couvre de vêtements surtout pour se garantir des divers agents offensifs extérieurs, parmi lesquels les influences atmosphériques sont particulièrement importantes. Le vêtement doit varier suivant les âges, les climats, les saisons et les professions, et de plus faciliter les fonctions de la peau.

Nous n'avons à nous occuper que du vêtement militaire. Voyons d'abord les matières qui servent à le confectionner.

§ 1ᵉʳ. — Matières vestimentaires

Elle sont de nature végétale : *chanvre, lin, coton, caoutchouc,* ou de nature animale : *laine, cuir.*

Le *chanvre* et le *lin* sont très poreux et bons conducteurs de la chaleur ; les étoffes préparées avec ces matières se laissent facilement imprégner par l'humidité : favorables pour pomper en quelque sorte les produits de la sécrétion cutanée, elles sont utilisées avec un certain avantage pour les vêtements en contact direct avec le corps (*vêtements de dessous*) mais ne peuvent être employées comme *vêtement unique,* que dans les pays chauds et le jour, et comme *vêtement de dessus* que dans les mêmes pays, sauf le cas où ils servent simplement à protéger contre l'usure un vêtement de laine interposé entre eux et les *vêtements de dessous.* Ils garantissent mal contre le froid et d'autant moins qu'ils sont imprégnés des liquides secrétés par la peau, dont l'évaporation place alors le corps dans un véritable alcarazas.

Les tissus de *coton* sont moins bons conducteurs de la chaleur, se laissent moins facilement imprégner par l'humidité extérieure ou provenant du corps et sont, d'une façon générale, préférables aux tissus de chanvre et de lin comme vêtements de dessous ou comme draps de lit.

Le *caoutchouc* qui sert à imperméabiliser d'autres tissus a l'avantage de garantir de l'humidité extérieure, mais empêche les échanges nécessaires entre la peau et l'atmosphère ; les tissus caoutchoutés ne peuvent être tolérés par l'hygiène que pour la confection des vêtements temporaires : couvert d'un vêtement caoutchouté on ne saurait faire le moindre exercice sans être rapidement baigné de sueur. La couverture caoutchoutée dont il est question de doter nos soldats peut néanmoins être très utile au bivouac ; une couverture de ce genre portée sous forme de pèlerine mal jointe a été employée, avec quelques avantages, par l'armée américaine pendant la guerre de Sécession. Le ministère de la guerre a fait, en Belgique, dans le but de les imperméabiliser, un essai d'imprégnation des étoffes de laine dans une solution saturée d'acétate d'alumine ; les étoffes ainsi préparées ne se laissent pas traverser par l'eau, mais si elles n'entravent pas absolument la perspiration cutanée, elles empêchent cependant l'évaporation de l'eau sécrétée par la peau à la température ordinaire du corps et ont presque tous les inconvénients du caoutchouc.

La *laine* forme des tissus mauvais conducteurs de la chaleur et de l'électricité; moins perméable à l'humidité que le lin, le chanvre et le coton, elle est essentiellement favorable à la confection des vêtements de dessus. Comme vêtements de dessous, sous forme de flanelle, elle est très heureusement utilisée pour empêcher l'évaporation trop rapide de la transpiration cutanée. Les Arabes sont vêtus de laine et se garantissent mieux des rayons solaires, à l'aide de leurs burnous en poils de chèvre ou de chameau, que l'Européen à l'aide de ses vêtements de toile.

Le *cuir* sert à la confection des chaussures et de parties d'équipement. Il est essentiel qu'il soit bien tanné pour être à la fois souple et résistant.

Les *peaux d'animaux* encore munies de leurs toisons constituent des vêtements mauvais conducteurs de la chaleur, aptes à empêcher les échanges de température entre notre corps et une atmosphère plus froide.

Il résulte des expériences de Coulier et W. Hammoud sur le pouvoir émissif et absorbant des étoffes usitées pour les vêtements du soldat, que le drap bleu pour capotes est, de toutes les étoffes, celle qui protège le mieux le corps contre le froid et que les étoffes de coton sont au contraire très utiles dans les pays chauds lorsque le corps est exposé au soleil.

La *texture* des matières premières a une influence considérable sur la valeur des vêtements comme agents calorifiques. Rumfort le premier, par des expériences précises, a démontré que les tissus à mailles lâches, dans lesquels demeure incorporée une certaine quantité d'air mauvais conducteur du calorique, sont ceux qui s'opposent le mieux aux échanges de température entre le corps humain et l'atmosphère.

Il y a également à tenir compte de la *couleur* des vête-

ments. La couleur noire a le pouvoir absorbant maximum, puis viennent le bleu, le vert, le rouge, le jaune,
enfin le blanc.

Dans nos contrées où le froid est plus à craindre que la
chaleur il faut donc en général choisir un vêtement de
dessus en laine foncé, de façon à conserver la chaleur
émanant de l'organisme et en même temps absorber la
chaleur solaire.

La question de la couleur du vêtement mérite, au point
de vue militaire, d'être envisagée sous un autre aspect :
celui de la perception de la couleur à longue distance.
D'après les expériences de Jules Gérard et Devismes, le
gris et le brun sont les couleurs les moins facilement vues
de loin, puis viennent le bleu foncé et enfin le rouge et le
blanc.

La *forme* des vêtements a une importance capitale. On
peut dire, d'une façon générale, qu'un vêtement doit être
assez ample pour n'entraver aucune fonction de l'organisme, « pour ne pas gêner la circulation du sang, pour
ne pas comprimer certaines parties du corps ou y déterminer des frottements irritants et pour ne pas intercepter
la transpiration ou le passage de l'air [1]» (art. 335 inf., 350
caval. du décret du 28 décembre 1883).

Le vêtement doit en outre être *propre*, et il est important que cette épithète s'applique mieux aux vêtements de
dessous qu'à ceux de dessus : ce que nous dirons de la
propreté du corps, dans le chapitre suivant, prouvera
l'importance de cette recommandation.

---

1. Voy. notamment sur l'importance du vêtement comme agent
calorifique : **A. Hiller.** *Ueber Erwärmung und Abkühlung der
Infanteristen auf dem Marsche und den Einfluss der Kleidung
darauf* in **Deutsch. Militärarztlich. Zeitsch.**, 1883.

§ 2. — Forme et disposition du vêtement du soldat

Coiffure. — « La coiffure militaire type est celle qui, aussi légère que possible, emboîte bien la tête du soldat, dont le centre de gravité se trouve sur la même verticale que celle du crâne et dont le poids se répartit bien sur la circonférence » (Morache). Elle doit être assez large pour protéger la nuque et le front contre la pluie, le soleil et le froid. Il faut reconnaître que ni le casque prussien en cuir bouilli, ni les shakos en usage dans les différentes armées européennes et dans la nôtre, ni notre képi actuel ne remplissent exactement ces conditions. Tel qu'il est cependant, le *képi* constitue une assez bonne coiffure et nous ne lui connaissons de supérieur, sauf quelques réserves, que le chapeau de feutre mou, analogue à celui que portent les bersagliers italiens. Aronssohn lui reproche cependant de ne pas être assez chaud pour des têtes à cheveux coupés courts.

Le *casque* de notre cavalerie de ligne, plus léger (963 gr.) et plus stable que les casques des modèles précédents, est peut-être une nécessité de l'armement, mais aura toujours l'inconvénient d'être trop bon conducteur de la chaleur et par conséquent de s'échauffer trop aisément dès qu'il sera frappé par les rayons solaires. On l'a accusé, et non sans raison, d'amener la calvitie par son usage prolongé. C'est là un inconvénient qu'il partagerait avec toutes les coiffures insuffisamment ventilées : aussi s'est-on ingénié, pour assurer la ventilation des coiffures, en y adaptant des *ventouses*. Les ventouses, notamment dans notre képi, sont beaucoup trop petites pour que l'air puisse circuler en passant par ces orifices dont l'utilité me paraît très contestable : soulever de temps en temps sa coiffure paraît un procédé bien plus efficace de ventilation, et la ventilation est véritablement utile, sinon pour empêcher la calvitie, du moins pour abaisser la température à l'intérieur de la coiffure. Vallin, au mois de juillet, après une promenade d'une heure au soleil, a constaté à l'intérieur d'un chapeau de soie ordinaire 42° et 46°.

Dans les pays chauds, les coiffures dont nous faisons usage en Europe doivent nécessairement être modifiées. La *chechia* des tirailleurs indigènes, des zouaves, etc., me semble absolument mauvaise, surtout quand elle est portée (et elle l'est toujours par les chasseurs d'Afrique) sans la bande d'étoffe enroulée qui la transforme en turban. Le *turban* réglementaire est trop chaud et ne protège pas suffisamment la nuque et le front contre les rayons solaires; nous préférerions à cette coiffure simili-orientale, ou l'adoption d'un turban avec haïk, tel que le portent les Arabes, ou simplement le képi muni d'un *couvre-nuque* en calicot blanc, tel qu'il est en usage en Algérie pour les troupes stationnées dans la colonie (Circulaire ministérielle du 28 septembre 1874). A défaut du couvre-nuque, un simple mouchoir flottant sur le cou et interposé entre la tête et le képi rend de très réels services.

Les troupes coloniales anglaises font usage d'un *casque en liège* revêtu d'une étoffe blanche; c'est une bonne coiffure, bien appropriée au service militaire dans les pays chauds; notre cavalerie en a été dotée en Tunisie et tous les officiers qui en ont fait usage la louent hautement, bien qu'elle soit un peu lourde. Au Tonkin nos soldats se servent d'un casque en moelle de sureau revêtu d'une étoffe noire, la couleur blanche les signalant à une trop grande distance aux yeux de l'ennemi.

Dans les pays froids, le *passe-montagne* et le *capuchon*

peuvent être utiles, mais ils ont l'inconvénient de diminuer la portée de l'ouïe et même de la vision.

Col. Cravate. — Toutes nos troupes portent actuellement la cravate (décision du 20 avril 1872), sauf les cuirassiers qui ont encore un col rigide (décision du 9 mai 1873) et les zouaves et les tirailleurs algériens qui ont le cou nu. Le col avait l'inconvénient de tenir le cou trop raide et parfois de le comprimer, d'où la naissance d'adénites cervicales (H. Larrey) et la possibilité, surtout en marche, d'accidents cérébraux ; mais la cravate, pour qu'elle ne présente pas les inconvénients du col, ne doit pas être serrée, et il importe que le col de la tunique ne vienne pas se substituer à l'ancien *carcan*. Les officiers sont encore tenus de faire usage du col rigide.

Tunique. — La tunique actuelle à deux rangées de boutons est supérieure aux tuniques antérieurement en usage, mais elle n'est pas encore assez ample.

En toutes circonstances, les manches auront de larges entournures. La tunique est à proprement parler le vêtement des épaules et des bras, aussi ne devrait-on pas la fermer par-devant : le gilet sans manches serait alors le véritable vêtement du tronc [1].

Veste. — La veste du soldat de l'infanterie de ligne peut remplir ce dernier office ; et souvent elle est portée sous la capote. On peut lui reprocher cependant d'être trop ajustée ; de plus elle est trop courte pour constituer un bon vêtement du tronc, puisqu'elle laisse le ventre à découvert.

La veste ouverte des zouaves et des artilleurs portée avec gilet assure l'indépendance nécessaire des membres

---

1. Aronssohn, *De l'habillement et de l'équipement du soldat*, in *Recueil des mémoires de méd., de chir. et de pharm. milit.*, 3ᵉ série, t. XIX, 1867.

supérieurs et du thorax. La ceinture de laine suppléc dans ces corps de troupe au peu de longueur de la veste.

Dolman. — Le dolman a quelques-uns des avantages de la veste algérienne. Il laisse la liberté nécessaire pour tous les mouvements, il est assez ample pour ne pas gêner la respiration, tout en permettant en dessous le port de gilets chauds en hiver, ce qui assure le principe de l'indépendance du tronc et des membres supérieurs. Ce vêtement serait à louer sans restriction s'il était un peu plus long. S'il devient un jour l'uniforme de la troupe, il faudra, avec plus de soin encore qu'aujourd'hui, « réprimer la tendance qu'ont les hommes à se trop couvrir » (art. 357 inf., 350 cav. du décret du 28 décembre 1883), en accumulant tricots et gilets sous leurs vestes ou tuniques.

Vareuse. — Une vareuse ample confectionnée en étoffe plus ou moins chaude, suivant les climats et les saisons, constituerait, selon l'opinion de plusieurs, le meilleur vêtement militaire, à condition que l'homme fût muni en même temps d'un manteau collet qui l'abriterait contre la pluie et le refroidissement nocturne.

Ceinture de flanelle. — Les corps d'Algérie sont pourvus de ceintures de flanelle rouges ou bleues s'enroulant plusieurs fois autour de l'abdomen. Les militaires, qui de France vont en Algérie, en reçoivent de semblables (18 décembre 1882). Les troupes en campagne, les troupes stationnées en France en temps d'épidémie (Note ministérielle du 6 août 1866) touchent des ceintures de flanelle blanche. Ces ceintures doivent, dit la circulaire précitée, être portées sur la peau de manière à envelopper complètement l'abdomen et les reins. Les officiers et particulièrement les commandants de compagnie, d'escadron ou de batterie ont le devoir de veiller avec le plus grand soin à ce que les hommes fassent usage des ceintures de flanelle qui leur ont été délivrées. Cette obligation est rappelée dans la décision ministérielle du 2 juillet 1868.

Capote. — **La** capote de notre infanterie serait très bonne dans nos climats si elle se rapprochait un peu plus de la capote-manteau des officiers, c'est-à-dire si elle était un peu plus ample et munie d'un col pouvant se remonter pour garantir le cou ; un capuchon mobile serait utile s'il ne privait pas l'homme en partie de son ouïe ; telle qu'elle est, la capote rend d'immenses services et nous ne sommes pas de ceux qui demandent sa suppression en Europe.

Le *manteau* de notre cavalerie, peut-être un peu lourd, est néanmoins un bon vêtement.

Le *manteau-collet* à capuchon des zouaves et des tirailleurs serait avantageusement remplacé par un manteau à manches : il ne protège pas convenablement contre le froid des nuits algériennes, à plus forte raison est-il insuffisant pendant les campagnes européennes, comme on a pu le constater pendant la guerre de 1870-71.

La *cuirasse* est condamnée par l'hygiène, parce qu'elle gêne considérablement les mouvements des épaules et du tronc, et parce que, par son échauffement facile et son imperméabilité, elle exagère outre mesure et emmagasine la transpiration cutanée.

Pantalon. — Le *pantalon* sera supporté par des bretelles extensibles, la constriction de l'abdomen par une ceinture de cuir ayant de réels inconvénients. Il doit être large pour ne pas frotter sur les cuisses ; enserré à sa partie inférieure dans la guêtre ou le brodequin, il garantit mieux du froid, et ne se laisse pas souiller par la boue, la pluie et la neige, il comprime légèrement le mollet et lui offre ainsi un soutien favorable pour la marche.

Le pantalon du cavalier doit être assez large et assez

long pour que, quand l'homme est à cheval, il laisse libres les mouvements du genou ; faute de cette précaution, il se produit une constriction très douloureuse de cette articulation et même des excoriations, des hygromas, etc. Quand il n'est pas porté dans la botte, il est muni de sous-pieds et garni de cuir jusqu'au-dessous du genou (*pantalon basané*). Dans les armées allemande et anglaise, les cavaliers se servent du pantalon garni de cuir jusqu'au bassin, tel qu'il était anciennement en usage en France : « Le cuir incessamment ciré ne tardait pas à perdre sa souplesse et déterminait des excoriations, des furoncles ; plus encore que le drap il s'imprégnait des produits de la transpiration et exhalait une odeur repoussante. En le lavant, le soldat ne faisait encore que le durcir davantage, tandis que le drap ne perd pas beaucoup de sa souplesse [1]. »

Le *pantalon à la turque* en usage chez les zouaves, les tirailleurs et les spahis, est constitué par une jupe fermée par en bas et permettant aux jambes de passer par deux ouvertures ; il laisse les cuisses parfaitement libres et empêche les excoriations dans la région pubienne, mais il est lourd, surtout lorsqu'il a été mouillé.

Le *pantalon de treillis* avait été supprimé le 2 mars 1860, il a été rétabli en 1881 et chaque homme en a un ou deux. Si pendant quelques mois l'usage du pantalon de toile offre des agréments, il est généralement trop peu chaud le soir, même en Algérie, surtout dans certains postes. Il ne doit être qu'une tenue d'exception pendant la soirée, et son usage comme celui du *bourgeron de toile* doit être généralement réservé pour l'emploi de vêtement protecteur pendant les corvées et les exercices.

Les *vêtements de flanelle blanche* très prisés par nos officiers dans les pays chauds ont été portés en Tunisie et

---

1. Tarneau, *loc. cit.*, p. 50.

en Algérie et constituent en réalité des vêtements appropriés au climat.

Linge de corps. — Le soldat français touche, comme linge de corps, trois *chemises* et deux *caleçons* ; nos habitudes répugnent à l'emploi des tissus coloriés en usage dans l'armée allemande pour les trois chemises du soldat : ces couleurs dissimulent mais n'empêchent pas la malpropreté. Le soldat anglais reçoit trois chemises de toile ou deux de flanelle, au choix de l'intéressé qui, avec raison, préfère généralement la flanelle.

L'article 359 Inf., 352 Cav., du décret du 28 décembre 1883 donne le sage conseil de ne pas se dévêtir après une longue marche, un exercice fatigant, après la pluie, à moins qu'on ne veuille changer de linge, ce qu'il faut toujours faire quand on le peut et cela « sans perdre de temps et en se garantissant des courants d'air ».

En outre nos soldats ont deux *mouchoirs*, deux *serviettes* et une *calotte de coton*, qui ne doit pas, d'après les règlements, être portée dans les casernes mais seulement au camp ou au bivouac.

Les *gants de laine* qu'on fournit au fantassin ne sont pas assez épais pour le préserver du froid ; les *gants de peau* sont indispensables au cavalier.

Le linge de corps est changé une fois par semaine ; quand le linge sale n'est pas envoyé immédiatement au blanchissage, il est séché, plié et placé dans la poche du havre-sac à ce destiné.

Chaussure. — La loi du 4 juillet 1881 porte que « le brodequin napolitain est substitué au soulier actuel et à la guêtre pour les chaussures des troupes à pied », qu'il « sera distribué à chaque homme, concurremment avec le brodequin, une chaussure dite de repos qui se composera du soulier actuellement en usage et d'une paire de guêtres blanches ». Les nécessités budgétaires sont telles, cepen-

dant, que le soulier dit national (confectionné par la maison
Godillot sur 24 pointures différentes) est encore en usage
chez la plupart de nos hommes. Du Cazal [1] à qui nous
empruntons les figures 21, 22, 23 et 24 a rappelé les
principes sur lesquels le professeur Hermann Meyer (de

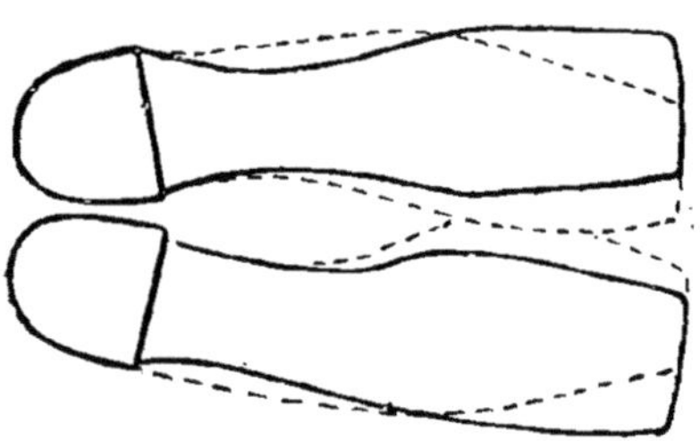

Fig. 21. — Forme de la plante du pied (ligne pointillée)
et de la semelle de la chaussure ordinaire (ligne pleine).

Zurich) a, en 1858, fondé une *chaussure rationnelle* en
tenant compte de la conformation naturelle du pied. La
figure 21 indique en pointillé le contour de la plante d'un
pied normal et par une ligne pleine la forme de la semelle

Fig. 22. — Plante d'un pied normal avec indication de l'axe du pied.

des chaussures ordinaires. La figure 22 montre que l'axe
du pied n'est point une ligne passant par le troisième orteil
mais une ligne passant par le pouce et aboutissant au
centre du talon : ce qui prouve que les chaussures dont
l'empeigne sera taillée d'une façon symétrique et égale

1. *Revue militaire de médecine et de chirurgie*, 1881-1882, p. 161.

pour le dedans et le dehors du pied ne sera jamais *ra-tionnelle*. La figure 23 fait voir la forme de la semelle de la chaussure de Meyer, forme qui entraîne celle de l'empeigne. La figure 24 fait connaître des déformations très ordinaires résultant de l'emploi des chaussures telles qu'elles

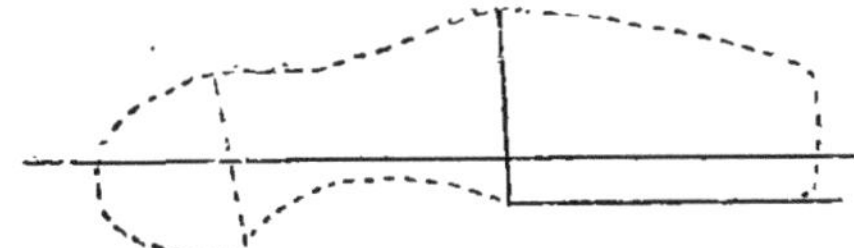

Fig. 23. — Forme de la semelle de la chaussure rationnelle.

sont établies habituellement et auxquelles ne remédie pas la chaussure à bout carré.

Le major Salquin, de l'armée suisse, perfectionna la chaussure proposée par Meyer; elle a été expérimentée dans l'armée suisse dès 1860 et adoptée pour l'armée italienne en 1873-74; après des essais commencés en 1874

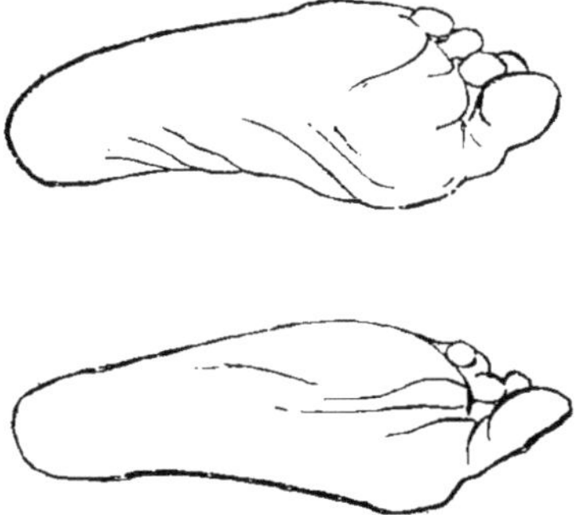

Fig. 24. — Déformations du pied produites par la chaussure.

dans l'armée allemande, elle a été admise en 1877 comme chaussure d'ordonnance. Enfin des expériences faites en grand en 1884 sur des bataillons alpins et sur d'autres troupes ont donné en France des résultats très satisfaisants. M. Perron (de Paris) a donné à ces brodequins *rationnels* la forme et le mode ingénieux de fermeture à lacet que représente la figure 25.

Il est inutile d'insister sur l'importance de la chaussure militaire surtout chez le fantassin. « C'est la nation qui donnera à ses troupes les meilleurs souliers qui aura l'avantage, car elle conservera toujours des hommes disponibles pour la marche », a écrit le maréchal de Saxe.

Une circulaire ministérielle du 11 août 1875 résume les rapports fournis par les médecins sur les blessures aux pieds causées par la chaussure de nos soldats. Leurs sièges les plus ordinaires sont : la plante du pied, les orteils, les malléoles, le cou-de-pied et le talon; elles consistent notamment en excoriations, ulcères, ampoules et ongles incarnés. Leurs causes sont la malpropreté, le peu de soin que l'on met à bien adapter la chaussure dans les distributions; l'entretien insuffisant de la chaussure dont le cuir, au lieu d'être souple, présente une rigidité plus ou moins grande : la conformation irrégulière de certains pieds; les aspérités, heurts ou saillies qui peuvent se trouver accidentellement dans l'intérieur de la chaussure, tels que coutures mal effacées, vis métalliques et chevilles en bois : les plis transversaux de la guêtre; le mauvais ajustement de la guêtre sur le soulier; l'étroitesse de la chaussure surtout à la partie antérieure ». Les moyens prophylactiques résultent de la connaissance des causes et il est ordonné de « recommander expressément aux hommes de montrer leurs pieds à la moindre souffrance et de les obliger alors à faire aux parties malades des lotions ordinaires ou bien à l'eau blanche ou à l'alcool camphré suivant que l'ordonneront les médecins militaires ». L'article 357 Inf., 350 Cav., du décret du 18 décembre 1883 porte : « Les chaussures doivent être adaptées à la conformation du pied, elles ne doivent présenter à l'intérieur ni aspérités, ni saillies, ni coutures effacées, ni vis métalliques, ou chevilles en bois mal rasées. Elles doivent avoir un centimètre de longueur de plus que le pied lui-même ; leur largeur doit être suffisante à la partie antérieure pour que les doigts ne chevauchent pas l'un sur l'autre et l'empeigne doit avoir assez d'ampleur pour permettre au pied de s'étendre en se posant à terre et de se cambrer en se relevant. »

Mais il ne suffit pas que le fantassin soit muni de bonnes chaussures, il doit soigner ses pieds. Beaucoup d'anciens

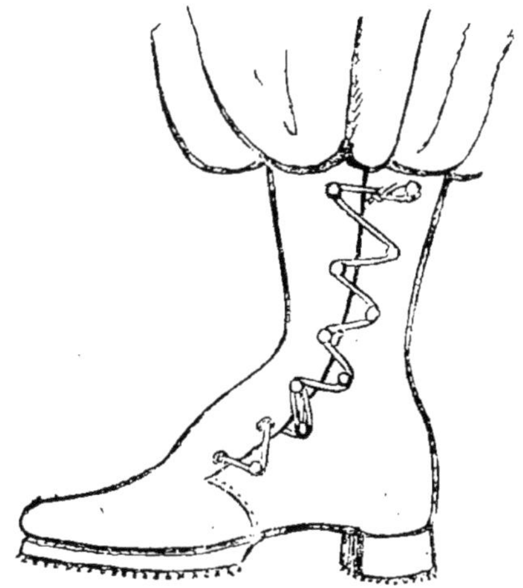

Fig. 25. — Chaussure rationnelle, modèle Perron.

militaires recommandent les prescriptions suivantes : pour les marches, graisser ses pieds avec du suif, au départ ; à l'arrivée, lotions à l'aide d'un linge légèrement humecté d'eau fraîche, et si possible, alcoolisée ou astringente (eau blanche, solution d'alun, etc.). Les chaussettes de laine, surtout enduites de suif et bien ajustées au pied sont excellentes. Le soldat y supplée par la *chaussette russe* formée de bandes de toiles qui, bien appliquée, a de grands avantages. Les soldats allemands en ont fait un usage régulier et avantageux pendant la guerre de 1870-1871.

Le décret du 28 décembre 1883 donne (art. 359 inf., 351 cav.) les judicieux conseils qui suivent : « Avant de faire une marche, les hommes s'assurent que les effets ne les gênent pas : ils se munissent des ingrédients nécessaires pour parer aux accidents de la marche. Ils veillent surtout à la chaussure qui doit avoir été portée, être brisée, souple, et aux pieds dont les ongles, les cors ou durillons peuvent être une cause de douleurs. Les hommes susceptibles de se blesser graissent avec du suif, la veille de chaque marche, les parties délicates. Les pieds doivent être l'objet de soins constants; dès qu'une partie quelconque est pressée douloureusement, il faut remédier à la gêne produite en quittant les chaussures, s'il est possible, et graisser fortement avec du suif la partie lésée et la partie de la chaussure qui frotte ; s'il y a écorchure, il faut entourer la plaie solidement et sans pli avec une bande imbibée d'eau blanche et graisser le linge extérieurement de manière à adoucir le frottement. Les hommes qui ont des ampoules doivent les traverser, au moyen d'une aiguille, d'un fil graissé, laisser le fil dans l'ampoule et graisser ensuite avec du suif. Chaque jour, à l'arrivée, on doit se nettoyer les pieds avec un linge légèrement humide et les essuyer. Il ne faut pas se laver les pieds à grande eau. » Dans l'armée allemande, pendant la guerre, il a été prescrit de faire procéder au lavage des pieds chaque jour, deux heures après l'arrivée au bivouac ou au cantonnement.

Les chaussures seront, en campagne et en manœuvres, non pas cirées, mais graissées (Circulaire du 31 août 1874). Wiel et Guehm préconisent dans ce but un mélange à parties égales de graisse de porc et d'huile de foie de morue. Tourraine recommande un mélange de suif de mouton 120 grammes, axonge 60 grammes, cire jaune 30 grammes, huile d'olives 30 grammes, térébenthine 30 grammes.

La *guêtre de cuir* comprime parfois trop fortement la jambe, sans soutenir suffisamment le pied, et s'adapte souvent mal sur le soulier, elle disparaîtra avec le soulier actuel.

La *guêtre de toile* perd trop facilement ses sous-pieds par l'usure du fil, ce qui laisse alors le soulier sans soutien et se rétrécit par l'humidité ; la *guêtre en drap* des zouaves n'a pas ces inconvénients et elle maintient bien les mollets, sans les comprimer, comme le faisait la *molletière*.

Dans la cavalerie on fait usage de la *botte* portée sous le pantalon. La botte est indispensable au cavalier, mais les *bottes fortes* ne sont qu'un vêtement de parade et elles ne permettent pas au cavalier démonté de marcher, alors qu'il doit être chaussé de manière à pouvoir au besoin faire des routes à pied : à cet effet, ses éperons ne seront pas trop longs et les talons des bottes seront larges et peu élevés.

Beaucoup de bons esprits estiment que la botte serait une excellente chaussure pour l'infanterie et proposent d'en munir toute l'armée (Lewal); il semble cependant que les bottes, et même les demi-bottes en usage dans l'infanterie allemande, amèneront plus facilement que les brodequins de nombreuses écorchures, à cause du frottement inévitable entre la chaussure et le cou-de-pied, pour peu que la botte ne soit pas très exactement ajustée au pied de chaque marcheur. De plus, on sait combien il est difficile d'enlever et de remettre une botte mouillée.

§ 3. — Équipement du soldat

Le soldat, outre ses vêtements, porte ses armes, ses munitions, les objets indispensables à la préparation de ses aliments (marmite, bidon, seau en toile, quart) et une certaine quantité de vivres. Une partie de ces objets sont contenus dans le *sac*, qui constitue en somme la partie principale du chargement du soldat. Aujourd'hui le sac de notre troupe est, en France, débarrassé de la tente abri réservée avec raison pour l'Algérie : néanmoins la charge de notre fantassin est encore considérable.

La décision du 19 avril 1879 a déterminé la charge du fantassin en campagne.

Les vêtements dont il est revêtu pèsent......... 5^k,257
Il porte en outre sur ses épaules 20,238
—   sur les hanches............ 1,493
Total..... 26^k,988

Le soldat allemand portait, en 1870, 28^k,940, il porte aujourd'hui 29^k,032 dont 8^k,134 comme poids du sac: le soldat anglais 22^k,254, le soldat italien 24^k,590.

Le poids que transporte avec lui le cavalier est surtout important à considérer au point de vue de l'hygiène hippique et nous nous bornerons à indiquer ici le poids de la cuirasse qui varie de 8^k,15 à 8^k,53, selon les tailles.

Le mode de répartition de la charge à transporter est aussi important à considérer que le total même de cette charge, et il y a lieu d'examiner si nous n'avons pas à cet égard quelques progrès à réaliser.

Le sac, tel que le portent nos soldats, est placé en arrière de la verticale passant par le centre de gravité, lequel, chez l'homme debout, est situé à peu près au milieu du corps, entre le pubis et l'ombilic, de telle sorte que le sac tendrait à renverser la colonne vertébrale en arrière si la contraction des muscles thoraciques ne s'y opposait pas. L'homme a de la tendance, dans ces conditions, à porter le haut du corps en avant. Surcharger le haut du sac est donc une erreur. De plus, les courroies du

sac compriment fortement la région claviculaire et tendent
aussi à écarter les épaules, d'où l'utilité des contre-sanglons
se fixant au ceinturon. Mais pour que ces derniers agissent

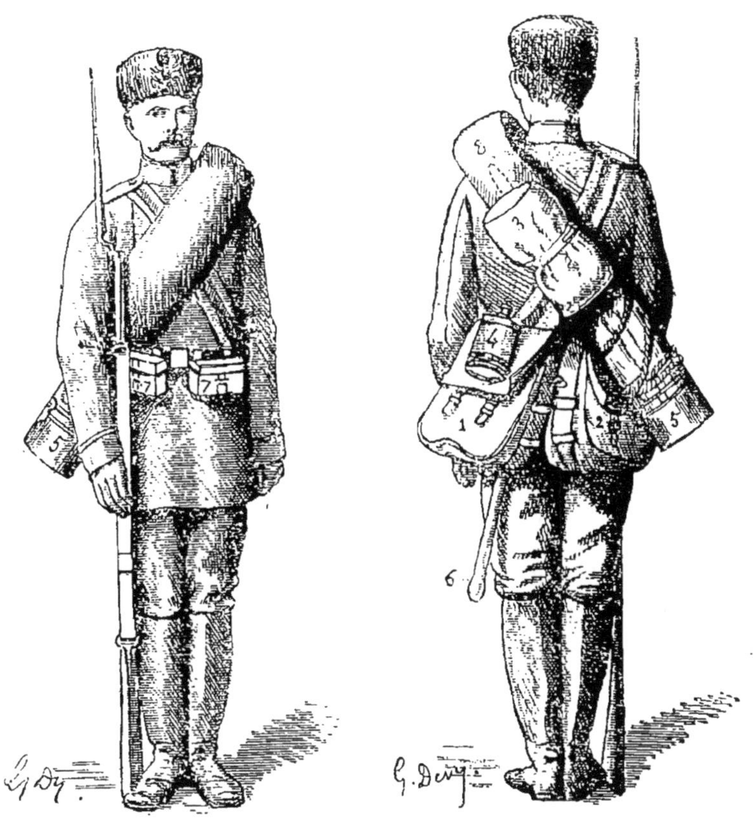

Fig. 26 et 26'. — Nouvel équipement du fantassin russe (figure empruntée
aux *Archives de méd. et de pharm. milit.*, 1883, t. Ier, p. 289.)

1, Havresac, — 2, sac à biscuits, — 3, trousse à bottes, — 4, gourde, —
5, marmite, — 6, trousse à pelle, — 7, cartouchières, — 8, manteau roulé
recouvert de toile de tente.

d'une façon efficace, une assez forte constriction du ceinturon est nécessaire. Or la compression du ventre par

1. Aronssohn, *loc. cit.*

cette bande étroite de cuir qui constitue le ceinturon paralyse les muscles de l'abdomen et entrave la marche. « Il faudrait donner à toute l'infanterie la ceinture de gymnase sur laquelle on pourrait coudre la ceinture de cuir qui porte la cartouchière et le sabre. Cette large sangle soutiendrait et protégerait l'abdomen », et ainsi les contre-sanglons arriveraient à diminuer en partie les inconvénients du sac.

De très nombreux modèles de sacs ont été proposés dans ces dernières années et d'après des idées théoriques diverses : aucun n'a encore semblé supérieur à celui actuellement en usage.

Les sacs des diverses infanteries européennes sont plus ou moins analogues au nôtre ; cependant le sac prussien et le sac autrichien sont moins élevés que le sac français. Pendant la guerre, le sac prussien n'avait pas de cadre en bois, aussi se déformait-il très rapidement et arrivait-il à peser sur les reins, à *tirer*. On est revenu au sac rigide. Quant au sac anglais (sac valise, système Koppel) il est fixé au niveau du sacrum à l'aide de bretelles entre-croisées et passant par les épaules. La capote de l'homme placée dans une toile imperméable et pliée en rectangle est placée, avec la gamelle, au-dessus du sac et maintenue par des courroies indépendantes de ce dernier. Les avantages de ce sac sont : libre jeu de la poitrine, abaissement de la charge, utilisation de la courbure du sacrum comme point d'appui, mais il gêne les mouvements des hanches et des cuisses. Depuis 1881 le soldat russe n'a plus de havre-sac proprement dit, mais une sacoche qui prend point d'appui sur l'épaule droite, un sac à vivres suspendu au ceinturon ; le manteau roulé s'appuie sur l'épaule gauche (Voy. fig. 26 et 26'.)

Il est nécessaire de donner aux recrues l'habitude du sac, en augmentant progressivement la charge et en combinant cette progression du poids avec une progression parallèle du travail demandé dans les marches. Nous ne saurions donc trop louer les sages recommandations que contiennent sur ce point les instructions ministérielles du 15 mai 1877 sur le port du sac, son chargement et les marches militaires ainsi que sur la progression des exercices sans puis avec armes et bagages, des courses, sauts et marches sans armes ni bagages puis avec le chargement réglementaire, tels que l'indique le règlement du 29 juillet 1884, sur les manœuvres d'infanterie.

CHAPITRE V

En parlant de l'hygiène du logement, j'ai fait remarquer
que la propreté des habitants est un facteur important de
la salubrité des habitations.

Aussi les règlements en vigueur prescrivent-ils une surveillance minutieuse de la propreté corporelle du soldat
et de celle de ses vêtements. Le commandant de la compagnie ou de l'escadron (art. 89 inf., et 88 cav., du décret
du 28 décembre 1883), l'officier de peloton ou de section
(art. 120 inf., et 175 cav.), le caporal ou brigadier d'escouade (art. 173 inf., 198 cav.) sont chacun, en ce qui le
concerne, chargés de veiller à la propreté des hommes.

L'importance de la propreté pour l'individu résulte des
fonctions de la peau.

La peau, outre ses fonctions de protection et d'organe
du toucher : 1° *respire :* comme le poumon elle absorbe
de l'oxygène et rejette de l'acide carbonique et de l'eau ;
2° elle fabrique de la *sueur* et de la *matière sébacée ;* 3° elle
produit des *cellules d'épiderme* qui viennent mourir à sa
surface. Ces trois fonctions sont autant de causes de viciation de l'air et de souillure des vêtements. (Voy. fig. 27,

28, 29 et 30 qui, en montrant l'anatomie de la peau, en
font saisir les principales fonctions).

D'autre part, pour que la peau fonctionne convenablement, il est indispensable de la débarrasser des produits de
ses sécrétions et des souillures venues de l'extérieur;
on sait que lorsque la peau est entravée dans ses fonctions, tout l'organisme est en souffrance : un animal dont
on empêche la peau de sécréter et de respirer meurt très
rapidement. Aussi est-il indispensable, quelque temps

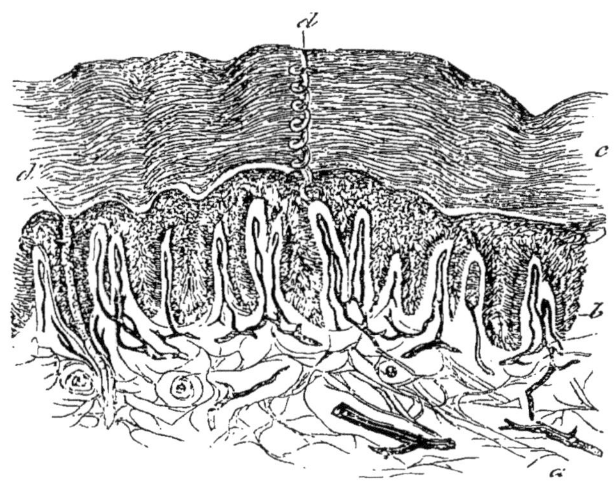

Fig. 27. — Coupe de la peau vue au microscope indiquant sa structure
et ses principaux organes.

a, derme, — *b*, corps muqueux de Malpighi, — *c*, épiderme,
d, glande sudoripare.

qu'il fasse, que les hommes pratiquent de fréquentes ablutions. Chaque jour ils doivent se nettoyer la tête, se rincer
la bouche et se laver avec soin la figure et les mains (art.
355 inf., 348 cav., du décret du 28 décembre 1883).
Le caporal ou brigadier d'escouade est chargé d'y veiller
(art. 170, inf., 196 cav., du même décret); souvent ils doivent prendre des bains.

Quand la caserne n'a pas de lavabos, c'est à la pompe et non pas dans les chambres que se doit faire la toilette des hommes. La fourniture de deux serviettes à nos soldats (décision ministérielle du 3 janvier 1879) constitue un des grands progrès hygiéniques de ces dernières années.

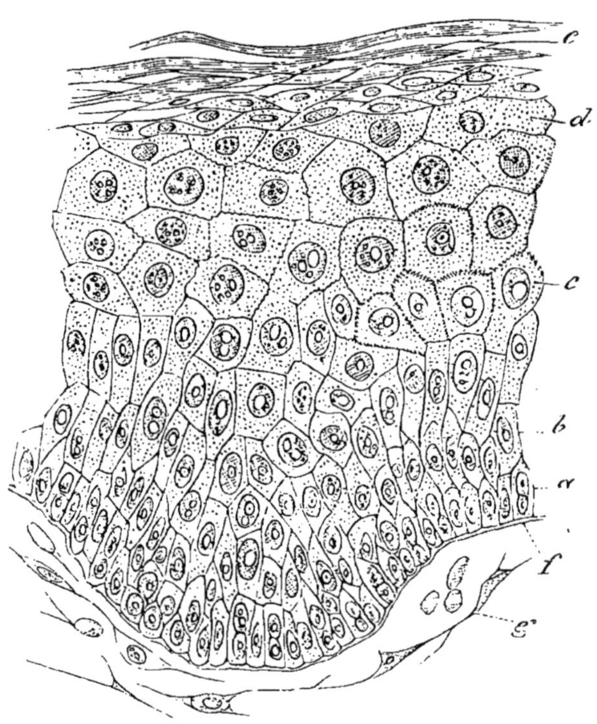

Fig. 28. — Coupe de l'épiderme. — *a*, petites cellules de la couche de Malpighi : un certain nombre accusent des signes de segmentation ; — *b*, cellules un peu plus avancées; — *c*, cellules polyédriques crénelées sur le bord ; — *d*, cellules superficielles s'aplatissant pour former la couche cornée ; — *e*, couche cornée (CADIAT).

La propreté *des pieds* est un des meilleurs moyens, ainsi que nous l'avons dit, page 190, d'assurer leur intégrité pendant les marches. Dans les cas de sueur exagérée et fétide des pieds on pourra faire usage du sous-nitrate de bismuth en poudre (Bouchut et Desprès, Vieusse), ou bien de l'acide salicylique, 10 grammes pour 90 grammes de talc ou d'amidon (Landouzy). Le règlement allemand (*Kriegs-Sanitäts Ordnung*, p. 214) recommande une

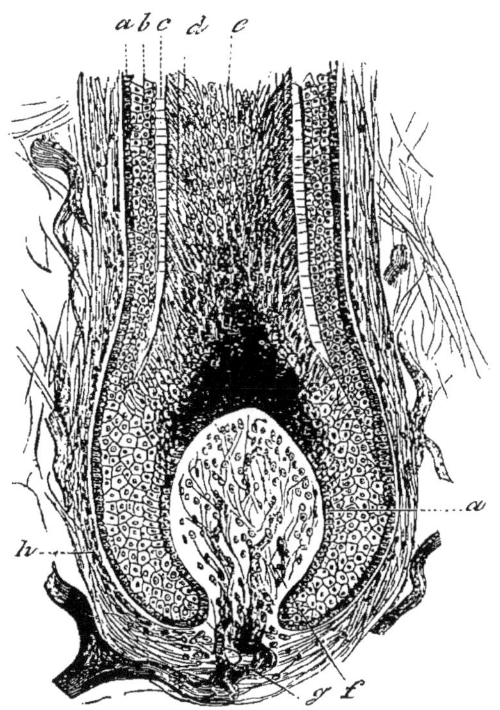

Fig. 29. — Coupe longitudinale d'un follicule pileux. — *a*, couche de Malpighi (partie profonde) formant la gaine externe de la racine, et se continuant à la surface de la papille, pour former la couche médullaire du poil ; — *b*, 2ᵉ couche de la gaine externe de la racine ; — *c*, gaine externe de la racine ; — *d*, couche fibroïde du poil ; — *e*, couche médullaire ou moelle ; — *f*, la papille du poil ; — *g*, vaisseaux sanguins allant se distribuer dans la papille du poil ; — *h*, couche fibreuse musculaire (CADIAT).

poudre composée de 3 parties d'acide salicylique, 10 parties d'amidon et 87 de talc. On en emploie 5 grammes environ à la fois.

C'est par la propreté des parties le plus directement

endolories par l'équitation que le cavalier évitera le plus sûrement les ulcérations.

La toilette quotidienne des *parties génitales* rendra les hommes attentifs aux premières manifestations des maladies vénériennes, empêchera la pullulation dans les poils du pénis des pédiculi particuliers qui peuvent s'y loger. La négligence des soins de propreté des parties génitales

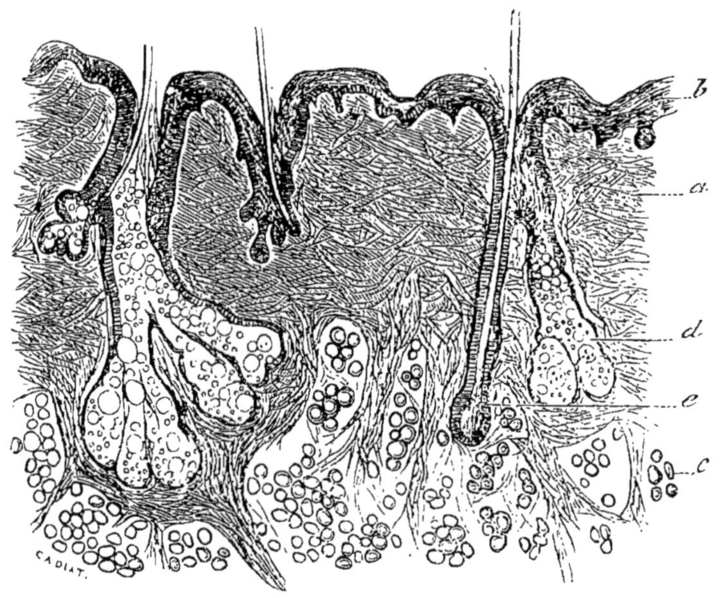

Fig. 30. — Coupe de la peau montrant les poils et les glandes sébacées. — *a*, derme avec sa trame élastique ; — *b*, couche épithéliale ; — *c*, vésicules adipeuses du pannicule adipeux ; — *d*, glandes sébacées ; *e*, follicules pileux (CADIAT.)

entraîne la persistance sous le prépuce des produits qui s'y secrètent, leur fermentation « et par suite la macération de l'épiderme muqueux, des excoriations et jusqu'à de véritables *balanites*. Il ne faut donc pas attendre l'époque d'un bain général pour en débarrasser l'organe et ce devrait être un temps régulier de la toilette journalière.

« Il n'est pas démontré qu'en habituant de bonne heure les jeunes gens à ces ablutions indispensables, on fasse courir plus de risques à leur moralité qu'en entretenant chez eux la pruderie, la curiosité du mystérieux et le *sebum* putride qui excite le prurit de la verge et les entraîne à y porter la main ; une lotion d'eau froide est parfaitement compatible avec la chasteté, disons mieux, elle y aide [1]. »

Des soins de propreté non moins importants sont ceux de la *bouche*. Pour diminuer le nombre des maladies de la bouche et assurer la conservation des dents, ces organes si nécessaires à une bonne digestion, le conseil de santé a fait donner à chaque homme une *brosse à dents*. Il appartient aux officiers et aux sous-officiers à en faire connaître l'usage à leurs hommes. Aucun dentifrice n'est rigoureusement nécessaire, mais on peut employer sans inconvénients la poudre d'iris, la poudre de charbon et quinquina, etc. On se gardera d'une façon générale des dentifrices pulvérulents qui usent les dents (corail, etc.) et des dentifrices pulvérulents ou liquides *acides*, l'acidité de la bouche étant une des principales causes de la carie dentaire.

Le règlement ordonne avec raison de tenir les cheveux courts : il est possible ainsi de nettoyer la tête facilement à l'aide de lavages et d'éviter non seulement les parasites animaux (pédiculi) visibles à l'œil nu, mais encore beaucoup de maladies du cuir chevelu attribuables pour un certain nombre à des parasites microscopiques (teigne faveuse, décalvante ou tonsurante, herpès circiné, etc.) (Voy. fig. 31).

Il serait souhaitable que la tolérance du port de la barbe de tradition en campagne et en Algérie fût étendue à la France, dans des conditions de coupe analogues à celle

1. Arnould, *Nouveaux éléments d'hygiène*, p. 708.

des cheveux qui assureraient la propreté mais dispense-
raient du rasoir. En tout cas, on exigera des perruquiers
des compagnies une propreté scrupuleuse et l'on veillera
à ce qu'ils fassent connaître les hommes atteints de boutons ou d'éruptions quelconques; ces hommes seront alors
présentés à la visite sanitaire et le médecin indiquera les
moyens de désinfecter à l'aide de solutions de bichlorure
de mercure (1/100) ou autres les ciseaux, rasoirs et surtout
les blaireaux ou brosses employés.

Les casernes anglaises sont munies de baignoires. Il en

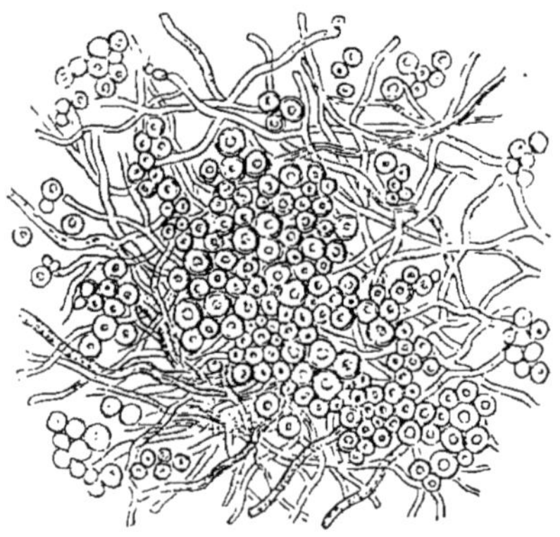

Fig. 31. — Tubes vides et spores agglomérées du *Microsporon furfur*, obtenus
par le raclage de la peau au niveau d'une tache de pityriasis versicolor
(450 diamètres) (LANCEREAUX).

est de même de la caserne de Krampser (Hollande), où
chaque homme se baigne une fois par semaine pendant
une demi-heure. Au camp de Krasnoë-Selo, chaque soldat
russe prend un bain de vapeur tous les huit jours. Dans
ses constructions, l'ingénieur Tollet prévoit des baraques à
bains. On a depuis quelques années donné une extension
considérable à l'aménagement destiné aux bains dans les
casernes allemandes.

Les efforts individuels de nos médecins et de nos officiers pour le perfectionnement des systèmes d'ablutions générales à installer dans les casernes aboutiront nécessairement à une réglementation complète car, indépendamment de la valeur qu'a la propreté dans l'hygiène militaire, elle importe à l'hygiène générale. Le service militaire n'est pour le soldat qu'une étape entre l'atelier d'où il sort et celui où il va rentrer ; l'habitude de la propreté qu'il contractera au régiment n'est-elle pas pour lui « la dignité physique de tout homme vraiment homme ? Lui en faire comprendre la nécessité, n'est-ce pas rendre un grand service à la famille que ce militaire libéré verra grandir autour de lui ? et n'est-ce pas la répandre dans la nation toute entière puisque nos institutions exigent de tout Français valide le service militaire personnel ? » (Dujardin-Beaumetz *loc. cit.*)

On distingue plusieurs espèces de bains :

a) Le *bain de propreté* ordinaire ou *bain chaud* qui doit être à une température voisine de 37°, la température du corps et dont la durée moyenne est d'environ de 20 à 30 minutes ;

b) Le bain *très chaud*, dont la température est au-dessus de 38° : c'est un bain que prescrit le médecin pour obtenir un effet thérapeutique déterminé ;

c) Le *bain frais* de 20 à 25° (bain de mer et de rivière le plus ordinairement) ;

d) Au-dessous de 20° le *bain* est *froid* et rentre dans la catégorie des bains thérapeutiques.

Aucun bain ne doit être pris immédiatement après le repas : l'individu entrant dans un bain quelconque en pleine digestion est exposé à une syncope mortelle. Une trop grande différence entre la température de l'eau et celle du corps peut amener la mort subite, d'où le précepte de ne pas entrer dans l'eau froide, soit lorsqu'on a très chaud, soit lorsque, après avoir eu chaud, on a gagné froid, grâce à la diminution de la température qu'a amenée l'évaporation de la sueur à la suite d'une marche rapide, par exemple.

Le *bain douche de propreté*, tel qu'on a recherché à le réaliser dans les casernes, constitue, surtout lorsqu'il est froid, un stimulant assez énergique.

Les *ablutions froides* à l'éponge ruisselante le remplacent dans une certaine mesure et sont une excellente pratique individuelle.

Les *bains de mer* sont des bains froids qui, par le fait de la composition de l'eau et de l'atmosphère marine, ont des effets particulièrement salutaires sur les tempéraments lymphatiques.

Les *bains de rivière* sont des toniques autant que des moyens d'assurer la propreté du corps.

« Les bains froids procurent des effets consécutifs très heureux, quand on en a pris un certain nombre; ils fortifient la peau et développent une sensation de bien-être inconnue jusqu'alors; le ton qu'ils lui communiquent, la fait mieux résister aux chaleurs et tempère les sueurs que provoque le soleil ou l'exercice; l'habitude de réagir la rend peu impressionnable au froid et presque indifférente aux variations de l'atmosphère; le sommeil devient plus profond, un sentiment général de force, de bien-être et de légèreté auquel l'âme et l'intelligence ne restent point étrangères, tel est le résultat final de l'usage bien dirigé des bains froids » (Michel Lévy).

L'immersion dans l'eau froide amène un refoulement brusque du sang de la périphérie au centre, d'où pâleur de la peau; en même temps la respiration se ralentit. Après quelques minutes il se fait une réaction; le sang revient à la périphérie, la peau reprend sa couleur rosée et la respiration se régularise.

On diminuera les inconvénients de la première période

par une immersion prompte et totale et la réaction s'établira d'autant plus vite que l'on fera dans l'eau plus de mouvements. On veillera à ce que les hommes n'arrivent pas au bain couverts de sueurs, mais aussi on évitera par dessus tout qu'ils ne se refroidissent sur la berge et ne se jettent à l'eau ayant froid.

La *natation* qui nécessite la contraction de tous les muscles du corps est un exercice extrêmement salutaire, qui joint aux avantages des bains froids ceux de la gymnastique.

Quand, pour une raison on pour une autre, un homme se trouve mal à l'aise[1] dans l'eau, ou l'autorisera à en sortir. Pour toute personne n'ayant pas subi un entraînement spécial, le bain d'une durée supérieure à dix ou quinze minutes cesse d'être tonique et cause de la fatigue. Les emphysémateux, les individus atteints d'affections cardiaques seront dispensés de baignade, ou du moins on n'exigera d'eux que le lavage des pieds.

Après le bain on veillera à ce que les hommes s'essuient et s'habillent lestement et on les ramènera au quartier à une allure rapide, tandis qu'ils seront venus au bain lentement.

Lorsqu'on se rend au bain froid, un des médecins accompagne la troupe suivi d'un infirmier régimentaire muni d'un sac d'ambulance et du rouleau réglementaire pour secours aux noyés renfermant une paire de gants de crin destinés à faire des frictions et un peignoir de flanelle.

Nous indiquons page 266 les secours à donner dans les cas d'asphyxie par submersion.

---

1. Voir à ce sujet Tourraine, *Recueil des mém. de méd.*, *de chir. et de pharm. milit.*, 3e série, t. XXX, 1834, p. 92. — Bédié, *Ibid.*, p. 409. — Granjux, *Ibid.*, t. XXII, 1876, p. 377.

CHAPITRE VI

Nous avons vu par la lecture de ce qui précède que le recrutement fournit à l'armée des sujets jeunes, que lorsque ceux-ci arrivent au régiment ils sont non seulement dépaysés et non acclimatés à la vie urbaine, mais encore soumis à des conditions particulières de logement dont la caractéristique est la vie en commun, à une alimentation dont la monotomie est le principal défaut, astreints à un vêtement particulier et assez mal pourvus pour se donner tous les soins de propreté désirables. Ces diverses conditions impressionnent plus ou moins l'organisme qui les subit et chacune d'elles prend une part variable, suivant son importance, pour constituer cet ensemble qu'on appelle *la vie militaire.* Cependant on ne saurait avoir une compréhension exacte de ce mot si l'on n'examinait pas les points suivants : le *travail* du soldat, les *loisirs* du soldat, quelques *habitudes* du soldat.

§ 1ᵉʳ. — **De l'exercice et des exercices militaires.**

Tout est mouvement dans l'organisme vivant. Cependant on peut distinguer : 1° les mouvements qui se rattachent à la *vie organique ;* 2° ceux qui ont trait à la *fonction de motilité.*

Ces derniers nous occuperont tout particulièrement.

On appelle *exercice* la mise en action du mécanisme moteur et cette mise en action produit le *travail ;* celui-ci peut être dirigé vers un but déterminé, immédiatement utile, ou bien l'exercice peut n'avoir pour but que « l'essai des forces et du mécanisme moteur » n'être qu'un « apprentissage ou un entretien des aptitudes à l'action » (Arnould) en vue de l'éducation et du perfectionnement de l'appareil moteur.

Les agents du mouvement chez l'homme sont les *muscles.*

Lorsque le muscle se contracte, le sang y arrive en abondance ; les matériaux du sang y subissent une combustion plus active que pendant le repos : la chaleur augmente et l'acide carbonique se produit en grande quantité ; il y naît même de l'acide lactique. Cette chaleur développée par la combustion des matières organiques du sang et des tissus, se divise en deux parties complémentaires l'une de l'autre : l'une reste dans l'économie comme chaleur sensible, l'autre se transforme en travail mécanique mesurable, comme celui de toute machine, en le comparant au kilogrammètre pris pour unité. Il y a équivalence entre la chaleur disparue, consommée et le travail produit (Béclard, Hirn). (Voy. fig. 32.)

Pour se contracter le muscle a besoin d'une excitation qui normalement est celle du système nerveux : celui-ci,

12.

pour fonctionner dans de bonnes conditions, exige l'apport par la circulation, d'un sang de bonne composition, sans cesse revivifié par l'assimilation, la respiration et les ex-

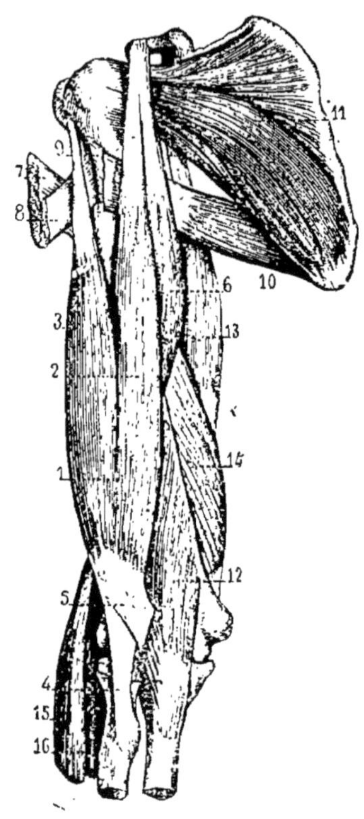

Fig. 32. — Muscles du bras et de l'épaule, région antéro-interne.

Cette figure montre comment les muscles, grâce à leur mode d'insertion sur les leviers osseux qui constituent le squelette sont les agents du mouvement.

1, 2, 3, 4, 5 biceps brachial, — 6, muscle coraco-brachial, — 7, 8, muscle grand pectoral, — 9, m. grand dorsal, — 10, muscle grand rond, — 11, m. sous scapulaire, — 12, m. brachial antérieur, — 13, 14, triceps brachial, — 15, grand supinateur, — 16, premier radial externe.

crétions : « Ce sont ces influences réciproques et ces transformations de la force nerveuse et des forces physico-chimiques les unes sur les autres qui ont reçu le nom de *cir-*

culation des forces et qui résument les phénomènes les plus généraux de la vie » (Cornil, *loc. cit.*).

Tout travail musculaire amène, comme résultat de la combustion musculaire, l'accélération du cours du sang, l'élévation de la température du corps, la fréquence plus grande de la respiration, le dégagement plus considérable d'acide carbonique, l'activité plus intense des sécrétions et des excrétions, l'élimination plus abondante d'azote ; aussi l'appétit excité avertit-il de la nécessité de fournir à l'organisme des matériaux destinés à remplacer ceux qu'a usés le travail.

Pour que le travail musculaire soit salutaire, il est indispensable : *a*) que ce travail ne soit pas excessif; *b*) que l'alimentation demeure en rapport avec les déchets organiques; *c*) que le travail musculaire soit interrompu par des périodes de repos, en rapport avec la durée et l'intensité de ce travail lui-même, et que le sommeil vienne à son tour, pendant un temps suffisant, permettre aux muscles de réparer les pertes qu'ils ont subies; *d*) que le travail soit proportionné à la force actuelle du sujet : l'enfant et le vieillard ne sauraient produire le même travail musculaire que l'adulte, le convalescent, que l'homme valide; *e*) que le travail soit imposé à doses graduellement progressives; c'est par la progression continue de l'énergie du travail qu'on arrive « jusqu'à amener cet état si avantageux qu'on appelle *être entraîné* » (Arnould) ; aussi devra-t-on toujours, lors de l'arrivée de recrues, veiller à ce qu'on ne leur demande pas un travail supérieur à celui qu'ils sont capables de fournir sans une éducation préalable et un acheminement régulier qu'amène seule l'*habitude* du travail.

Les principaux résultats de l'exercice musculaire bien réglé sont : le développement des muscles qui travaillent, l'augmentation de la capacité respiratoire, la diminution du système adipeux, la régularisation du fonctionnement du système nerveux et surtout l'augmentation de la résistance physique.

Chacun a pu observer le développement des muscles des bras chez les forgerons, les boulangers, etc., la supériorité des professions rurales sur les urbaines, surtout si l'on compare les professions rurales aux professions urbaines assises. Chassagne et Dally, à l'école de Joinville-le-Pont, Fetzer, médecin-major du 125ᵉ régiment d'infanterie wurtembergeoise et le professeur Jäger (de Stuttgart) ont démontré par des mensurations exactes l'influence heureuse de la gymnastique sur le développement des muscles.

Pendant le travail intellectuel, le sang afflue vers le cerveau et il se passe dans le centre cérébral une série de phénomènes analogues à ceux dont les muscles sont le siège pendant le travail musculaire ; la culture cérébrale exercée sans contre-poids use le cerveau d'une façon exagérée, tandis que lorsque le cerveau et les muscles se prêtent un concours réciproque, en étant alternativement excités, tout le jeu de notre organisme trouve un équilibre satisfaisant.

« On ne voit jamais mieux l'élévation de la résistance par l'exercice proprement dit qu'en comparant les troupes exercées avec les levées récentes, au point de vue de l'aptitude à soutenir une campagne. L'armée française qui, en 1805 gagna la bataille d'Austerlitz, avait été préparée au camp de Boulogne ; elle ne comptait pas d'hommes au-dessous de vingt-deux ans ; elle fit 400 lieues à pied sans, pour ainsi dire, laisser de malades sur sa route. Au contraire l'armée de Wagram (1809), tout aussi héroïque, mais composée de jeunes soldats avait encombré les hôpitaux avant d'arriver à Vienne et jalonné la route de cadavres. Il faut sans doute tenir compte de l'âge. Mais nos mobiles et mobilisés de 1870-1871, dans l'âge de la virilité, pris au champ ou à l'atelier et physiquement bien développés ne résistèrent pas mieux : leur force réelle ne suppléait pas le manque d'entraînement spécial, bien que d'autres conditions puissent être invoquées encore pour expliquer l'inconsistance physique des armées de la Défense. Nous relèverons toutefois ce fait étrange, dont se vantent avec quelques droits les écrivains allemands et qui contredit aux souvenirs de la retraite de Russie (1812) : à savoir que les troupes allemandes ont mieux supporté le froid de l'hiver de 1870-1871 que les soldats français. Avec quelques autres circonstances déjà indiquées, l'aguerrissement des soldats étrangers a certainement eu une bonne part dans cette supériorité d'endurance. W. Roth, médecin en chef du XIIe corps (Saxe), a également fait ressortir les aptitudes à la marche de ces vainqueurs naturellement lourds et positivement mal chaussés; une division a fait 34 milles (251 872 mètres) en neuf jours consécutifs, à peu près 28 kilomètres par jour; 11 milles et demi (85 192 mètres) en deux jours ; 55 milles et demi (411 144 mètres) du 29 octobre au 17 novembre. L'armée bavaroise de von der Tann, battue à Coulmiers, trouva assez de jambes pour se retirer de 67 kilomètres en vingt-six heures. Les vainqueurs de Sedan firent de 35 à 45 kilomètres par jour pour gagner Paris. Personne n'a mis en doute que cette puissance d'efforts ne soit due aux soins avec lesquels on cultive le développement physique en Allemagne[1]. »

Il y a lieu d'espérer que désormais la plupart des jeunes gens qui nous arriveront des villes et même des campagnes auront fait déjà un peu de gymnastique, mais pour parfaire l'éducation physique du soldat on lui imposera toujours des exercices ou travaux particuliers et un emploi méthodique de son temps. Le *tableau de l'emploi du temps*, variable suivant les armes ou services et suivant les saisons,

1. Arnould, *loc. cit.*, p. 1001.

est déterminé par le chef de corps et « doit offrir une sage répartition du travail et du repos » (art. 3 du décret du 28 décembre 1883).

Les *exercices du soldat* comprennent le *maniement de l'arme* qu'on lui met entre les mains : fusil, sabre, canon, la *gymnastique*, la *marche* et l'*équitation* (Arnould).

A. Le *maniement* de pied ferme *du fusil* ou du *sabre* exige la station debout prolongée qui nécessite la mise en action d'un certain nombre de groupes musculaires. Aussi, pendant les exercices de pied ferme et surtout les revues, la station dans une attitude immobile, combinée avec le poids de l'armement et souvent la chaleur, cause-t-elle fréquemment des syncopes.

L'exercice du *canon* demande le développement d'une assez grande force musculaire, que tous les organismes ne sont pas aptes à fournir d'une façon continue.

Le *tir au fusil* est non seulement un exercice indispensable à l'éducation pour la guerre, c'est encore une gymnastique se faisant en plein air et un exercice spécial très avantageux de l'organe de la vision. Il en est de même du *tir au revolver* et au *canon*.

Les tirs à feu exposeraient à des dangers si les mesures réglementaires de prudence n'étaient pas scrupuleusement observées. Le tireur est, grâce au perfectionnement actuel des armes, pistolets, fusils ou canons, très peu exposé à se blesser lui-même.

Dans les tirs à la cible avec le fusil ou le revolver, il n'arrive plus d'accidents qu'aux marqueurs et presque toujours parce que les prescriptions réglementaires ne sont pas exactement suivies. L'article 223 du règlement du 11 novembre 1882 sur l'instruction du tir indique la façon d'installer les abris des marqueurs ; ces derniers seront pourvus des lunettes réglementaires pour protéger les yeux contre les éclats qui pourraient les offenser et l'on veillera tout particulièrement à l'entretien des biseaux du cadre de la cible qui doit être en acier doux « afin d'éviter autant que possible la production des éclats de plomb » (*Ibid.*, art. 226) qui quelquefois ont frappé les marqueurs.

Dans le *tir au canon* on a noté parfois des blessures par projection de l'étoupille au moment de sa déflagration. Ces projections se produisent quand l'étoupille, par suite d'un encrassement de la lumière de l'arme ou pour quelque autre cause, n'est pas engagée entièrement dans la cavité destinée à la recevoir : projetée elle frappe directement ou par ricochet les servants s'ils ne sont pas exactement à leur place réglementaire. Quant au rejet en arrière de la culasse au moment du tir, qu'on a noté dans ces derniers temps, cet accident grave semble résulter d'une précipitation trop grande dans le tir.

Le maniement des armes et les tirs (sauf parfois le tir réduit) ont lieu généralement en plein air au grand bénéfice de la santé. Mais l'instruction du soldat comprend, outre les exercices *pratiques*, des explication *théoriques* qui exigent de sa part l'étude des textes de règlements et de la part des instructeurs une exposition orale. Ce double travail a lieu le plus ordinairement dans les chambres qui dès lors cessent d'être largement ventilées. Il est souhaitable que ces *théories* se fassent autant que possible sur les terrains d'exercice en attendant qu'on ait établi partout des locaux spéciaux (Voy. p. 167).

En règle générale il vaut mieux instruire les hommes dans les cours des quartiers que dans les chambres, en pleine campagne que dans les cours des quartiers ou sur les places des villes.

Un enseignement particulier est donné dans les salles d'écoles à certaines catégories de soldats et de sous-officiers et vient avantageusement interrompre la série des exercices physiques. A côté de ces leçons il faut citer celles qui ont trait à l'éducation morale et patriotique du soldat et qui sont dirigées par les commandants de compagnie (Instruction du 30 mai 1883 sur les inspections générales des corps de troupe). L'hygiéniste a le devoir de s'en préoccuper car il n'ignore pas que c'est dans le sentiment du devoir, dans la conscience de la mission sociale et patriotique qu'il remplit, que le soldat puisera à un moment donné, alors que la fatigue physique sera sur le point de l'accabler, l'énergie nécessaire pour lutter contre le découragement, cette cause prédisposante de toutes les maladies [1].

B. *Gymnastique*. — L'enseignement de la gymnastique dans l'armée est réglé par le *Manuel de gymnastique* approuvé par le ministre de la guerre le 26 juillet 1877 et par le règlement du 29 juillet 1884 sur les manœuvres de l'infanterie. La lecture de ces règlements indique suffisamment comment les différents groupes musculaires sont exercés d'abord isolément, puis d'une façon synergique.

La *gymnastique d'assouplissement* fait partie de l'école du soldat et elle est dirigée par les commandants de compagnie. C'est par elle que débute l'instruction des recrues. Elle a lieu d'abord sans armes ; elle comprend : mouvements des bras, flexion du corps et des jambes, courses, sauts en largeur, en hauteur, en profondeur précédés ou non de course ; puis les mêmes mouvements sont repris avec armes, puis enfin avec armes et bagages « en ayant soin de n'arriver que progressivement à la charge réglementaire du sac ». Les courses sont graduées, qu'elles se fassent au pas accéléré ou au pas gymnastique.

---

1. Parmi les publications récentes destinées à faciliter l'éducation morale du soldat nous citerons le livre du capitaine A. Heumann : *Les théories dans les chambres, éducation militaire du soldat,* Paris, 1884.

La *gymnastique appliquée* est enseignée autant que possible par des officiers et sous-officiers ayant suivi les cours de l'école normale de gymnastique. Elle comprend, les exercices aux appareils : barre à suspension, échelle horizontale, poutre horizontale, planche à rétablissement, portique, perches, cordes, anneaux, trapèze.

Ce que nous avons dit de l'exercice en général nous dispense d'entrer dans plus de détails sur l'importance de la gymnastique. « Des jeunes gens qu'on jugeait trop faibles pour pouvoir supporter des fatigues inhérentes à l'armée ont pu acquérir en peu de temps (après six mois ou un an de gymnastique) un développement général du corps qu'on n'aurait jamais osé espérer, et devenir, sous l'influence de cet exercice, de bons et assez robustes soldats[1]. »

Pour que les résultats de la gymnastique soient favorables, il faut que les exercices soient non seulement progressifs, mais peu prolongés, coupés par des intervalles de repos, et aient lieu quelque temps après le repas. Le ventre sera soutenu par une large ceinture et les autres parties du corps seront libres de constriction. On veillera à ce que, pendant le repos et après les exercices, les hommes, pour ne pas se refroidir, se couvrent convenablement et évitent les courants d'air. La gymnastique est dangereuse pour les individus atteints d'affections pulmonaires et surtout de maladies du cœur.

Pour tous les exercices gymnastiques le terrain du gymnase sera nivelé et bien battu ; sous chaque appareil on disposera une couche épaisse de sable qui sera remué avant chaque leçon et destinée à amortir les chutes.

Pour un certain nombre d'exercices gymnastiques l'homme fait un *effort*. Pour que l'effort puisse s'accom-

----

1. Rossignol, *Traité élémentaire d'hygiène militaire*, 2ᵉ édition, Paris 1883, p. 452.

plir, il est nécessaire que le thorax donne un point d'appui fixe aux muscles des membres supérieurs. On fait une puissante inspiration, les muscles expirateurs se contractent, mais la glotte se ferme pour empêcher l'expulsion de l'air inspiré et la cavité thoracique se trouve ainsi un moment immobilisée. Il en résulte une compression du diaphragme sur tous les viscères de l'abdomen et c'est ainsi que peut se produire l'issue hors du ventre, de quelque organe abdominal, par un des orifices naturels morbidement dilaté et actuellement forcé. Tel est le mécanisme de la formation des *hernies* de l'intestin ou des autres organes abdominaux.

La *natation* qui comprend les exercices à sec et les exercices à l'eau met en œuvre d'une façon très favorable tous les muscles des membres et du thorax (Voy. p. 205).

L'*escrime* est un exercice gymnastique très favorable pour le développement de la force et de l'adresse. Pratiquée habituellement elle peut amener le développement exagéré du côté droit, si l'on ne fait pas usage alternativement de la main droite et de la main gauche pour tenir le fleuret. On veillera au bon entretien des masques et des boutons des fleurets pour éviter tout accident.

La *boxe française* et le *bâton* sont enseignés aux militaires qui le désirent ou présentent une aptitude spéciale (art. 271 inf. du décret du 28 décembre 1883) : les exercices de ce genre d'escrime donnent une grande agilité à ceux qui y excellent.

C. *Marche.* — Les exercices de marche proprement dits ont pour but d'habituer les troupes d'infanterie à la fatigue de la marche, au port du havre-sac chargé et aux soins à donner aux pieds et à la chaussure. Les marches et exercices en terrain varié sont un apprentissage de la guerre et exigent des hommes des efforts plus considérables que les marches sur les routes. Il est nécessaire de ne pas leur donner une trop longue durée. Les règles hygiéniques qui vont suivre leur sont applicables.

La durée des marches militaires est réglée de telle façon que l'on parcourt 16 kilomètres dans les commencements, et 30 kilomètres au moment de faire des exercices d'application.

L'allure est aussi progressivement augmentée de façon à arriver à faire 125 à 135 pas à la minute ; mais la cadence de 120 pas est toujours reprise pendant la dernière demi-heure de marche (art. 269 inf. du décret du 28 décembre 1883).

Cet article du règlement sur le service intérieur touche à deux des problèmes les plus délicats de l'hygiène et de la tactique militaire : quelle est la longueur de l'étape à demander au fantassin chargé? Quelle est la vitesse avec laquelle l'étape doit ou peut être parcourue ?

Il s'agit dans l'article précité d'exercices d'entraînement, et qui peut le plus peut le moins, de telle sorte que le soldat instruit pour la marche doit arriver, et l'expérience prouve qu'il y parvient, à parcourir sans fatigue, avec sa charge normale 30 kilomètres en huit à dix heures. Parvenu à ce degré d'entraînement il sera capable de faire les marches de guerre. Celles-ci sont généralement lentes, le chemin parcouru est court, mais elles exigent de l'homme une longue station debout et leur répétition devient d'autant plus pénible que l'alimentation et le repos nocturne sont plus mal assurés.

Hirschfeld (*Revue militaire russe*, février 1872) a calculé qu'un soldat parcourant 100 mètres à la minute, pesant 64 kilos, portant 31^{k},322 et qui le même jour marcherait cinq heures et s'arrêterait trois heures, fournirait un travail raprésenté par 343^{kgm},200, c'est-à-dire un travail un peu supérieur à celui que font les hommes qui, dans les prisons allemandes, marchent dans des roues tournantes et un peu inférieur à celui d'un ouvrier tourneur qui fait marcher lui-même son tour. « On a calculé que, pendant les campagnes de 1796 à 1815, de 1859, de la guerre de Bohême en 1866, la moyenne de la distance parcourue par jour par les armées a été de 21^{km},89 : on n'a jamais dépassé la moyenne générale de 25 kilomètres. « Dans les marches forcées de 1815, Napoléon n'a pu jamais obtenir plus de 36 kilomètres (le 15 juin) et encore d'une fraction seulement du deuxième corps ; les autres corps n'en firent que 30 en moyenne. Dans la dernière campagne, nous avons souvenir de marches de 32 à 36 kilomètres, mais également par des fractions de corps, qu'un pareil effort surmenait au delà de toute expression[1]. »

Quant à la cadence du pas à raison de 120 à la minute (*pas accéléré*), elle a été considérée par certains comme trop rapide ; elle le serait assurément si elle était exigée d'emblée, mais en suivant les prescriptions de l'article 3 du chapitre Ier de la 1re partie de l'école du soldat (29 juillet 1884) et faisant faire d'abord des pas de 75 centimètres de long à une faible allure, puis en augmentant progressivement la cadence, on arrive, l'expérience l'a bien démontré, à faire marcher tous les hommes sans fatigue à raison de 120 pas à la minute. Bien que le *pas de route* ne soit pas cadencé, il se rapprochera plus ou moins du pas accéléré, puisque le kilomètre doit être parcouru en 11 ou 12 minutes. La longueur du *pas gymnastique* est de 0^{m},86 et sa vitesse habituelle de 170 à la minute. Le *pas de charge* est d'une vitesse habituelle de 140 par minute.

L'article 359 Inf. ; 352 Cav., du décret du 28 décembre 1883 prescrit les plus sages recommandations pour les marches de route et les manœuvres et résume

1. Morache, *Loc. cit.*, p. 912.

tous les enseignements de l'hygiène à ce sujet. Nous en conseillons l'étude attentive.

Il est nécessaire que les marches soient interrompues par des haltes : elles auront lieu dans l'infanterie toutes les cinquante minutes et dureront dix minutes. On aura soin de les commander dans un endroit ni trop chaud ni trop frais, abrité contre le vent, et l'on permettra aux hommes de déposer leur sac et de s'asseoir si la terre n'est pas mouillée, mais non de s'étendre; si l'homme est en transpiration et sent qu'il se refroidit par le repos, il doit prendre quelque mouvement.

Outre les haltes de cinquante en cinquante minutes, on fera aux deux tiers ou au moins à moitié chemin une grand'halte dans un lieu habité : on prendra un repas et le repos pourra durer une heure (art. 422 du décret du 28 décembre 1883 inf.) La cavalerie ne fait pas de halte-repas : quand, par exception, la longueur de la marche y oblige, ces haltes sont faites toujours à une certaine distance des lieux habités (art. 414 cav.)

Pendant les routes, une surveillance spéciale sera exercée sur les fontaines et aussi sur les débits de boisson des localités parcourues et on se souviendra du danger que présentent les boissons froides pour l'homme en sueur (Voy. p. 160).

Il sera sage de tenir la main à l'exécution de la prescription suivante : « Lorsqu'un soldat a besoin de s'arrêter entre deux haltes, il en demande la permission à l'officier ou au sous-officier qui se trouve le plus près de lui; il est tenu de rejoindre promptement sous peine de punition. S'il est indisposé, le capitaine l'autorise à attendre le passage du médecin » (art. 422 inf.) lequel, s'il y a lieu, lui permet de monter sur la voiture ou d'y poser son sac.

« A moins de nécessité absolue, la colonne ne se met pas en route avant le jour; lorsque le trajet est court, le colonel retarde l'heure du départ pour laisser plus de repos à la troupe » (art. 417 Inf.).

Les marches de nuit fatiguent considérablement les hommes et doivent être évitées. En Algérie, on fera bien de partir en toute circonstance dès l'aurore, afin d'arriver au gîte d'étape avant la grande chaleur ; si ce gîte est trop éloigné, on campera à la grand'halte que l'on ne quittera qu'après la forte chaleur du milieu du jour.

L'application des articles 417 à 439 Inf. du décret du 28 décembre 1883 réglant tous les détails des routes à l'intérieur permettra de mettre les troupes dans les meilleures conditions possibles pendant la durée des étapes aussi bien qu'au gîte. Nous en dirons autant des articles 135 à 153 du décret du 26 octobre 1883, réglant l'exécution des marches en campagne.

Quand les marches ont lieu par des froids rigoureux ou de très fortes chaleurs, des précautions particulières sont nécessaires.

« Lorsque le froid est très vif, et qu'il tombe de la neige, les marches doivent se faire en colonne serrée, et les étapes doivent être courtes ; car la fatigue vient vite dans ces conditions, et il faut s'attacher à ne laisser personne en arrière : tout homme qui s'arrête et qui s'endort est un homme mort[1]. »

On ne se mettra en route qu'après avoir mangé la soupe et on évitera les dangers de l'abus des alcooliques par une distribution d'eau-de-vie (Voy. p. 173).

Lorsque, au contraire, les marches ont lieu dans un pays chaud et qu'on peut craindre l'*asphyxie par la chaleur*, on fera desserrer les rangs. Les troupes marchant en colonnes serrées transportent avec elles une atmosphère qui est bientôt saturée de vapeur d'eau et l'humidité fa-

---

1. A. Laveran, *loc. cit.*, p. 73.

vorise la production du coup de chaleur. D'autre part, l'immunité relative dont jouissent les cavaliers, vis-à-vis de cette maladie, démontre que les couches inférieures du sol sont particulièrement nuisibles, bien qu'il y ait lieu de tenir compte de la fatigue du cavalier, moins grande en marche que celle du fantassin.

D. L'*équitation* est le principal exercice gymnastique du soldat de cavalerie. « La valeur de cet exercice dépend beaucoup du mode de se servir du cheval et des allures imprimées à la bête. Les cavaliers ordinaires sont placés à califourchon sur le dos du cheval, avec l'intermédiaire d'une selle plus ou moins avantageuse, et avec l'aide d'étriers. Les cavaliers les plus habiles font de la voltige, excellent exercice de force et de souplesse, et montent pendant quelques minutes un cheval sauteur; ceci est une manœuvre brutale et non sans danger, qu'il ne faudrait pas essayer, s'il n'était indispensable de préparer à tout événement les jeunes gens qui se destinent à passer leur vie dans la fréquentation d'un animal puissant, peu intelligent et capricieux.

» L'équitation met en jeu les muscles des membres inférieurs et un peu ceux du tronc chez les novices qui se livrent d'abord à des contractions inutiles. Le trot est l'allure la plus fatigante pour le cavalier, surtout dans les principes de l'école française qui veut que l'on trotte le corps droit, même renversé, les cuisses adhérentes par la face interne et le genou aux flancs du cheval, la jambe libre et mobile, les étrivières longues et le pied ne posant sur l'étrier que par sa pointe un peu relevée; les réactions sont donc transmises intégralement au bassin, puis au tronc du cavalier. L'école anglaise admet des étriers courts et aidant le tronc à éluder les secousses que lui communique le trot du cheval... L'exercice du cheval augmente l'appétit, en ce qu'il hâte mécaniquement la circulation du contenu de l'intestin. Lorsque la promenade a lieu au grand air, l'effet n'est que plus assuré. Comme l'équitation ne cause pas une réelle dépense de force chez les vieux cavaliers et que la stimulation mécanique ou atmosphérique des fonctions digestives a lieu néanmoins, il se trouve que le métier n'est pas incompatible avec un peu d'obésité.

» Le travail au manège est beaucoup moins salubre que l'équitation en plein air. Le sol de cet endroit recouvert de sable, de sciure de bois, de copeaux de liège, se pénètre de l'urine et de la fiente des chevaux; l'atmosphère en devient poussiéreuse et humide. Une aération très généreuse de ce local est de rigueur : encore ne sera-ce jamais un séjour inoffensif [1]. »

L'équitation cause, chez les débutants, de fréquentes écorchures qui souvent amènent l'ecthyma plus ou moins généralisé. Elle peut provoquer la naissance des hémorrhoïdes, des varices et des varicocèles. Il est possible que la pratique du trot fasse apparaître des hernies chez les sujets prédisposés. Il importe de ne pas rester assez longtemps en selle pour ne pas régulariser les fonctions naturelles : bien des affections de la vessie ou de la prostate ont pour cause l'oubli de cette recommandation.

§ 2. — Loisirs du soldat.

Lorsque, pendant une partie de la journée, le soldat n'a pas de service à faire, il trouve dans la caserne trois endroits seulement où il puisse, à l'abri de la pluie ou du froid, jouir de son repos : la chambrée, la cantine et quelquefois la bibliothèque.

1. Arnould, *loc. cit.*, p. 1008.

Dans la chambrée, il a le droit de s'installer sur son lit, pourvu qu'il ne s'y étende pas avec ses chaussures, ou s'asseoir, s'il y trouve de la place, à la table qui occupe le centre de la pièce. Les distractions qu'offre cette habitation sont petites : des récits ou des conversations, quelques jeux (loto, etc.), la lecture souvent interrompue par les allées, les venues et les interpellations en forment la substance ! D'autre part, l'habitation diurne des dortoirs, nous le répétons, est une pratique hygiénique déplorable (p. 66).

A la cantine le militaire trouve, moyennant rétribution, des rafraîchissements de qualité médiocre, et cela en dépit de la surveillance assidue dont ces établissements sont l'objet, au point de vue de la nature des marchandises qui s'y débitent.

Dans quelques régiments soucieux du bien-être du soldat et de son éducation intellectuelle et morale, on a installé des bibliothèques non seulement pour les sous-officiers mais encore pour la troupe : malheureusement il est peu de localités dans lesquelles on puisse, alors même qu'on prête des livres d'étude ou récréatifs, fournir un local servant de salle de lecture aux hommes.

De telle sorte que, de fait, le soldat actuellement libre de service sort du quartier et va errant à l'aventure dans les rues de la ville ou la campagne. Heureux s'il dirige sa promenade de façon à éviter tous les dangers de l'entraînement, si grands à son âge, vers de funestes habitudes !

Une distraction très goûtée du soldat est le théâtre, qu'il y soit acteur ou spectateur, et nous avons vu dans mainte garnison ou dans les camps, comme cela eût lieu jusque sous les murs de Sébastopol, des soirées fort agréablement remplies, grâce à l'initiative des officiers qui se faisaient volontiers directeurs et même auteurs pour entretenir parmi les hommes la gaieté si favorable à la santé, si indispensable en campagne. Nous en avons vu aussi se dévouant à faire le soir des conférences sur des sujets variés à la portée de leur auditoire qui récompensait par son assiduité des efforts si méritants.

Le jardinage est, dans les camps surtout, une autre source de distraction qu'il ne faut d'autant moins négliger que des jardins potagers bien cultivés sont souvent une ressource pour les ordinaires.

La *nostalgie* (mal du pays) a été très fréquente dans l'armée à une époque déjà reculée pour nous, elle y est aujourd'hui à peu près inconnue, grâce aux communications faciles, aux congés qu'on accorde aisément, à la diminution du temps de service et au progrès des mœurs, mais en campagne elle reparaîtrait aisément si, par l'action incessante des chefs, le moral de la troupe n'était pas tenu en haleine. Le sentiment du devoir, l'amour de la patrie et du drapeau, l'orgueil national sont des sentiments nobles que comprend notre soldat et sur le développement desquels se base l'hygiène morale tutrice et auxiliaire de l'hygiène physique.

A côté des loisirs qu'amène l'interruption du travail plusieurs fois par jour pendant quelques heures et durant plusieurs jours chaque mois, il y a lieu de dire quelques mots de l'interruption quotidienne qu'amène la nuit : du *sommeil*.

Le jeu des diverses parties de notre organisme est essentiellement intermittent : c'est une loi générale et la fatigue de la journée de veille et de travail intellectuel ou corporel trouve son correctif dans le repos du sommeil qui rétablit l'équilibre de toutes nos fonctions et rend des forces pour le lendemain. Pendant le sommeil, la respiration, la circulation sont plus calmes, plus régulières que pendant le jour; la digestion, l'assimilation se font d'autant mieux que le corps est au repos. Les muscles ne sont plus contractés et le poids du corps étendu sur une large surface permet leur relâchement presque absolu. Le cerveau recevant moins de sang ne fonctionne plus et ses facultés sont engourdies. Le *rêve* est un travail cérébral incomplet, fugace, sous l'influence d'une excitation périphérique, d'une mauvaise digestion, par exemple.

Le corps étant ainsi immobile, la grande source de chaleur que crée le mouvement se trouve supprimée : le ralentissement de la circulation et l'abaissement de la température nocturne s'ajoutent à cette cause de refroidissement : aussi est-il indispensable d'être plus chaudement couvert en dormant que pendant la veille.

Le sommeil nocturne est plus réparateur que le diurne, et ceux qui, par profession, sont obligés de travailler la nuit, sont tenus de prendre toutes les précautions possibles pour réparer pendant le jour la fatigue de la nuit passée sans sommeil et ils devront toujours avoir un régime alimentaire fortifiant.

On a essayé autrefois de faire marcher les troupes pendant la nuit, lorsque la chaleur du jour semblait trop forte : on a dû y renoncer ; le fait de ne pas voir les aspérités du chemin et de ne pas jouir de la variété du spectacle que peut offrir la route constitue assurément une fatigue, mais on est obligé de reconnaître que l'absence de sommeil en cause une bien plus grande encore.

En garnison, nos soldats veillent généralement peu, l'article 43 du décret du 23 octobre 1883 veut que chaque homme ait au moins six nuits de repos entre chaque veille, et de fait le nombre des jours de garde est aujourd'hui restreint : les veilles fréquentes sont au contraire une des grandes fatigues de la guerre.

Dans les pays chauds la chaleur du milieu du jour engage à la *sieste :* on ne saurait nier son utilité, surtout lorsque le travail auquel on se livre pendant le reste de la

journée est pénible, mais la sieste ne saurait jamais suppléer l'absence de sommeil pendant la nuit : dans les pays
chauds plus qu'ailleurs un long repos est indispensable
au rétablissement des forces. En Algérie, pendant la
saison chaude, on bat la retraite à dix heures du matin
et le réveil à deux heures du soir.

La durée que doit avoir le temps consacré au sommeil
est très différente suivant les âges : il faut de six à huit
heures de sommeil aux adultes bien portants; cependant
l'habitude et les dispositions individuelles jouent dans
cette question un rôle prépondérant.

On favorise le sommeil en se couchant régulièrement à
la même heure, en se livrant dans la journée à un exercice
corporel, en étant sobre, surtout de liqueurs spiritueuses,
en ne faisant pas excès de travail cérébral.

La position qu'on prend pendant le sommeil n'a en somme
d'autre importance pour l'adulte que celle qui résulte de
l'habitude. Pourtant le décubitus dorsal favorise généralement les érections et les pertes séminales.

§ 3. — Habitudes. — De quelques habitudes militaires.

L'*habitude*, c'est-à-dire une disposition acquise par des
actes réitérés, en vertu de laquelle on tend à répéter ces
mêmes actes [1], joue en effet un très grand rôle dans l'*entraînement* qui est indispensable au soldat pour lui
permettre de supporter les fatigues de la guerre, entraînement qui est en somme un des buts principaux de
l'éducation militaire.

L'acclimatation à la vie militaire n'est en réalité que le
résultat d'habitudes multiples auxquelles s'est plié l'orga-

---

1. Rossignol, *loc. cit.*, p. 33.

nisme : la mortalité qui pèse si lourdement sur les soldats de moins de trois ans prouve que tous ne sont pas également aptes à les contracter avec la même facilité.

L'intervention continue du chef militaire, et notamment du commandant de compagnie ou d'escadron, la connaissance qu'il a de chacun de ses hommes permettent de faire contracter peu à peu ces habitudes et par suite de diminuer des déchets si fâcheux.

L'influence de l'habitude sur le système musculaire est peut-être la plus évidente. Nous ne répéterons pas ce que nous venons de dire de l'*habitude* de la marche, des autres exercices et du port du sac (Voy. p. 195 et 218).

« C'est par l'habitude que l'homme parvient à supporter l'abstinence, la faim et la soif. La défécation et l'émission des urines sont la source de nombreuses habitudes. La plus importante de ces habitudes est celle qui tend à régulariser ces deux fonctions : on l'acquiert en accomplissant ces besoins naturels à des heures à peu près fixes[1]. » Les habitudes de régularité dans toutes les actions physiologiques seront toujours favorables, tandis que les habitudes tendant à un fonctionnement irrégulier ou à la satisfaction de besoins factices seront contraires à la santé.

L'usage du *tabac* doit-il être considéré comme une habitude hygiénique mauvaise?

Je n'ai pas l'intention de résumer ici tout ce qui a été dit et écrit pour ou contre l'usage du tabac. Il n'est pas douteux que le tabac et le jus de tabac sont capables, dans des conditions spéciales, de produire des empoisonnements et l'usage de la *chique* semble être aussi contraire à une bonne hygiène qu'il nous paraît malséant : en tout cas elle produit, dit-on, le déchaussement des dents et le ramollissement des gencives.

1. Rossignol, *loc. cit.*

Le *tabac à priser* a une action plus manifestement nuisible que la fumée de tabac et a produit des intoxications par la nicotine et par le plomb qui lui sert parfois d'enveloppe ; l'usage continu de la prise abolit ou pervertit l'odorat ; son usage momentané cependant peut exciter avantageusement la membrane pituitaire.

La *fumée de tabac* agit de deux façons différentes : *a*) localement, *b*) sur l'organisme tout entier.

a). Son action mécanique irritante sur la bouche, le pharynx, la trachée et même les fosses nasales se traduit par l'excitation des glandes salivaires qui, sous son influence, secrètent abondamment, et par un état particulier de congestion des parties avec lesquelles la fumée est en contact.

L'action irritante du tabac sur les lèvres, ainsi que la chaleur du cigare, mais surtout des pipes à court tuyau, a été accusée de déterminer le cancer des lèvres (cancer des fumeurs). Il n'est pas douteux que l'usage habituel de la fumée de tabac ne soit, surtout chez les individus qui prennent peu soin de leur bouche, une cause fréquente d'inflammations chroniques de la gorge et des gencives et même de la trachée et des bronches. D'autre part la déperdition de salive peut, sur des organismes débiles, avoir une influence fâcheuse. Tous ces effets sont d'autant plus marqués que la fumée pénètre dans la bouche à une température plus élevée. En effet, les acides, les sels et la nicotine sont d'autant plus abondants dans la fumée que ces principes n'ont pas pu se déposer par le refroidissement préalable de la fumée : c'est pourquoi la cigarette est, de tous les modes de fumer, le plus mauvais et la pipe à long tuyau le moins préjudiciable.

b). La nicotine (2,3 à 6,9 p. 100 dans les tabacs d'Amérique ; 4,9 à 7,9 p. 100 dans ceux de France ; 2 p. 100 dans ceux de la Havane) est une substance toxique à un haut degré, puisque, à la dose de $0^{gr},10$, elle tue un chien de

forte taille ; mais il y a lieu de se demander si la fumée en
entraîne une quantité absorbable suffisante pour être nuisible.

La question n'est pas définitivement résolue par l'expérience, mais il paraît que, si l'on n'absorbe pas en fumant,
une très grande quantité de nicotine, on absorbe, surtout
en fumant vite et en avalant la fumée, une certaine dose
d'oxyde de carbone. De plus, d'après les expériences de
Vohl et Eulenberg entreprises en 1871, la nicotine, sous
l'influence de la chaleur, peut se décomposer et donner
naissance à des sels de picoline, pyridine, collidine extrêmement toxiques.

Quoi qu'il en soit, la fumée de tabac absorbée par la muqueuse pulmonaire a une action sur le cerveau : elle augmente l'activité de cet organe et donne momentanément
plus de lucidité à la pensée, elle calme l'ennui et berce
l'imagination. « Ainsi le tabac s'élève au rang de modifi-
cateur moral et dès lors il faut l'apprécier, non plus avec
les seules données de la chimie, mais au point de vue des
réactions morales qui jouent un rôle si considérable dans
l'hygiène humaine » (Michel Lévy).

Néanmoins l'usage abusif de la fumée de tabac entraîne
des accidents graves : perte de l'appétit, de la force musculaire, trémulence des membres, altérations de la vision
(Hirschberg), perte de la mémoire et disparition progres-
sive de toutes les facultés intellectuelles.

Arnould considère qu'il y a abus dès que la consommation
de tabac dépasse 20 grammes par jour par personne. Depuis
1853 les soldats qui en font la demande reçoivent 10 grammes de tabac par jour. Il est difficile de préciser la quantité
de tabac nuisible à chaque individu, mais tout adulte faible
de poitrine, salivant facilement, malade du cœur, ayant un
tempérament nerveux exagéré, fera bien de s'abstenir de
fumer ; jamais on ne devra fumer à jeun ; jamais on n'ava-

lera la fumée. « Le tabac ne peut exercer qu'une influence nuisible sur l'adolescent » (Michel Lévy), dont il compromet le développement.

Nous avons blâmé déjà l'habitude des alcooliques, notamment du *petit verre* du matin, de l'absinthe et des liqueurs soi-disant *apéritives* stimulantes de l'appétit.

Les dangers auxquels expose l'habitude de l'exagération des *plaisirs vénériens* sont d'abord les maladies spéciales causées par des cohabitations impures (Voy. chap. VII), puis les altérations graves du système nerveux cérébral et de la moelle épinière, conséquences funestes non seulement des plaisirs solitaires, mais encore des relations sexuelles pratiquées sans mesure quant à leur fréquence ou leur durée.

CHAPITRE VII

RÈGLES GÉNÉRALES D'HYGIÈNE RELATIVES A LA PROPHYLAXIE DES MALADIES DU SOLDAT

Après avoir examiné les principales conditions qui influencent l'état physique du soldat, il nous reste à jeter un coup d'œil d'ensemble sur les moyens d'éviter la plupart d'entre elles. A cet effet nous en énumérerons rapidement les causes en nous appuyant sur les faits établis dans les pages précédentes et de ces causes (étiologie) nous déduirons les règles tendant à la préservation des organismes (prophylaxie).

A. Nous avons dénombré (p. 17 et s.) les *maladies* de nos *soldats en temps de paix :* ce sont surtout celles des agglomérations, c'est-à-dire qu'elles sont souvent causées par l'influence de la vie en commun ; de plus, les maladies transmissibles ont une expansion rapide quand elles pénètrent dans l'habitation militaire ; les maladies aiguës sont les plus fréquentes et les chroniques tendent à évoluer rapidement ; enfin il y a, chez nos soldats, une réceptivité spéciale, souvent exclusive à l'égard de certaines affections (fièvres éruptives, oreillons, goître, stomatite ulcéro-membraneuse, etc.) (L. Colin).

Sans faire l'histoire des maladies qui, suivant les climats, les saisons ou d'autres circonstances attaquent nos troupes, ce qui serait singulièrement dépasser le cadre de ce livre [1], remarquons l'importance qu'ont, dans la pathologie militaire, les maladies *infectieuses* et *infecto-contagieuses*. Leurs caractères sont de naître dans de certaines conditions, variables suivant les espèces morbides, mais toujours les mêmes pour chacune d'entre elles (encombrement, affaiblissemeut de l'organisme, etc.), d'ataquer l'organisme dans son ensemble (maladies du sang, *de toute la substance,* etc.), de se communiquer de l'homme malade à l'homme sain par le contact ou indirectement. Aujourd'hui « la nature vivante de la matière contagieuse est hors de cause [2] ». Cependant la démonstration rigoureuse de la nature parasitaire de toutes les maladies infectieuses n'est pas faite. Le parasitisme est établi pour le charbon, la morve, la tuberculose, le typhus récurrent; il est presque prouvé pour la fièvre palustre, le choléra, la blennorrhagie, l'érysipèle, la diarrhée de Cochinchine, la pneumonie, la fièvre typhoïde, le furoncle, le phlegmon, la lèpre [3]. A ces maladies humaines il faut ajouter quelques septicémies expérimentales : le choléra des poules, le rouget du porc, le charbon symptomatique. « C'est peu comme nombre et c'est beau-

---

1. Voir notamment : A. Laveran, *Traité des maladies et épidémies du soldat,* Paris 1875. — L. Colin, *Traité des maladies épidémiques,* Paris 1879.

2. Ch. Bouchard, Leçon d'ouverture à la Faculté de médecine de Paris, *Semaine médicale,* 1885, p. 110.

3. Dans un mémoire : *De la nature du goître épidémique, à propos de l'épidémie qui a sévi sur les troupes de la garnison de Belfort en 1877 (Gaz. hebd. de méd. et de chir.,* 1881, p. 457, 480, 678), publié en collaboration avec le médecin-major Richard, nous avons cru devoir admettre la contagiosité et par suite la nature parasitaire du goître épidémique.

coup si l'on réfléchit que, dans les seuls cas où l'infection a pu être interprétée d'une façon positive, la solution a été univoque : toujours la contagion a été reconnue fonction d'un organisme végétal[1]. » Et en admettant même qu'il n'y ait dans la conception de la nature parasitaire des maladies infecto-contagieuses qu'une supposition, il faudrait, procédant comme les physiciens et les chimistes qui, à l'aide d'hypothèses compréhensives font avancer la science, faire cette hypothèse « parce qu'il n'en est pas

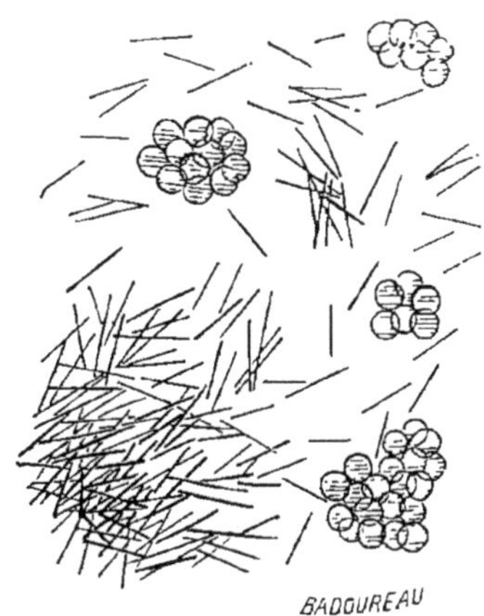

Fig. 33. — Bacilles du charbon et corpuscules germes.

qui rende mieux compte de l'incubation, de la transmission des maladies par une petite parcelle de contage, de l'existence des formes graves et abortives des mêmes maladies, de la réceptivité individuelle variable suivant le terrain, de la longue conservation des contages et de leur éclosion subite sous l'influence des causes banales[2]. »

Les parasites (*microbes*) des maladies que nous venons

1. Ch. Bouchard, *loc. cit.*
2. Ch. Viry, *Revue médicale de l'Est*, 1876, p. 760.

d'énumérer appartiennent presque tous au groupe des *schizomicètes* qui peuvent être ramenés à deux formes spéciales : 1° *forme allongée* (*bâtonnets*) : charbon, tuberculose, septicémie, fièvre typhoïde, etc. ; lorsque les bâtonnets sont très allongés on les nomme *bacilles* (Voy. fig. 33) ; 2° *forme arrondie* ou *elliptique* : ce sont les *micrococcus* (érysipèle, blennorrhagie, pneumonie, phlegmon).

On conçoit aisément combien la matière contagieuse vivante sera dangereuse chaque fois qu'elle aura élu domicile dans la demeure de nos soldats ; capable de s'implanter et de se multiplier dans les tissus d'un homme sain en y produisant la maladie, se conservant dans les milieux riches en matières organiques, elle trouve dans l'habitation militaire des lieux propices pour l'emmagasinage de ses germes qui feront éclosion le jour où la température ambiante, la qualité actuelle des habitants seront propices à sa pullulation. En effet « ce qui rend possible le développement de la maladie infectieuse, ce n'est pas la rencontre fortuite d'un homme et d'un microbe ; l'homme sain n'est pas hospitalier pour le microbe ; presque constamment envahi par des agents infectieux, il réagit contre eux et dans cette lutte garde généralement le dessus... Il n'en est pas de même quand sa vitalité est amoindrie : alors ses moyens diminuent. De même qu'on voit se couvrir de jonc des terrains où quelques circonstances insolites s'opposent à l'écoulement naturel des eaux, de même certains microbes peuvent envahir l'organisme humain dont la santé fléchit, quand par le fait d'un trouble de la nutrition, la constitution chimique de l'organisme s'est modifiée [1] ». Et ces conditions favorables se rencontreront parmi nos hommes si l'aération, l'alimentation, les soins de propreté, les fatigues exagérées, etc., ont produit des troubles nutritifs dont le

---

1. Ch. Bouchard, *loc. cit.*

degré ultime constitue ce qu'on a appelé la *misère physiologique.*

Aussi la prophylaxie des maladies parasitaires consiste-
t-elle : 1° à empêcher l'apport ou la pullulation des germes
des parasites (isolement des malades, désinfection des locaux,
des objets usagers des malades, de leurs déjections, etc.,
propreté, éloignement des immondices); plus les connaissances relatives à l'histoire naturelle des germes progres-
seront, plus nos moyens de défense deviendront efficaces;
2° à rendre infécond le terrain humain exposé à leurs
ravages : ce qui ne saurait se faire qu'en fortifiant les
organismes par l'application méthodique des principes
d'hygiène exposés dans les pages précédentes.

Les maladies infectieuses sont en réalité les plus fréquentes des maladies de l'armée et L. Laveran l'a démontré
dès 1860[1]. Ce sont elles qu'il faut accuser de la morbidité
et de la mortalité exagérées de nos soldats, bien plus que
les veilles, les fatigues ou les refroidissements résultant
du service.

Et si nous recherchons quelles sont les maladies qui
amènent le plus grand nombre des décès annuels de notre
armée, nous en trouvons deux dont la fréquence domine
les autres d'une façon considérable : ce sont la *fièvre
typhoïde* et la *tuberculose* (dont la forme la plus fréquente
est la phthisie pulmonaire) dont tantôt l'une, tantôt l'autre
tient le premier rang et qui, en moyenne, amènent à elles
deux plus de la moitié des déchets annuels de l'armée
(sorties définitives de l'armée par décès, réformes ou retraites). En 1880, la fièvre typhoïde a causé à elle seule,
plus de la moitié de la mortalité générale de notre armée!

1. L. Laveran, *Recherches statistiques sur les causes de la mortalité de l'armée servant à l'intérieur,* in Ann. *d'hygiène publique et
de médecine légale,* 1860, 2ᵉ série, t. XIII.

La fièvre typhoïde règne à l'état permanent dans les villes populeuses ; elle trouve un terrain éminemment favorable dans nos casernes, car elle y rencontre des organismes jeunes, mal acclimatés à la vie militaire et serrés les uns contre les autres ; aussi cause-t-elle souvent des épidémies dans nos régiments ; c'est une maladie infectieuse en relation avec la densité de la population, c'est-à-dire qu'elle naît ou se développe là où l'air est trop parcimonieusement distribué, où les déjections, les détritus humains s'accumulent, où les matières animales se putréfient et elle est contagieuse.

La tuberculose semble au premier abord devoir être absolument inconnue dans notre armée, quand on songe qu'annuellement, en France, on exempte environ 60 000 jeunes gens pour infirmités, sur lesquels plus de 17 000 sous la rubrique *faiblesse de constitution*, c'est-à-dire plus ou moins prédisposés à la tuberculose, et pourtant elle est, je crois, plus fréquente [1], d'autres disent aussi fréquente, dans l'armée que dans la population civile ; c'est donc qu'elle naît dans les casernes, et elle y prend naissance parce que, comme la fièvre typhoïde, elle trouve dans la vie en commun et dans la jeunesse des sujets des conditions favorables à la pullulation de son contage (Villemin), le *bacille de la tuberculose* (Koch).

C'est donc, nous le répétons, en améliorant les locaux d'habitation, l'alimentation, la propreté corporelle, le vêtement, etc., que nous diminuerons le nombre des malades et des morts de nos garnisons.

S'il survient quelque *épidémie* (choléra, scarlatine, rougeole, oreillons, goître, etc.) grave ou légère, toutes les règles générales de l'hygiène seront plus scrupuleusement

---

1. Ch. Viry, *De la phthisie dans l'armée française*, in *Journ. de méd. de Bordeaux*, 1870, p. 295.

observées que jamais : on n'oubliera pas que l'expérience des dernières épidémies (de choléra notamment) a montré l'influence funeste de la malpropreté des locaux ; de plus on augmentera la ration alimentaire, on distribuera du vin, on veillera à la bonne qualité de l'eau de boisson qu'on fera bouillir au besoin, on désinfectera les latrines, on assainira les effets et les objets de couchage des premiers atteints par le mal, on isolera les malades et le plus souvent on fera camper les hommes hors des casernes : mais toujours c'est au médecin qu'il appartiendra de proposer les mesures spéciales à prendre dans chaque circonstance spéciale. La dispersion des hommes dans un vaste campement constitue un des meilleurs moyens de faire cesser les épidémies de fièvre typhoïde, mais on conçoit qu'il est des conditions de temps et de lieux qui modifient cette règle générale : on ne fuira pas la fièvre typhoïde de la caserne, par exemple, pour exposer la troupe à des accès pernicieux, à la fièvre jaune, aux congélations ou aux insolations, etc. ; la formulation des préceptes hygiéniques, comme des ordonnances thérapeutiques, demande une appréciation rigoureuse de chaque cas particulier et exige un jugement actuel que sa science et son expérience dicteront au médecin seul compétent pour le rendre.

Les corps de troupe atteints de maladies épidémiques ne devront pas voyager, tant à cause de la fatigue que les routes créent aux hommes qu'à cause du transport des germes par les malades ; ces mêmes régiments ne recevront pas de contingent nouveau (recrues, réservistes, hommes de l'armée territoriale) et les communications avec les corps de troupe non contaminés seront interceptées autant que possible ; de même les changements de casernement qui auraient pour effet de rapprocher de corps indemnes des corps ayant des malades devront être ajournés.

Si l'on a à craindre une épidémie de *choléra*, on suivra exactement les prescriptions contenues dans les instructions du Conseil de santé du 1er décembre 1863 et du 20 juillet 1883.

Le *choléra*, la *peste à bubons* et la *fièvre jaune* sont des maladies d'origine exotique qui n'atteignent notre continent qu'après transport de leurs germes. Le choléra a son foyer principal sur les bords du Gange et ses diverses incursions en Europe ont été des importations par voie de terre en 1833 et en 1846, par voie de mer dans les épidémies ultérieures : d'où la nécessité pour nous protéger contre ce fléau de le combattre sur la mer Rouge pour l'empêcher de gagner l'isthme de Suez, puis l'Europe par la Méditerranée. A cet effet une surveillance aussi active que sévère est indispensable dans le golfe d'Aden sur les navires à pèlerins et à Suez sur les navires de commerce. Une fois l'Égypte envahie, le littoral nord de la Méditerranée est menacé, comme le prouve l'épidémie de 1884. Cette surveillance consiste dans le fonctionnement régulier de *l'isolement quarantenaire* des navires suspects, réduit au minimum de la durée indiquée par le temps d'incubation de la maladie et dans la *désinfection* réelle (aseptique) des navires et objets contaminés (Fauvel, Proust). D'autre part il est aujourd'hui démontré que « dans l'état des relations qui existent entre les peuples de l'Europe centrale, les quarantaines terrestres, les cordons sanitaires et les fumigations des personnes sont des mesures inutiles et même dangereuses » (Congrès de médecine publique d'Anvers en 1885); mais il est nécessaire de remplacer ces pratiques par *l'observation* et la *désinfection* méthodiquement organisées dans les stations frontières des grandes lignes par lesquelles on pénètre d'un pays infecté dans un pays indemne (Conférence internationale de Rome en 1885).

La *variole*, maladie essentiellement contagieuse, disparaîtra de notre armée, au moins comme cause de décès, comme elle a déjà disparu de l'armée allemande, lorsque les vaccinations et revaccinations seront partout bien faites, conformément aux règlements en vigueur. En 1881, on n'a noté dans l'armée allemande que 2 cas de variole et 28 de varioloïde et varicelle. Sept corps prussiens n'ont pas présenté un seul cas de variole en deux ans.

A côté des maladies contagieuses qui, comme la fièvre

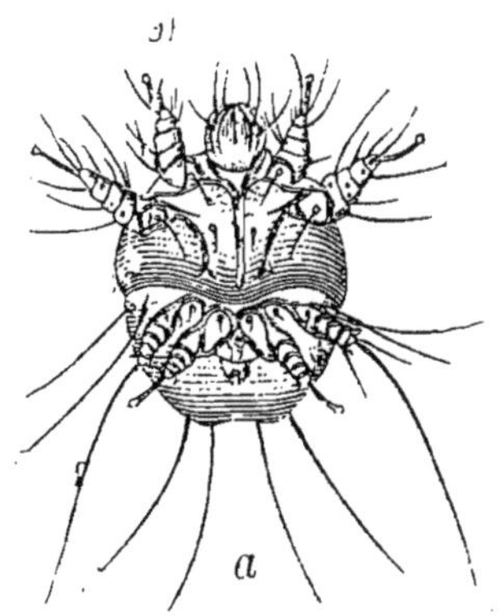

Fig. 34 — Sarcopte de la gale — face ventrale.

typoïde, le choléra, les fièvres éruptives (rougeole, scarlatine, variole), les oreillons, le goître, etc., se propagent par l'air ou par un contact peu prolongé, il en est qui exigent un contact plus intime : ce sont les maladies *cutanées parasitaires :* teigne, herpès circiné (Voy. fig. 31), etc., la gale et les *maladies vénériennes.*

La *gale* due à l'introduction sous la peau d'un parasite de taille relativement élevée, le sarcopte ou acarus de la gale (Voy. fig. 34 et 35) était, il y a peu d'années encore, une des maladies les plus fréquentes et les plus rebelles de l'armée. La connaissance de sa vraie nature permet de la guérir rapidement par l'usage des agents parasiticides et notamment des applications sulfureuses.

Les *maladies vénériennes* (syphilis, chancre mou, blennorhagie), tout en ayant diminué de fréquence dans l'armée, s'y rencontrent encore assez souvent cependant pour que des règlements spéciaux, dont il est nécessaire de faire remarquer l'importance, soient appliqués à leur prophy-

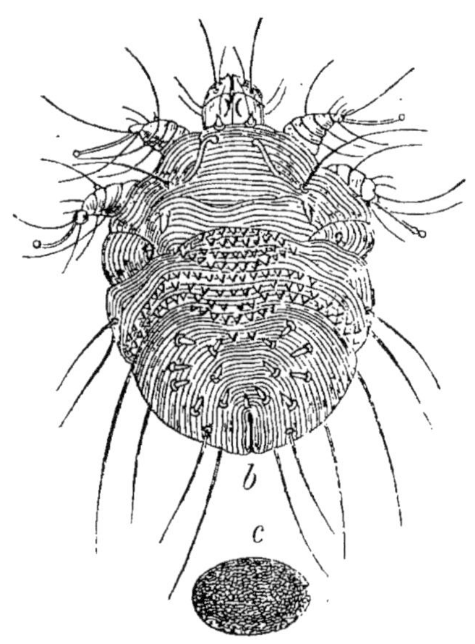

Fig. 35. — Sarcopte de la gale, — face dorsale, — c. son œuf.

laxie, en même temps que les règlements relatifs à toutes les maladies contagieuses.

Les conséquences sociales des maladies vénériennes, de la syphilis surtout, sont telles que le législateur a cherché à arrêter leur propagation et, en France, la prostitution est soumise à une surveillance particulière qui aboutit à l'isolement et au traitement des femmes malades. Cette police sanitaire a rendu de très réels services partout où elle a été bien réglée : ainsi, par exemple, en 1869, Léon Le Fort relève 1761 cas de maladies vénériennes au compte des prostituées clandestines non soumises aux visites médicales, tandis que la prostitution publique n'en donne que 780.

Les règlements militaires ont pour but de contraindre les militaires malades à se soigner et à les mettre dans l'impossibilité de devenir des agents de contamination.

Pour engager le soldat à se faire soigner, l'arrêté ministériel du 10 mai 1842 spécifie « l'abolition de la punition d'un mois de consigne infligée aux vénériens sortant des hôpitaux » guéris de maladies vénériennes ; mais en revanche il porte : « Tout sous-officier, brigadier caporal ou soldat reconnu atteint d'une affection vénérienne ou cutanée dont la gravité révèlerait que l'apparition remonte à plus de quatre jours, sans que le malade ait pu s'y méprendre, sera traité à la salle des consignés, si son état le permet ; il sera en outre puni, à sa sortie de l'hôpital, d'un mois de consigne pour ne pas s'être présenté, dès le début de la maladie, à la visite du chirurgien du corps et pour s'être rendu à charge à ses camarades par un long séjour aux hôpitaux » (art. 2.). — En outre tout sous-officier, caporal ou brigadier sachant qu'un soldat sous ses ordres est atteint de maladie contagieuse est tenu de l'engager à se présenter à la visite, de l'y conduire s'il ne s'y présente pas spontanément et dans ce cas de le punir.

Ces obligations trouvent leur sanction dans la *visite générale de santé* que fait ou fait faire chaque mois le médecin chef du service du corps, en présence des officiers de semaine, visite qui a pour but la recherche de toutes les maladies contagieuses (art 71 inf., 50 cav., du décret du 28 décembre 1883).

Les sous-officiers ne sont pas soumis à la visite de santé. Néanmoins, comme le chef de corps a le devoir de faire visiter « tout militaire soupçonné d'être affecté de maladies vénériennes ou cutanées et qui se refuserait à en faire la déclaration volontaire » (art. 4 de l'arrêté du 20 février 1842), il pourra toujours prescrire, quand il le jugera convenable, la visite corporelle des sous-officiers.

En outre tous les hommes quittant le corps par permission, congé, réforme ou retraite, sont visités par le médecin du corps « afin que ceux qui seraient atteint de maladies contagieuses soient traités avant leur départ (art. 71 inf., 51 cav. du décret du 28 décembre 1883).

« De plus, tout homme atteint de syphilis doit nommer à ses chefs la prostituée avec laquelle il a contracté cette maladie et ceux-ci doivent dénoncer immédiatement cette femme à l'autorité civile qui, de son côté, doit faire savoir au chef militaire quelle suite elle a donné à la dénonciation qu'elle a reçue (Circulaire du général commandant la 13e division, en date du 20 février 1842[1]); et l'article 116 du décret du 23 octobre 1883, portant règlement sur le service des places, stipule que « le commandant d'armes a droit au concours de l'autorité civile pour toutes les mesures de recherches et de précautions qu'exige le soin de la santé des hommes ».

Les médecins militaires, dans les villes de garnison, peuvent être appelés à assister à la visite des filles publiques ; en Algérie ce service leur est généralement dévolu.

L'ensemble de ces mesures permet de « retirer de bonne heure de la circulation environ 150 contagieux sur 1000 hommes d'effectif chaque année. Il est facile de se rendre compte de la puissance de dissémination vénérienne que ces 150 hommes jeunes porteraient au dehors[2] ».

---

1. P. A. Didiot, *Code des officiers de santé de l'armée de terre*, Paris, 1863.
2. Arnould, *loc. cit.*, p. 1254.

Il est des maladies sur lesquelles l'influence de l'hygiène générale est moins évidente, à première vue, que sur les précédentes, mais qui pourtant relèvent d'elle tout en dépendant surtout de l'hygiène individuelle : ce sont par exemple les *maladies saisonnières* (bronchite, pleurésie, diarrhée, etc.) dont on diminuera la fréquence et la gravité en évitant les alternatives de chaud et de froid, les courants d'air, alors surtout qu'on sera couvert de transpiration, les boissons trop froides, etc. Pour se garer des *rhumatismes*, et des maladies qui en dépendent (la plupart des affections du cœur notamment), on ne s'exposera pas volontairement à la cause habituelle de cette maladie : le froid humide. Enfin les *maladies du système nerveux* trouveront leur préservatif dans la sobriété et dans une sage modération présidant à tous les actes de la vie physique ou intellectuelle.

L'œil est sujet à diverses maladies sur lesquelles l'hygiène a une influence préservatrice très marquée. Certaines inflammations de la partie antérieure du globe de l'œil (conjonctivites) sont essentiellement contagieuses : parmi elles il faut noter l'*ophthalmie granuleuse* (*ophthalmie purulente, d'Égypte*, etc.); elle a sévi sur les troupes françaises en Égypte en 1799, a été très commune dans l'armée belge où elle n'a pas encore complètement disparu et elle règne avec une extrême fréquence dans les populations indigènes de l'Algérie qui la communiquent parfois à nos soldats. L'isolement des malades, la propreté et tous les moyens propres à combattre la contagion préserveront nos troupes d'une maladie dont les suites peuvent causer la cécité.

De plus, en toute circonstance on protégera les yeux contre l'humidité et le froid de la nuit, on fuira, — et le port de lunettes bleues ou fumées rendra souvent des services, — les effets de la réverbération d'un sol sableux, crayeux ou couvert de neige.

14.

La *myopie* due à la convexité exagérée des milieux de l'œil et à la diminution de l'axe postérieur de cet organe se corrige par le port de verres concaves appropriés. Il importe que ces verres dont l'usage est autorisé dans notre armée (décis. min. du 12 mai 1877) pour les hommes dont la myopie n'a pas exigé l'exemption ou la réforme, soient choisis par le médecin. Pour éviter la myopie ou l'empêcher de progresser on recherchera toujours pour lire et pour écrire un éclairage abondant, de préférence unilatéral gauche, sans foyer lumineux offensif par son trop grand éclat, ses rayons calorifiques ou son vacillement.

B. Les *maladies du soldat en campagne* peuvent être rapportées à quatre causes principales : 1° *influences atmosphériques* ; 2° *méphitisme du sol* ; 3° *méphitisme des lieux habités* ; 4° *alimentation vicieuse* [1]. De la connaissance de ces causes dérive l'application des mesures à opposer à la naissance et à la propagation des maladies.

1° *Influences atmosphériques.* — Le *froid* agissant plus ou moins brusquement peut amener la mort rapide ou des congélations des diverses parties du corps ; ces faits se rencontrent à toutes les périodes de l'histoire militaire, depuis la retraite des Dix-Mille jusqu'à la campagne de Russie et celle de 1870-71. En Crimée, on a noté 5290 cas de congélation sur lesquels ont eu lieu 1179 décès. En Algérie (1836, 1845, 1851, 1852, 1878), nos troupes, surprises par la neige dans la montagne, ont payé leur tribut à cette cause de mort. Nous avons indiqué les principales précautions à prendre par les froids excessifs, pour les armées en marche ou au bivouac. Il ne faut pas oublier qu'une alimentation substantielle est de rigueur (Voy. p. 114).

On trouvera, page 269, les règles à suivre dans les cas d'asphyxie par le froid.

1. L Laveran, *De la mortalité des armées en campagne* in *Ann. d'hygiène publique et de médecine légale*, 2ᵉ série, t. XIX, 1863.

L'insolation (*coup de chaleur, asphyxie par la chaleur*) est commune surtout dans les pays chauds, mais a été vue en France. Quoique l'excès de la température cause cette maladie aussi bien que l'action même des rayons solaires, on veillera à ne pas s'exposer à un soleil ardent sans que la tête soit bien protégée (Voy. p. 181 et 270).

D'autres fois, les influences atmosphériques se faisant sentir plus lentement déterminent sur les troupes l'apparition des *maladies saisonnières* (action passagère) ou *des maladies climatiques* (action lente mais prolongée).

« La *dysenterie*, maladie saisonnière des climats tempérés, maladie climatique dans les pays chauds, est par excellence une des maladies des armées en campagne et une maladie extrêmement redoutable (1743 bataille de Dettingen) (Pringle) ; en 1757 l'armée française communique la maladie à la population civile de l'électorat de Mayence; en 1792 la dysenterie fait reculer les alliées; en 1793 elle sévit dans l'armée française en Italie; en 1812 en Pologne; de mai à septembre 1855, 9919 diarrhéiques traités à Constantinople et donnant 16 p. 100 de décès[1] ; sous Metz en 1870, elle fut pour toute l'armée assiégée une des grandes causes de la mortalité). La prophylaxie de cette maladie consiste surtout dans les règles suivantes : fuir les refroidissements, surtout ceux du ventre (Voy. p. 184), les écarts de régime (Voy. p. 115), l'absorption d'eau de mauvaise qualité (Voy. p. 159), et le voisinage des matières organiques putréfiées. La dysenterie, très fréquente pendant l'été en Algérie, diminue chaque fois que ces règles sont bien observées et avec elle les *abcès du foie* (hépatite suppurée).

On a renoncé à acheminer lentement les troupes vers les

---

1. V. A. Laveran, *loc. cit.*, p. 100 et s.

pays chauds en les faisant stationner dans des garnisons de plus en plus méridionales. L'expérience a démontré que ces acclimatations successives sont plus nuisibles qu'avantageuses, mais elle a prouvé aussi qu'un trop long séjour dans les pays chauds était funeste et qu'il était nécessaire de rapatrier les troupes d'autant plus fréquemment qu'elles habitent des contrées plus voisines des tropiques.

La chaleur a pour résultats d'augmenter l'exhalation cutanée et la sécrétion biliaire tandis que la respiration devient moins rapide et que les muqueuses ralentissent leurs fonctions : d'où résulte une atonie générale, un affaiblissement notable du système musculaire, une diminution marquée des forces digestives et enfin une anémie de plus en plus prononcée.

Pour bien se porter dans les pays chauds une extrême sobriété est de rigueur en même temps qu'une surveillance continue des fonctions digestives, qu'un vêtement convenable, ample, mauvais conducteur de la chaleur, protégeant bien la tête et le ventre, qu'un exercice modéré à l'abri du soleil, qu'une protection efficace contre le refroidissement nocturne, qu'un usage habituel mais raisonné des pratiques hydrothérapiques, que la fuite de tout excès facilitant la débilitation générale.

2° *Méphitisme du sol.* — Les *fièvres telluriques* sont les maladies les plus importantes de ce groupe. Elles sont surtout redoutables dans les climats chauds, mais peuvent causer des désastres dans les climats tempérés (expédition des Anglais dans l'île de Walcheren 1805-1809) ; elles sauvèrent Rome des Gaulois et causèrent la perte d'une armée romaine en Écosse ; en Crimée elles éprouvèrent beaucoup les troupes campées près de la Tschernaïa ; la rémittente palustre fut la dominante pendant la guerre d'Italie (1859) et pendant notre occupation des états pontificaux ; elles mirent en question la possibilité de notre colonisation algérienne et elles constituent encore, en Algérie, une cause très importante de la morbidité et même de la mortalité de nos troupes, bien que le nombre de décès qu'elles occasionnent ait considérablement diminué, grâce aux travaux d'assainissement d'une part et à la connaissance que l'on a de moyens efficaces de traitement d'autre part [1].

La prophylaxie de la fièvre palustre, dans un pays à malaria, exige autant que possible l'habitation dans des locaux bien clos et à une certaine altitude; le cantonnement vaut mieux que le campement, la tente est supérieure au bivouac dont les feux seront un préservatif qu'il ne faudra pas négliger. Les distributions de café sont très utiles. On y joint parfois l'usage préventif du sulfate de quinine. L'influence de la radiation solaire sur la tête est préjudiciable le jour, comme le refroidissement pendant la nuit. Il importe de ne pas oublier qu'une première atteinte non seulement ne préserve par d'atteintes ultérieures, mais au contraire y prédispose.

La *fièvre jaune* (vomito negro) qui a sévi sur nos troupes au Mexique peut se ranger à côté des fièvres palustres. Endémique dans le golfe du Mexique, elle est transportable par les navires et se répand par contagion (épidémie de Saint-Nazaire), mais elle ne s'acclimate pas loin de la mer.

---

1. C'est au médecin-inspecteur Maillot que revient la gloire d'avoir reconnu les indications de la médication quinique ; il a pu écrire parlant des résultats qu'il a, le premier, obtenus en Algérie par l'usage rationnel du quinquina : « C'est grâce à ce médicament que la moyenne qui avait été à l'hôpital militaire de Bône, en 1832, de 1 mort sur 7 sortants et en 1833 de 1 sur 3 $\frac{1}{2}$, fut porté à 1 sur 26 en 1834 et 1835 ; c'est par cette médication que, pendant le même laps de temps, avec 856 malades de plus que pendant les deux années précédentes, on a eu 1437 morts en moins. »

3° Le *méphitisme des lieux habités* qui amène, en temps de paix surtout, la *fièvre typhoïde*, crée en campagne, outre cette dernière maladie qui a été particulièrement fréquente lors de notre dernière expédition en Tunisie et dans l'armée anglaise en Égypte en 1882, le *typhus*, qu'on a nommé aussi *maladie des camps, fièvre militaire, fièvre maligne, des armées, peste de guerre*, et qui a été toujours, jusqu'à ces dernières années, le fléau des navires faisant de longues traversées, des armées et surtout des armées assiégées ou assiégeantes et des blessés entassés dans les ambulances. Sa genèse est toujours la même : l'encombrement et l'infection du sol le produisent et une fois né, il est contagieux (épidémie de Nantes assiégée par les Vendéens en 1793 ; épidémie de l'armée des Pyrénées en 1794 ; de Mantoue 1796-1797 où Autrichiens assiégés et Français assiégeants payent leur tribut ; épidémie sur les blessés d'Austerlitz 1805, Crimée etc.). Mais l'encombrement le produit d'autant mieux que les individus sont plus épuisés par la misère, et le typhus d'Algérie (1868) est, avec celui de Crimée, l'exemple le plus frappant de cette vérité ; le froid favorise d'autant plus son développement qu'en hiver le soldat craint d'ouvrir son logement.

A côté du typhus, il convient de placer les grandes épidémies : le *choléra*, la *peste*, la *variole*, etc., qui, si elles ne naissent pas positivement grâce au méphitisme des lieux habités, y trouvent au moins des éléments très favorables à leur propagation. On a du reste fait cette remarque qu'en campagne les épidémies se greffent les unes sur les autres : en Crimée, par exemple, il y a eu une complication de typhus, de choléra, de scorbut et de dysenterie.

Les principes d'hygiène publique que nous avons résumés (p. 239) serviront de guides au médecin militaire et au commandement dans chaque circonstance spéciale. En 1854 le choléra a été transporté par nos troupes de Marseille en Grèce, à Gallipoli, à Varna, dans la Dobrutscha, à Constantinople et en Crimée; les malheurs qui résultèrent de la méconnaissance par le maréchal de Saint-Arnaud des avis des médecins les plus compétents conseillant l'isolement préventif des arrivages de France, constituent un cruel enseignement dont il n'est malheureusement plus permis de méconnaître l'importance. Le transport des germes des épidémies par les armées est une des vérités les mieux établies de l'épidémiologie militaire et l'immobilisation dans des camps isolés, des corps de troupe contaminés sera souvent, dans des conditions déterminées de guerre, une mesure prophylactique aussi avantageusement et facilement applicable que l'est difficilement le principe des quarantaines terrestres pour la population civile des pays d'Europe.

4° L'*alimentation vicieuse* amène, aux armées, le *scorbut* qui a pour cause la privation d'aliments frais et particulièrement de légumes frais. Cette maladie, commune pendant les sièges, s'est unie au typhus en Crimée; elle a été observée pendant le siège de Paris en 1870 et pendant la guerre russo-turque en 1878. Les Anglais le combattent avec succès à l'aide du *lime juice* dont le jus de citron forme la base.

L'alimentation insuffisante ou de mauvaise qualité est un des facteurs de la genèse de la *dysenterie*; le manque de soins, en entravant la réparation d'organismes affaiblis par les fatigues de la guerre prépare des terrains favorables à l'éclosion de toutes les maladies infectieuses et infecto-contagieuses.

« Ce n'est pas pendant les périodes actives des guerres ou des expéditions qu'on observe en général la plus grande mortalité : il existe alors une surexcitation générale de l'organisme, que les privations n'ont pas encore affaibli; le soldat vit au grand air, il subit un véritable entraînement, et les déplacements continuels ne permettent pas aux maladies infectieuses de prendre naissance. C'est lorsque l'armée est condamnée à l'inaction par les guerres de siège ou même dans ses cantonnements, après une expédition laborieuse, que les maladies sévissent avec plus de violence. Les organismes débilités reçoivent favorablement le germe de toutes les maladies contagieuses et infectieuses [1]. »

1. A. Laveran, *loc. cit.*, p. 38.

CHAPITRE VIII

HYGIÈNE DU CHAMP DE BATAILLE

L'hygiène du champ de bataille comprend deux parties :
1° *hygiène avant et pendant le combat;* 2° *assainisse-ment du champ de bataille après le combat.*

1° *Avant le combat,* les hommes seront, autant que possible, tonifiés, et les meilleurs toniques sont dans ce cas les antidéperditeurs : café ou thé. L'alcool peut être funeste : les insurgés de la Commune ont fourni presque autant de décès que d'opérés et les magnifiques résultats chirurgicaux qu'on obtient sur les Arabes sont dus, au moins pour une large part, à l'abstinence d'alcool qu'exige leur religion.

On veillera à ce que les bidons individuels soient remplis d'eau ou de café étendu d'eau : ce sera là une grande ressource pour les blessés. « Tous ceux qui ont visité un champ de bataille ou éprouvé eux-mêmes une perte de sang de quelque abondance connaissent les tortures auxquelles la soif soumet les blessés » (Heyfelder), et en dépit des approvisionnements en eau des ambulances et des postes de secours, ce précieux liquide a presque toujours fait défaut les jours de bataille.

Les hommes devront être porteurs de leur *plaque d'identité*. Cette plaque mise en usage pour la première fois pendant la guerre de Sécession, réglementaire dans l'armée allemande, a été attribuée aux hommes de troupe de l'armée française par décision ministérielle du 2 septembre 1881. Les décisions du 10 novembre 1881, 13 septembre 1882, 12 octobre 1883 et 14 janvier 1884 déterminent les conditions dans lesquelles elle doit être établie. Il est inutile d'insister sur son utilité : l'*absence* constitue pour les individus et leur famille une situation légale particulière, source de troubles et d'embarras de tout genre.

Pendant le combat, l'hygiène perd ses droits en même temps que la vie humaine perd sa valeur : il appartient au commandement seul d'en disposer, avec économie mais en sachant faire les sacrifices nécessaires, en les exigeant au besoin.

Ceux-là seuls qui tombent blessés redeviennent sujets de l'hygiène : le blessé doit être relevé, transporté, soulagé, soigné à l'aide des moyens dont dispose le service de santé de l'avant et, dans les guerres européennes, sous la protection du pavillon neutre de la Convention de Genève.

2° *Après le combat*, les blessés amenés aux ambulances étant soignés et évacués, le rôle du service sanitaire n'est pas terminé. On devra s'assurer que tous les blessés ont été recueillis : pendant l'action, un certain nombre n'auront pas été découverts, s'étant abrités dans des broussailles, dans un fossé, derrière un obstacle quelconque, d'autres même auront été laissés pour morts alors qu'ils étaient en état de syncope. La syncope est surtout fréquente chez les blessés alors qu'on traverse le froid et les gelées de l'hiver. « J'ai éprouvé une épouvantable émotion après la bataille d'Orléans (Coulmiers), dit le professeur Nusbaum de Munich, lorsqu'une nuit noire, sombre et pro-

fonde (10 à 11 novembre) a produit tant de morts léthar-
giques. Nous revînmes plusieurs fois avec quatre ou cinq
porteurs auprès des blessés qui avaient été laissés pour
morts, tandis que les battements de leur cœur se faisaient
encore bien sentir ; après les avoir recueillis, restaurés et
rafraîchis, nous les ramenâmes à la vie. »

En même temps qu'on recherche les derniers blessés
on procède, autant que faire se peut, à l'inhumation des
morts à laquelle devrait toujours présider un médecin.
« Un examen minutieux du pouls, des battements du cœur,
de la température du corps, de la pupille, permet à l'œil
exercé du médecin de découvrir des traces de vie là où
d'autres désespèrent. On peut ainsi se trouver dans le
cas de sauver des hommes, en état de mort apparente, du
danger d'être enfouis dans la fosse commune. »

Les inhumations rapides s'imposent cependant, surtout
en été ; mais en toute saison il importe qu'elles soient
faites dans des conditions telles que le champ de bataille
soit désinfecté.

L'histoire des guerres est féconde en épidémies qui ont
été favorisées sinon engendrées par le sol infecté par suite
de l'inhumation incomplète ou l'abandon sans sépulture
des victimes de la guerre.

Il importe de choisir, aussi bien que les conditions de la
guerre le permettent, pour l'emplacement des tranchées
destinées aux inhumations, un « sol poreux, perméable,
sec, déclive, éloigné du voisinage immédiat d'un cours
d'eau servant à l'alimentation ; éviter le sable, l'argile, les
terres fortes, marécageuses. Les terrains humides où l'eau
est stagnante retardent la décomposition des corps. Les
fosses ou tranchées doivent avoir deux mètres de largeur,
et une profondeur de six mètres au moins. Les cadavres
seront dépouillés de leurs vêtements, car les parties couvertes de pièces d'habillement résistent beaucoup plus

longtemps à la destruction. On dispose, si cela est possible, quelques branchages au fond des tranchées pour faciliter l'écoulement de l'eau et le drainage du sol; les corps sont superposés en couches et de préférence en séries perpendiculaires entre elles; les fosses doivent être très incomplètement remplies, de telle sorte qu'au-dessus du dernier cadavre il reste un espace libre de 0^m,78 au moins pour rejoindre la surface plane du sol. On achève de combler la fosse avec de la terre et on dispose en talus toute la terre enlevée dont les cadavres inhumés ont pris la place. On forme ainsi une sorte de tumulus qui dépasse d'ordinaire d'un mètre le niveau de la plaine, et dont les dimensions et l'étendue mesurent exactement celles de la fosse; ces reliefs du sol qui, sur certains champs de bataille, atteignent une longueur d'un kilomètre, signalent plus tard à l'attention du laboureur la présence de ces cimetières; ils protègent ces tristes dépouilles des insultes des animaux immondes; ils les protègent aussi contre le soc de la charrue qui a parfois mis à jour des corps à demi consumés et donné issue, en déchirant la terre, à des flots de gaz pestilentiels [1]. »

Après la guerre de 1870, l'assainissement des environs de Paris, de Sedan, de Metz, de Belfort, etc., a été l'objet d'études suivies et les différents gouvernements intéressés directement comme belligérants ou indirectement par le fait du voisinage des terrains à désinfecter ont nommé des commissions spéciales chargées de trouver des moyens pratiques pour la solution de ces importants problèmes.

En certains endroits, on a recouvert les fosses de tumuli ou bien pratiqué des exhumations et transporté les cadavres dans des fosses profondes qu'on a recouvertes de chaux et de terre ultérieurement ensemencée. A Sedan, M. Trouet,

____

1. E. Vallin, *Congrès d'hygiène de Turin*, 1880.

ingénieur français, saupoudrait avec une poudre désin-
fectante des toiles dont on enveloppait le cadavre avant de
l'enterrer, la fosse elle-même était recouverte de la même
poudre, enfin on creusait autour de la sépulture un fossé
circulaire dont la terre rejetée vers le centre formait
tumulus et était ensemencée. M. Créteur, chimiste de la
commission belge, a tenté l'incinération dans la fosse
même : il faisait enlever la terre jusqu'au voisinage du
cadavre, versait de l'acide phénique, puis le découvrait
entièrement, répandait du chlorure de chaux, ensuite du
goudron qu'on enflammait avec de la paille imbibée de
pétrole. En moins d'une heure les plus grandes fosses
auraient été désinfectées. Le résidu se composait d'os
calcinés; la terre de la fosse était sans odeur et la fumée
se répandant au loin détruisait les insectes et masquait
l'odeur cadavérique. Les ossements calcinés étaient ensuite recouverts par des tumuli. Après peu de temps
(25 avril 1871) les autorités allemandes s'opposèrent à
cette pratique. Aussi le rapport officiel sur le service de santé
allemand pendant la guerre conclut-il que la crémation
(ou carbonisation) des corps des décédés ne peut être obtenue par la combustion à l'air libre. Cependant le règlement de 1878 n'a pas exclu l'incinération des cadavres,
pourvu qu'elle puisse être exécutée en vase clos, mais il
la réserve provisoirement pour les cadavres d'animaux [1].

En réalité, ceux qui ont proposé d'employer exclusivement la crémation comme mode de destruction des cadavres
après les batailles n'ont pas indiqué de moyen pratique
conduisant au résultat. Où trouvera-t-on le combustible
nécessaire pour la destruction de plusieurs milliers de
cadavres? et les fours crématoires? ce n'est assurément pas
en faisant suivre l'armée, comme on l'a imaginé, par une

---

1. Zuber, *Archives de méd. et de pharm. milit.*, 1884, t. IV, p. 321.

longue file de fourgons crématoires. Comment songer « à faire passer sous les yeux de ceux qui vont combattre un appareil funéraire et lugubre qui sera toujours insuffisant? » Il faut réserver la crémation pour les villes assiégées, pour les armées de siège campées devant une forteresse. Quand des épidémies meurtrières multiplient les décès par maladies infectieuses et transmissibles, les cimetières sont vite encombrés et l'incinération des cadavres peut devenir une nécessité.

» Lorsque, dans certains forts isolés ou dépendant d'une place, la nature du terrain empêche l'inhumation, lorsqu'il n'y a aucune installation spéciale, lorsqu'il n'est pas possible non plus de songer à enterrer en dehors du fort, on pourra recourir aux contre-escarpes avec revêtement en décharge dans lesquels on place les corps complètement entourés de chaux [1]. »

1. Règlement du 25 août 1884, sur le service de santé en campagne, 5e notice.

DEUXIÈME PARTIE

PREMIERS SECOURS A DONNER DANS LES CAS DE BLESSURES OU D'ACCIDENTS EN ATTENDANT L'ARRIVÉE DU MÉDECIN.

Lorsqu'un homme se trouve gravement malade ou est accidentellement blessé en dehors des heures de visite du médecin, un des médecins du régiment doit être prévenu.

« L'indication du logement des médecins est affichée au corps de garde de police et à l'infirmerie. Un des médecins, dit médecin de service, dont le nom est porté sur le rapport journalier de l'infirmerie, ne doit s'écarter ni du quartier, ni de son logement sans faire connaître où il pourra être promptement retrouvé, en cas d'accident de jour ou de nuit » (art. 75 inf., 55 cav., du décret du 28 décembre 1883).

Pendant le jour et « en cas d'urgence », le sergent-major ou le maréchal des logis chef « fait avertir sur-le-champ le médecin de service » (art. 147 inf., 148 cav., du décret du 28 décembre 1883).

« Si pendant la nuit le sergent ou le maréchal des

logis de garde est averti que quelqu'un a besoin de prompts secours, il envoie aussitôt appeler le médecin de service par un homme intelligent » (Ibid. art. 337 inf., 245.)

Il est bon qu'en attendant la venue du médecin chacun soit à même de donner les secours utiles dans les accidents qui demandent un prompt remède.

Néanmoins, nous ne saurions recommander trop de prudence dans les soins administrés à un malade ou à un blessé par une personne étrangère à l'art de guérir. Si, dans certaines circonstances, son intervention rapide et opportune peut rendre les plus grands services et même sauver la vie du patient, on ne saurait nier que la substitution complète au médecin de celui qui n'a en médecine que des connaissances superficielles et par conséquent insuffisantes amènerait les plus fâcheuses conséquences. « Je vais vous dire ce que, dans des circonstances urgentes, vous pouvez et vous devez faire avant l'arrivée du médecin et en son absence. Mais remarquez bien que mes instructions ne doivent pas aller au delà, et qu'elles n'ont pas la prétention de suppléer à des connaissances que l'expérience et des études spéciales peuvent seules donner[1]. »

On peut grouper sous quatre chefs les principaux cas dans lesquels on peut être appelé à agir en l'absence du médecin :

1° Invasion de maladies ;

2° Empoisonnements ;

3° Asphyxies ;

4° Blessures.

---

1. T. Gallard, *Notions d'hygiène à l'usage des instituteurs primaires* (quatre conférences à la Sorbonne en 1857), Paris 1868.

§. 1ᵉʳ — Invasion de maladies.

L'*invasion des maladies* se présente sous les aspects les plus divers. Tantôt il y a simple malaise, tantôt frissons, tantôt douleurs plus ou moins aiguës, parfois des phénomènes nerveux : délire, convulsions, etc.

Si le malade ne souffre pas beaucoup, s'il n'a pas une forte fièvre, s'il n'est pas trop gêné pour respirer, s'il ne vomit pas d'une façon continue, on a le plus souvent affaire à une affection pour laquelle un secours médical immédiat n'est pas indispensable. Un simple mal de tête, des coliques légères, une diarrhée peu intense, un vomissement qui ne se renouvelle pas, demandent seulement du repos et le réchauffement du ventre : l'emploi de la ceinture de flanelle, l'application d'un cataplasme, une tasse d'une infusion aromatique, de thé ou de tilleul léger, par exemple, peuvent, dans ces cas, être utilement conseillés. En campagne, on fera bien de mettre en usage ce dernier remède au moindre malaise : certains régiments ont considérablement diminué le nombre de leurs malades, pendant la guerre d'Italie, grâce à ce simple moyen. Si l'on se trouve dans un pays à fièvre intermittente, et dans le but de parer au danger d'un accès pernicieux, on pourra faire prendre au malade de 0^{gr},50 à 1 gramme de sulfate de quinine.

En cas d'épidémie de choléra, on réchauffera le malade par des boissons aromatiques chaudes, par des frictions et à l'aide de boules d'eau chaude, et si le médecin tarde à venir, on donnera 10 à 15 gouttes de laudanum sur un morceau de sucre. Dans toutes les épidémies, comme nous l'avons dit page 239, le médecin fera donner des ordres spéciaux sur les soins à prodiguer aux hommes et il importera de s'y conformer avec une grande exactitude.

15.

Chaque fois qu'un homme aura des vomissements fréquents, souffrira cruellement, éprouvera une gêne extrême dans la respiration, on fera avertir le médecin.

Les accidents nerveux que l'on observe le plus souvent sont : l'ivresse, le délire, l'épilepsie, la perte de connaissance ou syncope.

L'homme *ivre* est un malade peu sympathique mais dont on n'est pas autorisé à aggraver l'état; on le fera coucher et on cherchera à le faire vomir en lui introduisant le doigt dans la bouche, ou en lui touchant le fond de la gorge avec les barbes d'une plume, par exemple. S'il est froid, on le réchauffera en le frottant ou en le fustigeant; on pourra même lui donner de quatre à dix gouttes d'ammoniaque (alcali volatil) dans un verre d'eau. On ne le laissera jamais exposé au froid, la pneumonie étant particulièrement grave chez les ivrognes.

S'il y a du *délire*, quelles qu'en soient la nature et la cause, on maintiendra l'homme sur son lit, sans violence, mais de façon à l'empêcher de se blesser, et on ira chercher le médecin. On agira de même si l'on a affaire à un homme qui tombe du haut mal (*épilepsie*); le médecin sera appelé, surtout s'il n'a pas encore constaté lui-même un accès du mal chez le sujet; mais comme traitement immédiat il n'y a rien à faire : il faut attendre la fin de la crise, en empêchant l'épileptique de se nuire à lui-même.

Quand un homme se trouve mal (*syncope*), c'est-à-dire lorsqu'il y a arrêt presque complet de la respiration et du jeu du cœur, on le couche horizontalement, on place même la tête un peu plus bas que les épaules, et on élève les jambes; on desserre tous les vêtements qui pourraient entraver le libre jeu de la poitrine, on projette avec force des gouttelettes d'eau froide sur la face et le front; on fait respirer un peu d'ammoniaque, d'eau de Cologne, de vinaigre, etc. Si la syncope se prolonge, on frictionne les témpes, le côté gauche de la poitrine, et on pratique la respiration artificielle, comme il est indiqué page 268. Si, malgré l'emploi de ces moyens, le malade ne reprend pas ses sens, l'intervention médicale devient nécessaire. Quand l'homme aura repris connaissance, tout mouvement sera interdit pendant quelques instants, de peur que la syncope ne se reproduise.

§ 2. — Empoisonnements.

Dans les cas d'empoisonnements, il y a deux indications à remplir sans retard : a) *faire rejeter le poison* s'il en est temps encore ; — b) *administrer un médicament*, dit *contre-poison ou antidote*, destiné à combattre les effets nuisibles du poison.

Pour faire vomir, on fera avaler au malade une grande quantité d'eau tiède pure ou mêlée avec de l'huile, on titillera le fond de la gorge ou bien on fera avaler 1 gramme de poudre d'ipécacuanha, ou $0^{gr},05$ d'émétique, ou de l'eau de savon. Pendant qu'on administrera ces premiers secours, le médecin aura généralement le temps d'arriver, et c'est lui qui, alors, déterminera le contre-poison.

Si cependant on connaissait la nature du poison absorbé, on pourrait, après avoir fait vomir et pour peu que le médecin tardât à venir, faire prendre un des médicaments que nous allons indiquer.

Dans *tous les empoisonnements par les métaux*, les alcaloïdes ou les composés cyaniques (acide prussique, eau de laurier-cerise, etc.), mais non dans les empoisonnements par les alcalis, on peut faire prendre un mélange à parties égales de magnésie calcinée, d'hydrate de peroxyde de fer et de charbon animal pulvérisé. Ce mélange sature les acides, décompose les sels métalliques, engage l'acide arsénieux et l'acide cyanhydrique dans des composés insolubles, décompose les sels d'alcaloïdes et absorbe les alcaloïdes; en même temps il est purgatif[1]. On le donne par cuillerées à bouche, délayé dans un peu d'eau, sans crainte de l'administrer en excès. Il est préparé d'avance dans tous les hôpitaux militaires, sous le nom d'*antidote multiple de Jeannel*, un mélange de sulfate ferreux, de monosulfure de sodium et de magnésie dont la réaction forme du sulfure de fer, du sulfate de soude, de la magnésie et de l'oxyde ferreux, c'est-à-dire un ensemble de purgatifs et de contre poisons efficaces dans les empoisonnements métalliques et par les cyanures mais non dans ceux par le phosphore, l'antimoine et les alcaloïdes.

Si l'empoisonnement est causé par un *sel de mercure*, on fera absorber sans retard des blancs d'œufs et de la fleur de soufre; si le malade a pris du *laudanum* ou quelque autre *préparation opiacée*, on lui fera boire une infusion forte de café; s'il s'est empoisonné par du *phosphore* (empoisonnement par des allumettes) on trouvera le contre-poison dans l'essence de térébenthine (4 grammes à 8 grammes d'essence de térébenthine dans 100 grammes d'eau sucrée).

Si c'est avec de l'*arsenic*, on donnera de l'eau albumineuse, de la magnésie calcinée et de l'hydrate de peroxyde de fer (300 à 400 grammes ne neutralisent que $0^{gr},10$ d'arsenic). Si le malade a pris de l'*acide prussique*, du *bleu de prusse*, de l'*eau de laurier-cerise*, on le soumettra tout de suite à des affusions froides, à des douches énergiques le long de la colonne vertébrale. Si l'empoisonnement était amené par l'*acide nitrique, chlorydrique, sulfurique*, on donnerait l'eau albumineuse et la magnésie décarbonatée avec beaucoup d'eau. Si l'em-

---

1. J. Jeannel, *Formulaire officinal et magistral*, Paris, 1870.

poisonnement était dû à des alcalis (eau de javelle, par exemple) on ferait boire de l'eau très acidulée (1 gramme de vinaigre pour 100 grammes d'eau) et du lait. Si le malade avait mangé des *champignons* ou des *moules*, c'est à l'éther et aux frictions qu'on aurait recours (10 grammes d'éther dans un verre d'eau sucrée, par cuillerée à bouche d'heure en heure).

Dans tous les cas, s'il y avait perte de connaissance, on ajouterait à ces moyens ceux indiqués pour réveiller l'homme en syncope, on mettrait des sinapismes aux extrémités, on pratiquerait la respiration artificielle, etc.

§ 3. — Asphyxies.

On appelle *asphyxie* la mort apparente qui a pour cause la suspension de l'acte respiratoire. L'asphyxie a lieu ou bien parce que l'air ne pénètre plus dans les poumons, ou bien parce que l'air qui y arrive n'est pas apte à entretenir la vie.

Aussi, lorsque l'on se trouve en présence d'un asphyxié, faut-il d'abord tâcher de le faire respirer.

Pour cela, on emploie les frictions sèches et irritantes sur la poitrine et le dos, les affusions froides sur la face et le dos, on titille la luette, on brûle sous le nez du malade des allumettes soufrées, on chatouille l'intérieur des narines et des oreilles avec les barbes d'une plume, et surtout on fait conjointement avec ces moyens la *respiration artificielle*.

« La putréfaction du cadavre peut seule démontrer que la mort est réelle. On doit donc s'empresser de porter secours avec persévérance aux personnes asphyxiées, puisque des faits nombreux ont prouvé qu'après un séjour de plusieurs heures sous l'eau, ou après avoir été exposé longtemps à l'action des gaz méphitiques, on pouvait être rappelé à la vie. L'absence de tout battement du cœur ou des artères, la couleur violette du visage, le refroidissement du corps et la raideur des membres n'étant pas toujours un signe de mort, il faudra pendant longtemps, et sans se décourager, porter secours avec ordre et activité aux asphyxiés, dont quelques-uns ont pu être ramenés à la vie après neuf heures de tentatives. La température du local dans lequel on porte secours aux asphyxiés ne doit pas s'élever au-dessus de 15° centigrades, et l'air doit être aussi pur que possible et largement renouvelé [1]. »

Les secours à donner aux *noyés* ont été résumés dans l'instruction rédigée par le Conseil de santé, approuvée par le ministre de la guerre le 19 février 1879 et que le décret du 28 décembre sur le service intérieur ordonne d'afficher dans les chambres des hommes. Dès qu'un noyé est retiré de l'eau, on doit :

1° Le coucher sur le côté droit, incliner légèrement la tête en la soutenant par le front, écarter les mâchoires pour faciliter la sortie de l'eau par la bouche et le nez. Il peut être utile dans ce but de placer à plusieurs reprises, pendant quelques secondes seulement, la tête un peu plus bas que le corps.

2° Replacer le noyé sur le dos et aussitôt commencer des frictions sèches et la respiration artificielle, à moins qu'on ne soit voisin d'un poste de secours, auquel cas il faudra immédiatement y transporter l'asphyxié. Là, on le déshabillera, on l'essuiera et on l'enveloppera avec la chemise de flanelle ; on le couchera sur le lit, la tête relevée, le haut du corps un peu incliné à droite. Il faut alors :

3° Ouvrir la bouche en écartant au besoin les mâchoires au moyen d'un levier de bois ou d'une cuiller ; avec les

1. Instruction du Conseil de santé du 19 février 1879.

doigts ou les barbes d'une plume, débarrasser les narines,la bouche,la gorge, des mucosités qui les obstruent. Veiller à ce que la langue ne reste pas portée en arrière et la saisir au besoin avec un linge pour la maintenir en avant.

4° Le plus rapidement possible, provoquer le retour de la respiration, et pour cela, après avoir fait saillir la poitrine un peu en avant, au moyen d'un coussin ou des vêtements roulés, un aide maintient les jambes du noyé, un autre se place à sa tête, saisit les bras à la hauteur des coudes, les avant-bras étant reployés sur les bras, les appuie assez fortement sur les parois de la poitrine, les écarte ensuite et les porte rapidement au-dessus de la tête, en décrivant un arc de cercle, puis les ramène à leur position première en pressant encore sur les côtés de la poitrine.

Cette manœuvre (*respiration artificielle*) est répétée environ quinze fois par minute et jusqu'à ce qu'on aperçoive un effort pour respirer.

Il convient, de temps en temps, d'imprimer à la poitrine des secousses brusques avec les mains largement étendues sur les côtés.

5° Simultanément, il est bon que d'autres aides soient occupés à rappeler la circulation et la chaleur, au moyen :

De frictions sur tout le corps, la plante des pieds, la paume des mains, avec des gants de crin, des frottoirs de laine, des linges chauds et imprégnés d'alcool, de vinaigre rubéfiant, etc. ;

De massages des membres en allant des extrémités vers le tronc, de coups secs sur tout le corps ;

D'enveloppement avec des flanelles chaudes, d'une bassinoire remplie d'eau chaude et rapidement promenée, de fers à repasser, de briques chauffées (en prenant la précaution de ne pas produire de brûlures), de flagellations avec des paquets d'orties.

6° Il est utile, si le noyé fait des efforts pour respirer, de passer rapidement sous le nez un flacon d'ammoniaque, d'acide acétique, etc.

S'il a des envies de vomir, on peut chatouiller le fond de la bouche avec une plume pour déterminer le vomissement.

7° Il ne faut pas donner à boire à un noyé avant qu'il ait repris ses sens et puisse facilement avaler.

On peut toutefois, en vue de le ranimer, introduire dans la bouche quelques gouttes d'eau-de-vie, de rhum, d'alcool camphré, etc.

Il appartient au médecin seul d'user d'autres moyens; on peut cependant, en cas d'insuccès, essayer l'insufflation d'air de bouche à bouche, en serrant le nez du noyé et en soufflant avec *lenteur et ménagement*.

Il est essentiel de ne pas perdre de vue qu'il faut toujours secourir un noyé et insister longtemps.

Si la submersion a duré de 4 à 5 minutes, on réussit presque toujours : plus rarement, si elle a duré 15 minutes; cependant on a cité des succès après 30 minutes et plus de submersion.

Il est fort important que, dans chaque école de natation, quelques moniteurs, dans chaque fraction de corps les infirmiers régimentaires, à défaut d'autres auxiliaires du service de santé, soient d'avance exercés à la pratique des divers procédés de respiration artificielle et d'insufflation pulmonaire, des frictions, des massages, etc. Le succès dépend de la rapidité des secours et de la façon dont ils sont administrés.

L'asphyxie par le froid se complique presque toujours de congélation partielle, et le traitement exige en conséquence quelques précautions particulières. Il faut éviter de réchauffer trop vite; il est donc d'une grande importance de ne chercher à rétablir la chaleur que graduellement et lentement. Si le corps d'un asphyxié par le froid était approché du feu, ou si dès le commencement des secours, on le faisait séjourner dans un lieu même médiocrement chauffé, il en résulterait des accidents généraux graves, des gangrènes partielles des parties gelées. C'est en un mot la chaleur animale qu'il s'agit de rappeler en stimulant les actes organiques qui la produisent et qui, dans l'état du sujet, ne sauraient rien gagner à l'emprunt de la chaleur artificielle.

Il faut donc ouvrir les portes et les fenêtres de la chambre où l'on se propose de secourir cet asphyxié, afin que la température de cette pièce ne soit pas plus élevée que celle de l'air extérieur.

Il faut, dans tous les cas, employer les moyens suivants :

1° Transporter l'asphyxié, le plus promptement possible, du lieu où il a été trouvé, dans le poste de secours ; pendant le transport, l'envelopper d'une couverture, de paille ou de foin, en laissant la face libre ; éviter d'imprimer au corps, et principalement aux membres, des mouvements brusques ;

2° Le déshabiller, pratiquer sur tout le corps des frictions avec de la neige ou des linges trempés dans l'eau froide ;

3° Lorsque les membres ont perdu leur raideur et offrent de la souplesse, on fait exécuter des manœuvres de respiration artificielle ;

4° Si par l'usage de ces moyens, la vie paraît se rétablir, on augmente de 3 ou 4 degrés, de dix en dix minutes, la température de l'eau qui sert aux frictions et à l'enveloppement, de manière à avoir de l'eau dégourdie, puis tiède, puis chaude jusqu'à 30° centigrades ;

5° Lorsque la respiration est rétablie et que le corps commence à s'échauffer, on l'essuie avec soin et on le place dans un lit dont la température ne doit pas être plus élevée que celle de l'asphyxié. Il faut aussi avoir l'attention de ne pas faire du feu dans la pièce où est le lit, avant que le corps ait recouvré entièrement sa chaleur naturelle;

6° Quand le malade commence à pouvoir avaler, on lui fait prendre, par cuillerées, une infusion théiforme avec un peu d'eau-de-vie. Cette boisson doit être seulement un peu plus que tiède, afin de ne pas s'exposer à produire sur la muqueuse buccale des ampoules comme celles résultant de la brûlure;

7° Si la propension à l'engourdissement continuait à se manifester, on ferait boire un peu d'eau légèrement vinaigrée; et on administrerait des lavements savonneux ou salés.

Il est essentiel de faire observer que, de toutes les asphyxies, celle qui est produite par le froid offre, ainsi que cela a été constaté par les peuples du Nord, le plus de chances de succès, même après douze et quinze heures de mort apparente[1].

« Les individus atteints *d'asphyxie par la chaleur* seront transportés autant que possible dans un endroit frais, à l'abri des rayons du soleil (une maison, un lieu ombragé); on détachera toutes les pièces de l'habillement ou de l'équipement qui peuvent gêner la respiration, puis on fera des affusions froides sur tout le corps; si le malade peut avaler, on lui fera boire une boisson fraîche; s'il existe déjà du coma, il faudra recourir aux sinapismes ou aux révulsifs que l'on aura sous la main : urtication, marteau de Mayor, etc. » (A. Laveran). L'instruction du Conseil de santé du 19 février 1879 prescrit, dans le cas d'asphyxie par la chaleur : 1° de transporter l'asphyxié dans un lieu frais, mais non froid; 2° de le déshabiller; 3° de pratiquer

---

1. Instruction du 19 février 1879.

des affusions froides, de frictionner les membres et de faire la respiration artificielle ; 4° d'appliquer des sinapismes et des ventouses, de saigner s'il y a lieu ; 5° d'administrer quelques gorgées d'eau froide acidulée ; 6° d'employer la glace, surtout dans les cas d'insolation.

L'*asphyxie par suspension* ou par *strangulation* est celle causée par la constriction du cou soit à l'aide d'un lien, soit par quelque autre violence. La première chose à faire en face d'un asphyxié de ce genre est d'enlever la cause de la constriction, de desserrer la corde s'il s'agit d'un pendu, et de coucher sans secousse l'asphyxié, la tête et même la poitrine plus hautes que le tronc. Pour le ranimer, on emploiera tous les révulsifs dont on disposera, en insistant particulièrement sur l'usage des affusions d'eau froide sur la tête et la face, et sur l'emploi de la respiration artificielle. Le médecin décidera s'il y a lieu de pratiquer une saignée. Aussitôt que le malade pourra avaler, on lui fera prendre par petites portions du thé, de l'alcool, du vin.

La plupart de ces indications s'appliquent aux cas d'*asphyxie par pression dans les foules*, les *ébranlements*, etc.

Dans l'*asphyxie par les gaz méphitiques* (vapeur de charbon, gaz des fosses d'aisance, etc.) : « 1° on se hâtera de procurer au malade de l'air pur, en ouvrant les fenêtres ou en le transportant loin de la source méphitique ; 2° on le débarrassera de ses vêtements avec autant de célérité que possible ; 3° il faut aussi le placer dans la position assise, l'y maintenir en faisant soutenir la tête ; asperger le corps et principalement le visage avec de l'eau froide. Si le corps porte des souillures produites par l'immersion dans une fosse d'aisance ou dans un lieu analogue, il sera très utile de faire des lotions chlorurées ; 4° frictionner toute la surface du corps ; 5° provoquer la respiration, en comprimant alternativement la surface de la poitrine, en même temps que le bas-ventre, de bas en haut; faire respirer avec précaution de l'ammoniaque, de l'acide acétique et, si l'empoisonnement a eu lieu par l'hydrogène sulfuré, des vapeurs chlorurées; 6° si quelques efforts de vomissements ont lieu, titiller l'arrière-bouche, avec les barbes d'une plume; 7° aussitôt que l'asphyxié peut avaler, lui faire boire de l'eau acidulée; 8° lorsque la vie est rétablie, le coucher dans un lit bassiné, lui faire prendre un lavement savonneux ou vinaigré. Il appartient alors au médecin d'observer l'état du sujet, qui peut présenter des indications particulières selon l'intensité et la persistance des symptômes de l'intoxication. Il peut être utile d'appliquer des ventouses sèches ou scarifiées, des vésicatoires, de pratiquer une saignée, de prescrire un vomitif, des antispasmodiques, des toniques, etc., etc [1]. »

Asphyxie par la foudre. « On sait combien sont variables les effets de la foudre et combien la science aurait besoin d'observations précises et complètes pour les décrire tous et les interpréter.

S'il n'y a pas de lésions extérieures, on peut n'avoir à combattre qu'une asphyxie, et il faut :

1° Immédiatement porter l'asphyxié au grand air, s'il n'y est déjà, le dépouiller vite de ses vêtements, faire des affusions froides sur tout le corps, des frictions énergiques; s'efforcer de rétablir la respiration par des manœuvres persistantes ;

2° Si le sujet se ranime, le traiter comme les autres asphyxiés [2]. »

1. Instruction du 19 février 1879.
2. *Ibid.*

§ 4. — Blessures.

On peut diviser les blessures au point de vue qui nous intéresse en :

A. Brûlures ;

B. Inflammation de quelques organes ;

C. Plaies simples ou compliquées ;

D. Fractures ;

E. Entorses et luxations.

A. Les *brûlures* sont plus ou moins profondes et étendues ; on distingue en médecine six degrés de brûlures. Les accidents généraux qu'elles produisent peuvent être mortels pour peu que la dénudation de la peau soit étendue. Lorsque les brûlures sont profondes, elles sont justiciables de l'intervention chirurgicale ; peu profondes, elles doivent généralement être pansées avec de l'ouate, appliquée directement sur la partie malade, ou avec de l'ouate recouvrant du liniment oléo-calcaire répandu sur la blessure.

B. *Inflammation de quelques organes. Hernies.* — Les inflammations simples de l'*oreille* n'exigent le plus souvent que l'emploi de cataplasmes et de quelques injections émollientes.

Les *fluxions dentaires* cèdent généralement à la chaleur et aux cataplasmes ; elles sont souvent amenées par des dents cariées qu'on devra faire obturer ou extraire.

Les inflammations simples de l'*œil* ne demandent que des lavages à l'eau tiède. Si l'inflammation est causée par l'introduction sous les paupières de poussières, d'un insecte, etc., on commencera par enlever les corps étrangers. Dans le cas où de la chaux vive aurait pénétré dans l'œil, au lieu d'eau « il faudrait employer un pinceau fin trempé dans l'huile » (Bürgkly) ou l'eau sucrée [1].

Les *excoriations* causées par l'usage du cheval se lavent à l'eau blanche ou à l'eau phéniquée, on peut les protéger par du diachylon ou un corps gras.

Les *furoncles* ou *clous* sont des inflammations qu'on soignera par les cataplasmes ou les antiseptiques.

Il en est de même des *abcès* et particulièrement de l'abcès des doigts appelé aussi *panaris* ou mal blanc, qu'on ne négligera pas de montrer au médecin. Ces abcès ouverts tardivement ont souvent amené la perte de l'usage du doigt, et même des accidents plus graves.

La *hernie* est l'issue de l'intestin hors de l'abdomen par un orifice naturel accidentellement dilaté.

Il est essentiel de veiller à ce que tout soldat atteint de hernie porte un bandage bien adapté : faute de cette précaution, à chaque instant peuvent survenir des accidents rapidement mortels (hernie enflammée ou étranglée). Chaque fois qu'une hernie d'ordinaire maintenue dans l'abdomen par un bandage vient à faire saillie et ne se réduit plus sous la main du malade, il y a urgence à prévenir le médecin.

C. Les *plaies* sont produites par des instruments piquants. coupants, contondants, ou par des projectiles de guerre.

Les plaies sont *simples* ou *compliquées*. Simples, elles n'exigent comme pansement provisoire qu'un peu de linge, de charpie, d'ouate ou de n'importe quel corps protecteur imbibé d'eau simple ou alcoolisée ou phéniquée (2^{gr},50 d'acide phénique pour 100 grammes d'eau). Les plaies simples guérissent rapidement sous les pansements

---

1. Voy. *Manuel d'hygiène et de premiers secours à l'usage des sous-officiers et des soldats*, traduit de l'allemand par le docteur Bürgkly, Paris 1872.

dits *antiseptiques* (acide phénique, acide borique bichlorure de mercure, chlorure de zinc, etc.), qui sont surtout
utiles dans les plaies compliquées.

Les soldats allemands sont munis, en campagne, d'un
paquet qui renferme les éléments d'un premier pansement. Ce paquet a 0^m,12 de long sur 0^m,09 de large et
contient une compresse de 0^m,30 de côté, un petit linge
triangulaire et 15 grammes de charpie; le fantassin le
porte dans la poche gauche du pantalon, le cavalier cousu
en dedans du plastron de la tunique. Plusieurs auteurs
souhaitent l'adoption d'une *cartouche de pansement* plus
ou moins analogue, mais qui combinerait avec la facilité
du pansement les avantages de l'antisepsie (pansement
phéniqué ou ses dérivés). Son utilité pratique parait très
contestable[1].

Les plaies sont compliquées : *a*) par des hémorrhagies ;
— *b*) par virulence ; — *c*) par la présence du corps vulné-
rant que le chirurgien recherchera ; — *g*) par des accidents
nerveux (tétanos) ou inflammatoires qui sont du domaine
de la médecine. Nous n'avons à nous occuper que des
hémorrhagies et de la *virulence*, car il importe, dans ces
deux complications, que l'assistance due au blessé soit
immédiate.

a. *Hémorrhagies.* — Chaque fois qu'il y a plaie, il se
produit un écoulement de sang, mais on ne donne le nom
d'hémorrhagie qu'à un écoulement de sang un peu considérable. L'hémorrhagie est dite artérielle, veineuse ou
capillaire, selon qu'elle est produite par la blessure d'une
artère, d'une veine ou des vaisseaux capillaires.

Lorsque l'hémorrhagie est fournie par une artère, le sang
est de couleur rouge vermeil (sauf s'il provenait de l'artère

1. Voy. E. Delorme, *Archives de méd. et de pharm. milit.*, 1884,
t. IV, p. 403.

pulmonaire), il jaillit avec force en jets saccadés, à moins que le vaisseau divisé ne soit placé profondément ou que le trajet de la plaie ne soit étroit ou tortueux. L'écoulement de sang diminue ou s'arrête, si l'on comprime le membre ou l'artère entre la plaie et le cœur.

Dans les blessures des veines, le sang de couleur rouge brun sort en bavant ou en jet continu non saccadé. La compression entre le cœur et la plaie facilite l'hémorrhagie.

L'écoulement du sang provenant des vaisseaux capillaires se fait en nappe; il est presque toujours modéré.

Lorsque l'hémorrhagie sera peu importante, on appliquera sur la plaie un linge trempé dans l'eau froide, qu'on fixera avec une bande ou un mouchoir un peu serré.

Si le sang coule abondamment, on aura recours à la *compression*: soit *directement* dans la plaie, soit *indirectement* en l'exerçant sur le trajet des vaisseaux principaux du membre blessé.

On assurera momentanément la compression avec les doigts, en attendant qu'on pratique le *tamponnement* de la plaie ou la compression de l'artère principale du membre, compression qui devra être faite entre le cœur et la plaie.

Le *tamponnement* de la plaie se pratique à l'aide de boulettes de charpie ou de coton, qu'on superpose méthodiquement dans la solution de continuité en nombre suffisant pour la combler et en surmonter les bords. On recouvre les boulettes d'une ou deux compresses et le tout est solidement maintenu avec quelques tours de bande, une cravate ou un mouchoir, etc. A défaut de charpie ou de coton, on se sert de linge, d'amadou, de mousse, etc. Si l'on emploie, pour faire le tamponnement, des substances susceptibles d'irriter la plaie, telles que la mousse, la terre, etc., on pourra préalablement glisser dans la plaie, avec le doigt indicateur, un linge formant une sorte de doigt de gant dans lequel ces substances seront enfoncées. Lorsque la compression dans la plaie est inefficace ou

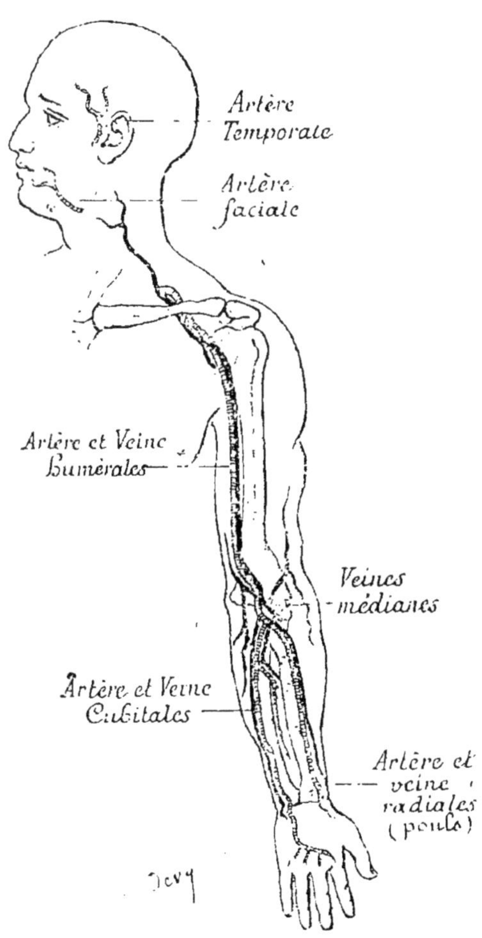

Fig. 36. — Artères et veines du membre supérieur et de la tête.
La figure permet de se rendre compte des points où la compression indirecte s'exercera avec avantage.

que l'abondance de l'hémorrhagie peut faire supposer la lésion d'une artère importante, on a recours à la *compression indirecte*, c'est-à-dire qu'on comprime l'artère principale du membre blessé entre la plaie et le cœur.

Viry, Hygiène militaire.   16

Le moyen le plus simple est d'embrasser le membre perpendiculairement à sa longueur avec un lien fortement

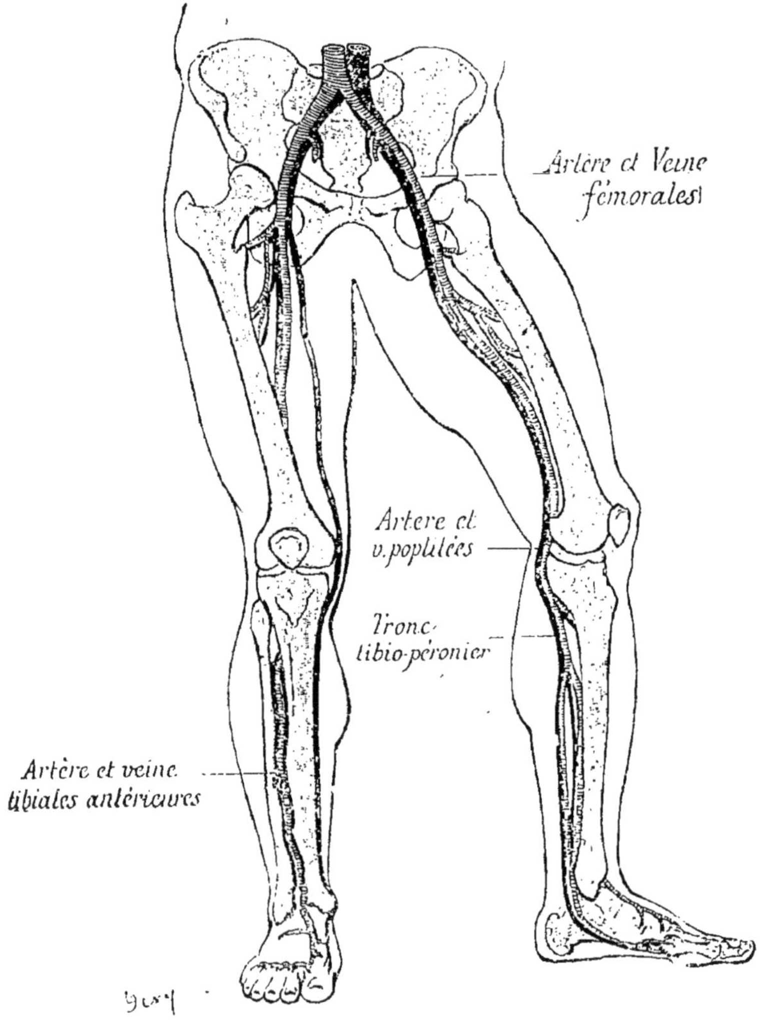

Fig. 37. — Artères et veines des membres inférieurs.
L'examen de la figure permet de se rendre compte des points où la compression indirecte peut utilement s'exercer.

serré ; mais ce moyen est souvent impuissant. Il faut agir

plus directement sur l'artère. A cet effet, on fait usage du *garrot* ou du *tourniquet à baguettes*, qui offrent l'avantage de pouvoir être improvisés en toutes circonstances (Voy. fig. 38 et 39).

« Les points les plus favorables pour la compression des artères sont : Pour le *membre supérieur*, le côté interne du bras, en dedans du biceps, au niveau du tiers supérieur du bras, au-dessous du bord antérieur de l'ais-

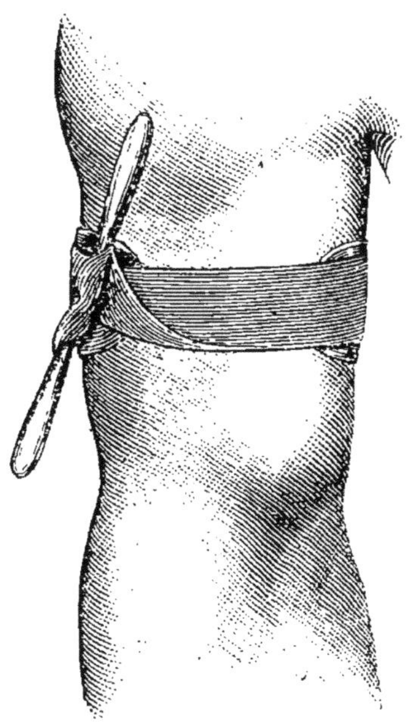

Fig. 38. — Garrot.

selle. Pour le membre inférieur, la partie supérieure et antérieure de la cuisse, un peu au-dessous du pli de l'aine. Les battements de l'artère indiquent sa direction; faciles à saisir au bras, ils se sentent moins à la réunion du tiers moyen avec le tiers interne de la cuisse. On sera certain d'être sur le trajet de l'artère si la compression par les doigts suspend l'hémorrhagie.

La compression indirecte est d'une application difficile sur d'autres parties du corps que les membres et doit être remplacée par la compression faite dans la plaie.

Dans les hémorrhagies veineuses la compression indirecte doit être établie entre la plaie et l'extrémité du membre.

Il faut préalablement examiner s'il n'existe au-dessus

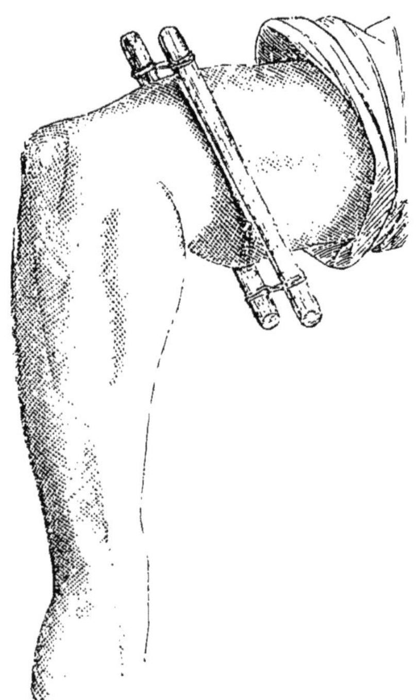

Fig. 39. — Tourniquet à baguettes.

de la blessure aucune constriction qui favorise l'écoulement du sang.

En fléchissant l'avant-bras sur le bras, ou la jambe sur la cuisse on peut suspendre l'hémorrhagie résultant d'une plaie de l'avant-bras ou de la jambe; mais ce moyen est incertain. Si on parvient à arrêter ainsi l'hémorrhagie, on maintiendra le membre dans cette position avec une bande ou un mouchoir[1]. »

Une perte de sang fréquemment observée est le saignement de nez ou *épistaxis* : généralement cette hémorrhagie est plus désagréable que dangereuse et cède soit à l'application de compresses froides sur le nez ou d'un corps froid dans le dos, soit à l'élévation prolongée du bras du même côté que la narine qui saigne. Si ces moyens ne suffisaient pas et si l'écoulement durait depuis longtemps, on tamponnerait les narines avec un peu de charpie ou d'ouate et alors, si le sang continuait de s'échapper par la bouche, il serait prudent de s'adresser au médecin.

b. *Virulence.* — Les plaies sont *virulentes* lorsqu'elles sont imprégnées d'un liquide spécial, comme le venin de la vipère, du scorpion, du chien enragé, le virus syphilitique, le virus charbonneux, etc., capable de produire chez le blessé une maladie particulière (*maladie venimeuse* ou *virulente*). Dans ces cas on fera saigner la plaie, on exercera sur le membre une constriction vigoureuse, dans l'espoir d'empêcher le sang de transporter le virus au delà du point d'inoculation et on cautérisera la partie lésée afin de tâcher de détruire localement le poison. Cette cautérisation sera plus ou moins énergique, selon le danger que le virus ou le venin fait courir au blessé : une cautérisation avec de l'ammoniaque, de l'acide sulfurique, de l'acide azotique, etc., ou le nitrate d'argent fondu (pierre infernale) ou l'acide phénique peut être suffisante pour le venin du scorpion, de la guêpe, etc., mais non pour le venin de la vipère ou pour le virus du chien enragé, qui ne se détruisent que par la cautérisation au fer rouge.

1. *Manuel du brancardier militaire* publié par la 7e direction du Ministère de la guerre, 1882, p. 35.

16.

La *rage* est généralement communiquée à l'homme par le chien, chez lequel cette maladie naît spontanément; elle prend aussi naissance chez le chat et chez le loup; on l'a constatée chez la hyène; les bœufs et les chevaux ont contracté la rage à la suite de morsures par le chien ou le loup, mais il n'est pas démontré que les morsures du bœuf ou du cheval soient alors dangereuses pour l'homme.

La rage ne débute jamais brusquement chez le chien, les accès sont toujours précédés d'une période plus ou moins longue de *morosité, sauvagerie, indifférence* pour *les caresses* ou *redoublement d'affectuosité.* Il y a toujours à se défier, dit Bouley, d'un chien qui commence à ne plus présenter les caractères de la santé. Lorsque la rage est déclarée chez le chien, elle se reconnaît aux caractères suivants isolés ou réunis :

1° Aboiement caractéristique, rauque, voilé, composé d'un aboiement à pleine gueule, suivi de hurlements venus de la gorge et qui s'accomplissent sans que les mâchoires se rapprochent; 2° absence de cris quand on fait souffrir l'animal; 3° rongement obstiné de certaines parties du corps; 4° fureur provoquée par la vue d'un autre chien; 5° difficulté pour avaler; 6° accès caractérisé par l'aspect furieux de la physionomie, la tendance à mordre les personnes, les animaux ou les objets et suivi d'une période d'affaissement; 7° instincts errants; — Le symptôme *hydrophobie* (horreur de l'eau) est exceptionnelle chez le chien (Bouley). L'apparition de la rage chez le chien ne semble pas en relation avec la saison chaude.

L'instruction du 25 octobre 1861, rédigée par le Conseil d'hygiène publique et de salubrité de la Seine donne les conseils suivants sur les soins à donner aux personnes mordues par des chiens enragés : « Le seul moyen de prévenir les funestes effets des morsures d'un animal enragé est d'appliquer le fer rouge sur ces morsures. L'expérience prouve que cette application est d'autant plus efficace qu'elle suit de plus près l'accident. D'ailleurs elle est d'autant moins douloureuse que e fer est plus fortement chauffé. En conséquence, lorsqu'une personne aura été mordue par un animal enragé ou supposé tel, il convient d'appliquer tout de suite, et profondément, sur les blessures un morceau de fer chauffé à blanc (un fer à plisser, un bout de tringle, le manche d'une pelle, un fragment quelconque de fer de forme étroite et allongée pouvant être employés partout et instantanément à cet usage). En attendant que le fer soit chauffé, on aura soin d'exprimer les blessures, afin d'en faire sortir la bave ou le sang qui les imprègne. On pourra même laver ces blessures avec de l'alcali volatil étendu d'eau, de l'eau de savon, de l'eau de chaux, de l'eau salée [1], et à défaut de ces liquides avec de l'eau pure. Dès que le fer sera prêt, on se hâtera d'essuyer les plaies et de les brûler profondément. L'emploi du fer rougi à blanc n'est pas seulement plus sûr que celui des divers caustiques solides ou liquides, quels qu'ils soient, il cause aussi moins de douleur. On ne devra donc pas hésiter à y recourir de préférence à tout autre moyen.

» On ne saurait trop rappeler au public le danger de prétendus spécifiques que vendent et distribuent les charlatans. On ne connaît, nous le répétons, de préservatif certain contre la rage, que la cautérisation pratiquée comme il vient d'être dit.

» Il est bon de faire observer que toutes les fois que l'application du fer rouge pourra être faite par un homme de l'art, ce sera préférable; dans tous les cas, il y aura avantage pour le blessé à appeler un médecin, même après l'emploi des moyens précités, attendu qu'il pourra seul

---

1. Mieux encore une solution forte antiseptique d'acide phénique, de chlorure de zinc, d'acide salycilique.

apprécier la profondeur des blessures et l'effet de la cauté-
térisation qui resterait sans efficacité si elle avait été faite
incomplètement.

» Comme il est utile de constater si les chiens qui
auraient fait des morsures sont réellement enragés, il faut
se garder de les tuer, ainsi qu'on se hâte ordinairement
de le faire. Il vaut mieux, si la chose est possible et sans
danger, les isoler et les observer.

» On peut affirmer qu'une personne cautérisée méthodiquement et de bonne heure échappe presque certainement à la rage. Sur 115 décès déterminés par cette
maladie, de 1852 à 1858, il n'y a pas un seul cas où la cautérisation avait rempli ces conditions : 14 fois elle avait
été insuffisante, 37 fois tardive ; 64 fois elle avait manqué.
Ces chiffres indiquent le prix de cette précaution préservatrice [1] ».

Il n'y a rien à retrancher à l'instruction du Conseil
d'hygiène de la Seine. On doit ajouter seulement que
Pasteur en vaccinant des chiens avec du virus rabique
atténué les rend réfractaires à une inoculation ultérieure
de la maladie et que, le 26 octobre 1885, l'illustre savant a
annoncé à l'Académie des sciences l'heureux résultat des
premières inoculations tentées sur l'homme dans un but
curatif.

D. *Fractures.* — Les signes principaux auxquels on reconnaît une fracture sont : 1° *déformation du membre
brisé* qui est plus ou moins dévié au niveau de la fracture ;
2° une *mobilité anormale* dans sa continuité, d'où résultent
l'impuissance du membre, l'impossibilité pour le blessé de
le soulever et de s'en servir ; 3° la *crépitation* ou craque-
ment produit par le frottement des fragments, lorsqu'on
imprime des mouvements au membre. Un seul de ces

---

1. Fonssagrives, *Dictionnaire d'hygiène*, art. RAGE.

signes, lorsqu'il est bien évident, suffit pour affirmer la brisure des os d'un membre. Dans le doute, on agira comme si la fracture était démontrée.

Deux indications sont tout d'abord à remplir en attendant l'intervention du médecin : 1° *redresser le membre* s'il est déformé : pour cela on saisit avec les deux mains la partie inférieure du membre au-dessous de la fracture et on la ramène lentement et avec précaution dans sa direction normale. Il est inutile de chercher à obtenir un contact parfait des fragments : c'est là affaire du chirurgien; ces tentatives demandent des connaissances spéciales et pourraient être plus nuisibles qu'utiles faites par des mains inexpérimentées[1];

2° *Immobiliser la fracture*. Dans les fractures du *membre supérieur*, il suffit de soutenir l'avant-bras avec une écharpe (cravate, mouchoir) qui prend son point d'appui sur le cou. L'avant-bras, fléchi à angle droit, est maintenu horizontalement, le poignet étant un peu plus élevé que le coude. Il est utile, dans les fractures de l'avant-bras, que tout l'avant-bras et la main soient embrassés et soutenus par l'écharpe.

Dans les fractures du bras, le bras doit être fixé à la poitrine par quelques tours de bande ou avec un mouchoir, en même temps que l'avant-bras est maintenu par une écharpe. Dans les fractures de la main et du poignet, les parties seront maintenues par une écharpe pliée en cravate ou une compresse dont les extrémités seront fixées à la capote.

Le membre peut encore être soutenu en passant la main dans la capote en partie déboutonnée ou avec la manche du même vêtement qui, disposée à la manière d'une écharpe, embrasse l'avant-bras d'arrière en avant, ou bien

---

1. *Manuel du brancardier militaire*, p. 38 et s.

encore avec le pan de la capote qui, relevé et porté en
avant, contourne l'avant-bras et passe derrière le cou pour
revenir à la partie antérieure de la poitrine où il est fixé
à l'un des boutons de la capote[1]. Ces modes de contention
ne seront employés qu'à défaut de mouchoirs ou de cravates.

Les fractures du *membre inférieur* peuvent être main-

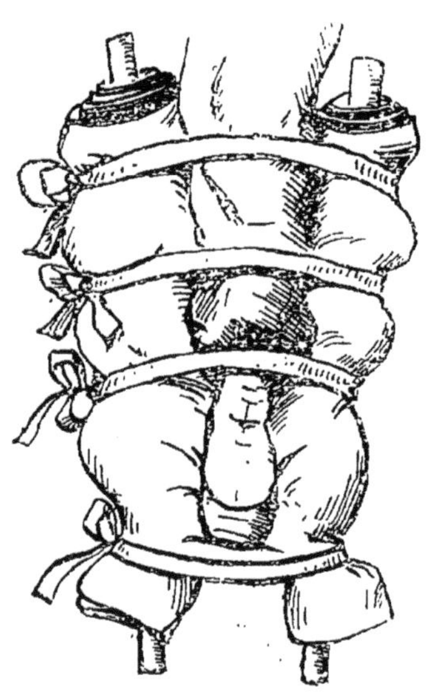

Fig. 40. — Appareil improvisé pour fracture de jambe.

tenues en fixant le membre fracturé au membre sain, qui
fait office d'attelle, à l'aide de mouchoirs, de cravates ou
autres liens. On emploiera de préférence l'appareil suivant : le membre étant ramené dans une bonne direction
et maintenu à chaque extrémité par deux hommes, deux
autres, placeront en dedans et en dehors du membre des
tuteurs ou *attelles* séparés du membre lui-même à l'aide
de coussins remplis de balle d'avoine, de son, ou bien à

1. *Manuel du brancardier militaire*, p. 38 et s.

l'aide de paille ou de foin, etc., et le tout sera fixé avec des liens (rubans de fil, mouchoirs, cravates, courroies de sac, etc.) également espacés et modérément serrés (fig. 40).

Les attelles doivent avoir une longueur proportionnée à celle du membre fracturé. Elles peuvent être fabriquées instantanément avec des planches, ou remplacées par des baguettes de bois, de la paille disposée en faisceaux et même de fragments de l'armement; le fusil fournit une bonne attelle pour la cuisse, la baïonnette et son fourreau deux attelles convenables pour la jambe (Voy. fig. 41 et 42).

Si on ne peut disposer que d'une attelle, le membre

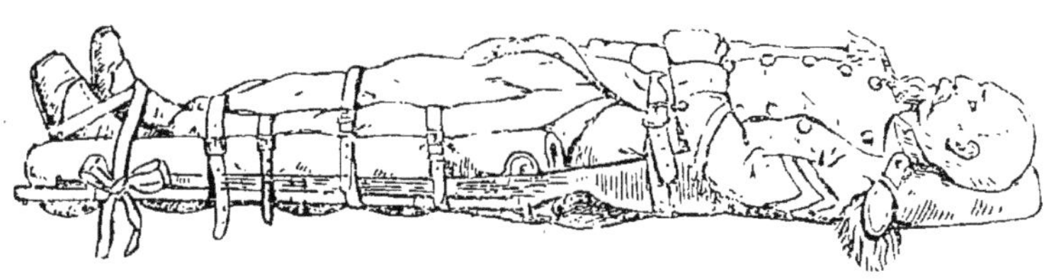

Fig. 41. — Appareil pour fracture de cuisse improvisé sur le champ de bataille.

sain rapproché du membre fracturé sera lié avec lui et remplacera l'attelle interne.

On peut encore se servir, pour soutenir le membre, de la couverture de campement, de la capote, du manteau du blessé, qui seront roulés ou pliés et mis sur les côtés du membre fracturé.

Pour mieux assujettir le membre fracturé et l'empêcher de se renverser en dehors, on peut, après avoir mis un appareil à fracture, réunir les deux membres ensemble avec deux ou trois courroies ou autres lacs, placés à différentes hauteurs, et dont un, embrassant la partie inférieure des jambes, au niveau des malléoles est croisé en avant des deux et fixé à leur face plantaire (fig. 41).

Les gouttières en fil de fer ou en zinc laminé constituent de bons appareils à fractures, mais il est difficile de les avoir toujours à sa disposition ; il en est de même pour les autres appareils en usage dans les hôpitaux. Une botte de paille, disposée en forme de gouttière, un paillasson, peuvent les remplacer.

On doit éviter, pendant l'application d'un bandage ou

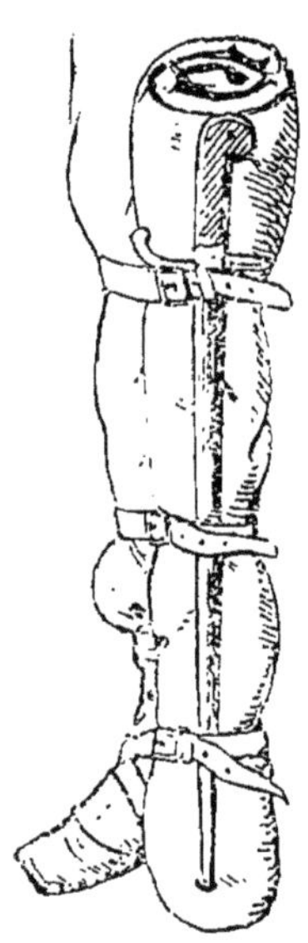

Fig. 42. — Appareil improvisé pour fracture de cuisse.

d'un appareil à fractures, d'imprimer au membre brisé des mouvements inutiles.

Les vêtements ne sont pas un obstacle à l'application des moyens contentifs de la fracture. A moins d'indications spéciales, la nécessité d'arrêter une hémorrhagie, par exemple, on ne déshabillera pas les blessés. On leur épargnera ainsi des douleurs et on gagnera du temps.

Dans le cas où il serait indispensable d'enlever les vêtements, on commencera par découvrir le membre sain. On procédera avec lenteur et prudence ; on découdra, on coupera les parties des vêtements qui ne pourraient être enlevées qu'en occasionnant de vives douleurs au blessé[1].

Pour immobiliser une *fracture de côte* dans la mesure du possible, on enserre le thorax dans une large bande d'étoffe, comme le serait une ceinture de flanelle.

Si la *fracture* siège à la *tête*, on entoure d'un mouchoir la partie blessée et on fait reposer la tête sur un oreiller, sur un havre-sac, etc.

Les fractures peuvent être *compliquées de plaies* : dans ce cas on soigne la fracture comme il vient d'être dit et on panse la plaie.

E. *Luxations et entorses.* — La *luxation* est le déplacement d'un os hors de son articulation.

Les premiers soins à donner sont analogues à ceux que nous venons d'indiquer : il importe d'*immobiliser* la partie luxée, jusqu'à l'arrivée du médecin, et de placer sur la partie blessée des compresses d'eau froide, dans le but de diminuer l'inflammation qui amène un gonflement toujours préjudiciable à la facilité de la réduction de la luxation.

En général. la *réduction*, c'est-à-dire le replacement de l'os luxé dans sa position normale, est assez facile pour le médecin peu de temps après l'accident, mais devient d'autant plus difficile que la blessure est plus ancienne. Si la luxation est compliquée de plaie, on panse la plaie comme il a été dit.

Dans les cas d'*entorses*, le *massage* bien pratiqué amène le plus souvent une guérison relativement rapide : mais il importe avant de masser d'être bien certain qu'on a affaire ni à une fracture ni à une luxation.

1. Nous avons, dans les lignes qui précèdent, fait de nombreux emprunts au *Manuel du brancardier militaire*, p. 38 et s.

Tout blessé lorsqu'il a reçu les premiers secours que nous venons d'indiquer sommairement doit être transporté jusqu'à l'endroit où il sera traité. Ce transport se fait à bras, à l'aide de brancards, de voitures, de mulets chargés de cacolets ou de litières, en chemin de fer, etc., etc. On trouvera dans le *Manuel* du *brancardier militaire* les indications les plus importantes pour les transports par un ou plusieurs hommes, pour le chargement dans les voitures réglementaires pour le transport des blessés en campagne. Le décret du 7 juillet 1884 portant création d'une direction générale des chemins de fer et des étapes aux armées, les notices 7, 9, 10, et 11 annexées au décret du 25 août 1884 portant règlement sur le service de santé en campagne et ce règlement lui-même feront connaître au lecteur comment est organisé le transport des malades et blessés en campagne.

Le plan de ce *Manuel* ne comporte pas l'étude du fonctionnement du service de santé militaire en campagne, mais il y a lieu de remarquer que, parmi les questions d'hygiène que soulève le traitement des blessés des guerres, il en est une qui domine absolument les autres par son importance : c'est la nécessité d'éviter l'*encombrement* des malades et de pratiquer pour cela des *évacuations* continues et rapides, judicieusement prescrites.

La loi du 16 mars 1882 a rendu au corps de santé militaire l'autorité nécessaire à son fonctionnement normal et dont il avait joui depuis 1788 jusqu'à l'an IV puis qui lui avait été enlevé par « une série de dispositions réglementaires dépourvues de bases législatives, se modifiant, s'annulant, se contredisant les unes les autres [1] » : l'armée a par conséquent le droit d'espérer qu'à l'avenir de lourdes fautes hygiéniques parfois commises anciennement seront

1. Bégin, *Études sur le service de santé en France*, 1849.

évitées, et s'il est certain qu'il est impossible aux médecins militaires actuels de faire *individuellement mieux* que leurs prédécesseurs, les institutions nouvelles leur permettront de faire *plus*, puisqu'ils feront désormais par eux-mêmes le bien qu'ils ne pouvaient réaliser par le défaut de l'organisation ancienne [1].

1. Dujardin-Beaumetz, *Archives de méd. et de pharm. milit.* 1885, t. V, p. 163.

FIN

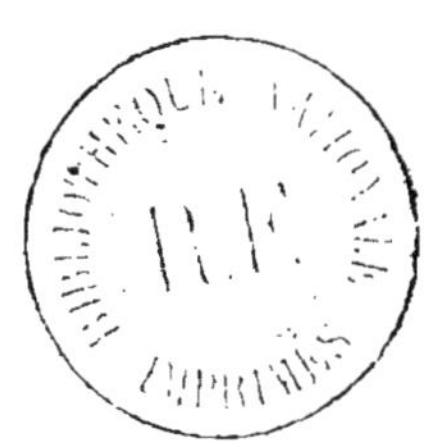

TABLE ANALYTIQUE DES MATIÈRES

PREMIÈRE PARTIE

HYGIÈNE MILITAIRE

DEUXIÈME PARTIE

PREMIERS SECOURS A DONNER DANS LE CAS DE BLESSURES
OU D'ACCIDENTS EN ATTENDANT L'ARRIVÉE DU MÉDECIN

FIN DE LA TABLE ANALYTIQUE

TABLE ALPHABÉTIQUE DES MATIÈRES

FIN DE LA TABLE ALPHABÉTIQUE

TABLE DES FIGURES

FIN DE LA TABLE DES FIGURES

BOURLOTON. — Imprimeries réunies, **B.**

ERRATA

Pages.	Lignes.	Au lieu de	Lisez
13	7	L'extérieur	L'intérieur.
28	1	Age, aptes à	Age apte à
40	12	Et par suite des	Et, par suite, des
91	13	Douglas–Galton	Doulton.

BOURLOTON. — Imprimeries réunies, B.

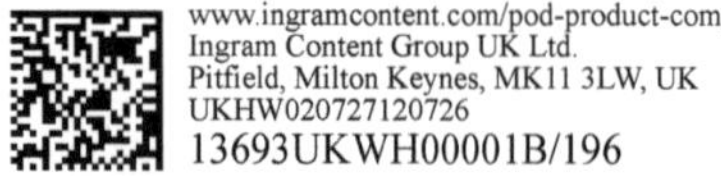